世图心理

U0462505

音乐治疗学
基础理论

高天 编著

世界图书出版公司

北京·广州·上海·西安

图书在版编目（CIP）数据

音乐治疗学基础理论 / 高天著. —北京：世界图书出版公司北京公司，2007.4
（2025.3重印）
ISBN 978-7-5062-8621-3

Ⅰ.音⋯ Ⅱ.高⋯ Ⅲ.音乐疗法—基础理论 Ⅳ. R454.3

中国版本图书馆CIP数据核字（2007）第 032147 号

书　　名　音乐治疗学基础理论
　　　　　YINYUE ZHILIAOXUE JICHU LILUN

作　　者　高　天
责任编辑　李晓庆
装帧设计　黑羽平面工作室

出版发行　世界图书出版有限公司北京分公司
地　　址　北京市东城区朝内大街137号
邮　　编　100010
电　　话　010-64038355（发行）　64037380（客服）　64033507（总编室）
网　　址　http://www.wpcbj.com.cn
邮　　箱　wpcbjst@vip.163.com
销　　售　新华书店
印　　刷　三河市国英印务有限公司
开　　本　787 mm × 1092 mm　1/16
印　　张　17
字　　数　270千字
版　　次　2007年4月第1版
印　　次　2025年3月第15次印刷
国际书号　ISBN 978-7-5062-8621-3
定　　价　39.80元

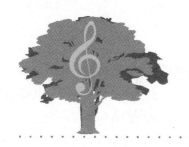

前言

音乐治疗作为一门独立和完整的学科，诞生于1940年的美国。音乐治疗学是一门新兴的、集音乐、医学和心理学为一体的边缘交叉学科，是音乐的作用在传统的艺术欣赏和审美领域之外的应用和发展。音乐在医学和心理治疗领域的广泛应用和令人振奋的临床治疗效果证明了人类的一个古老的信念：音乐是具有祛病健身的作用，对于人类的生存本身具有重要的意义。我们已经看到，在人类的早期活动和现在尚存的原始部落中，音乐活动在他们的生活里都占有十分重要的地位。这时音乐的审美意义还是十分有限的，而更多的是对人类的生存具有实际的功能。我们不能设想，人们在连基本的温饱和安全需要都没有得到的情况下，会把大量的精力放在与自己生存无关的娱乐和审美活动中去。部落中的巫师实际上兼有掌管音乐活动和医生的职责，在古希腊传说中，阿波罗神同样是掌管音乐和医疗的神，这实际上反映了一个事实：在古代，人们头脑中的音乐和治病本来就是一回事。随着音乐的高度专业化发展和人类社会文明的高度发展，人们已经逐渐地忘记和抛弃了音乐的本来作用和功能。一直到现代，音乐对人类生存本身的重要意义才又逐步地为人们所认识到。

我国近代对音乐治疗的探索已经经历了许多年的历程。中国的改革开放使得大量各种国外的新兴学科进入中国，并得到了迅猛的发展，如计算机技术、现代通讯技术、遗传工程学技术等等。但是多年来音乐治疗在中国的发展却相对的缓慢和滞后了许多，原因主要在对于音乐治疗的基本观念上走过了一段曲折的道路，甚至至今仍有许多误区在阻碍着音乐治疗学的健康发展。其中最主要的一个错误观念就是所谓"音乐处方"的观念。一些医务人员热心地致力于音乐治疗的探索，但是他们由于传统的医学的思维模式，以及对于音乐知识的相对缺乏了解，错误地认为音乐具有一种神奇的、类似药物的作用。病人可以通过聆听某些特定的音乐作品而使某些特定的疾病获得痊愈。于是几十年来，他们努力地试图研究究竟什么样的音乐可以治疗什么的疾病？甚至某一首乐曲可以治疗什么样的疾病？如巴赫的音乐可以治疗胃病，舒曼的音乐可以治疗高血压等等，并总结出了许多所谓"音乐处方"来。于是医生就可以向给病人开药方一样，给病人开出"音乐处方"，要求病人回家后每天聆听某几首乐曲……一些音乐家也编制了许多所谓"音乐治疗磁带"在市面上出售。这些做法无疑把音乐治疗引入了死胡同。道理很简单，音乐毕竟不是药物，要把它当作吃药一样地去聆听，注定是不会有什么治疗作用的。

一个神经衰弱的年轻女患者告诉我，自己患有严重的失眠问题。她的同宿舍的女友好心地给她一盒音乐磁带，说其中一首是贝多芬的钢琴小品《致爱丽丝》对治疗失眠有很好的疗效，自己每当睡不着觉时就听这首乐曲，很快就能入睡。于是这位女患者每晚睡前都很认真地聆听《致爱丽斯》，结果，她的失眠更加恶化，并且从此后只要一听到这首乐曲就会产生明显的焦虑反应。原因很简单，贝多芬的这首钢琴小品不在她的审美范畴之内。

一种药物在人体所引起的生理反应是基本一样的，而每个人对音乐的欣赏习惯和爱好是不同的。同一首乐曲可能在不同的人心理和身体引起完全不同的体验，因此把音乐当药物一样地使用是注定要失败的。而令人遗憾的是，在我国很多的医院至今还在沿用这种方法。

所以，建立正确的音乐治疗的观念是我国的音乐治疗事业第一件需要面对的事情。

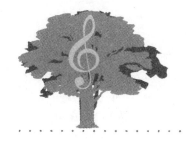

目录

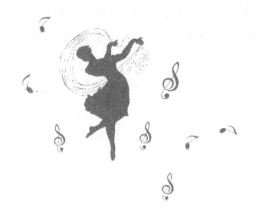

第一章

定义音乐治疗

　　什么是音乐治疗？从音乐治疗作为一门专门的学科诞生的第一天开始，从事音乐治疗的专业人士就不断地面对着人们的这个问题，而回答这个问题却并不是一件容易的事情。因为每一个提问的人都从自己不同的角度提出这个问题，所以他们期待的答案是不一样的。有些人是从哲学的角度提出问题，而有些人是从方法技术的角度提出问题，还有些人是从自我对音乐的体验来提出问题，另一些人则是从职业工作的角度提出问题。所以用一个固定的答案来回答所有的人往往是不能令他们满意的。美国一位著名的音乐治疗家肯尼（Kenny）曾这样描绘自己在回答这个问题时的尴尬：

　　每当有人问我："什么是音乐治疗"这个问题时，我不得不闭气凝神地想："我的天哪，又来了。这次我应该怎么说呢？" 每一次回答都是一次新的挑战、一次任务、一次对增长自我的知识的要求。我必须用我的语言来描述一个实质上是无法用语言描述的，而且是不断在变化的事物。（1982）

　　我与肯尼非常有同感，每当有人问我："你在中央音乐学院是教什么的？"我都是含糊地讲："我是教理论的"，以图"蒙混过关"。我以自己从事的事业为骄傲，但是又深知向一个不了解音乐治疗的人去解释"什么是音乐治疗"是一件多么困难的事情：你必须对每一个不同的人用不同的方式或语言去解释什么是音乐治疗。

　　音乐治疗从20世纪40年代诞生以来，经历了不同的发展阶段，产生了不同的理论和实践的流派，以及发展出了越来越多的方法技术，并且越来越地应用到不同的治疗领域和适用人群。另外，由于在各国和各民族的文化中对于音乐的哲学观念不同，对于治疗的观念也不同，这就使对音乐治疗进行定义变得困难和多变。

　　同时，由于音乐治疗是一个新兴的、跨越多种学科的一个边缘学科。她既是艺术，也是科学，又是一种人际互动的过程，还是一种治疗的形式，作为一门新兴的学科，她还处于一个不断发展的过程之中。所以要给音乐治疗确定一个能够被普遍接受的，终极的定义几乎是不可能的。

　　作为边缘学科，音乐治疗就其本质来说是一个边缘学科。她不是一个孤立的、单一的学科，也不具有清晰和固定的界限。她介于音乐和治疗之间，但同时与其他很多学科都有联系（表1-1）。

表1-1 与音乐治疗有关的学科	
从音乐的角度	**从治疗的角度**
音乐心理学	心理学
音乐社会学	心理治疗与心理咨询
音乐人类学	精神病学
音乐美学	社会工作
音乐神经生理学	宗教心理以及体验
音响学和音响心理学	工娱治疗
音乐教育学	药物治疗及手术治疗
音乐史和乐理	职能治疗及物理治疗
美术、舞蹈、戏剧、诗歌以及文学	语言、言语治疗及听觉治疗
	特殊教育
	艺术治疗

作为一个各种学科的混合物，她本身很难有一个清楚的定义或界定。其困难之处还在于对于音乐的界定和美学观念本身就并不很清楚，而且对于治疗的理论学派又是各不相同，这就使得为音乐治疗下一个定义成为更加困难的事情。

作为艺术、科学和人际的过程 作者的导师，美国著名的音乐治疗理论家肯尼思·布鲁夏（Kenneth Bruscia）对于音乐治疗的复杂特性做了精辟的阐述：

作为音乐和治疗的结合体，音乐治疗既是艺术，又是科学，而且也是人际关系的过程。作为艺术，她是一种主观的、个性的、创造性的和审美的。作为科学，她又是客观的、共性的、可重复性的和科学的。作为人际互动关系的过程，她又强调共情、亲密、沟通交流、相互影响，以及角色关系。

音乐治疗同时作为艺术、科学以及人际的过程，是一个包含了许多表面上看起来矛盾的各种因素的综合体。她可以同时既是主观的，又是客观的；既是个性的，又是共性的；既是创造性的，又是可重复性的；既是人与人之间的，又是内心体验的。

作为一种艺术，音乐治疗是由科学的方法组成的，并聚焦在人际关系的过程之上。作为一种科学，她又充满了艺术的活力，以及治疗师与治疗对象的充满人性的关系。作为人际关系，这一过程又是被艺术所推动和促进，被科学所引导。（Bruscia, 1989, p.8）

很显然，音乐治疗的这种矛盾的和不确定的特性决定了她的界定和定义的困难。对于音乐治疗的任何定义和界定如果忽视了音乐治疗的这种独特性和复杂性，都将是不完全的或是不正确的。

临床应用的多样性　音乐治疗在治疗临床的应用中是非常多样的。目前在美国以及其他发达国家，音乐治疗被广泛地应用在医院、学校、诊所、社区、老人院、托儿所、监狱等等（表1-2）。

表1-2　音乐治疗师的工作领域	
根据美国音乐治疗协会（AMTA）2005的统计，美国近5 000名国家注册音乐治疗师分别在以下领域工作。	
艾滋病	虐待与性虐待救助
脑部损伤	听力障碍
学习障碍	外科手术
精神病	神经损伤
帕金森/老年痴呆症	生理残疾
创伤后紧张综合症	雷特氏综合症（Rett Syndrome）
语言障碍	脑中风后遗症
戒毒/戒酒	临终关怀
视觉障碍	哮喘
烧伤	家庭治疗
青少年犯罪	妇产科
语言迟滞	监狱
音乐家舞台紧张	早产儿
性犯罪者	脊椎损伤
正常成年人心理治疗	儿童心理治疗

音乐治疗还可以应用在健康人群的精神减压、产妇分娩、生物反馈、疼痛控制，以及自我成长。

音乐治疗在不同的场所，针对不同的治疗对象群，所制定的治疗目标以及治疗方法都是不同的。治疗目标有可能是教育的、娱乐的、康复的、预防的、心理治疗的。治疗的焦点可能是生理的、情绪的、智力的、社会能力的，或精神的。治疗的方法可能是聆听的、即兴的、表演的、创作的、运动的、谈话的等等。音乐治疗的临床实践可能是不同理论流派的取向的，如行为主义的、精神分析的、人本主义的、格式塔的、认知的、学习的或运动的等等。

音乐治疗的方法也是多种多样的。在20世纪40年来音乐治疗刚刚诞生的时候，在临床进行音乐治疗实践的主要是医生护士，而主要的方法就是简单的聆听，所以当人们提到"音乐治疗"的时候，自然而然地就想到通过聆听音乐来治病。可是随着音乐治疗的日益成熟和发展，特别是当音乐家们越来越多地介入音乐治疗的临床实践中时，所使用的方法就很快地发展到了多姿多彩的状况，越来越多地采用参与式的方法，如演奏、歌唱、即兴演奏、音乐和歌词创作、与舞蹈及美术的结合等等这种各样的方法出现。特别是在70年代，音乐治疗在心理治疗领域的发展异常迅速，音乐投射和音乐联想的方法成为心理治疗中的非常有力的武器。这种音乐治疗的广泛应用、繁多的理论模式，以及方法技术的日新月异的发展，使得对音乐治疗做出一个清楚的定义或界定也变得更加困难。

要想对音乐治疗进行界定，就首先要对构成音乐治疗的两个主要因素：音乐和治疗进行定义。但是当我们着手对"音乐"和"治疗"进行定义时，我们立刻就会发现，无论是"音乐"还是"治疗"，他们的界限都是不清楚的，都是难以界定的。

对音乐的定义

什么是音乐？这是音乐美学中的一个争论了几百年的问题，至今没有定论。一个最为流行的定义是：音乐是有组织的声音运动的时间艺术。但是这个定义仍没有告诉我们，声音究竟有组织到什么程度才可以称之为"音乐"？而组织到什么程度就不是"音乐"而只是"噪音"？ 是否只有人为的声音才能称之为"音乐"？自然界的声音是不是"音乐"？

对于"什么是音乐？"这个问题，不同的人会有不同的答案。物理学家或音响学家会着眼于音乐的客观物理属性，例如乐音的运动规律和组织关系。心理家会着眼于客观的音乐是如何作用于人的主观体验，以人的主观的美的体验作为界定音乐的标准。人类学家着眼于人类音乐的起源和功能，以各个不同或共同的文化的标准来进行判断。哲学家可能会将音乐与语言以及其他艺术形式进行比较，以音乐的艺术独特性作为定义的标准。

那么音乐治疗师是怎样来界定在治疗临床实践中的音乐呢？首先我们应该认识到，在治疗领域中使用的音乐并不总是我们通常意义上的音乐。治疗中的音乐有时可能是较为简单、缺乏正常的音乐的结构和艺术性的，有时可能加入很多非音乐的因素，如自然音响，无序的节奏或无节奏，非正常音高形成的旋律，无规律的乐思和结构进行等等。有时音乐的审美标准在临床中变得无关或无足轻重。

对治疗中的音乐的界定

布鲁夏（1989, p.19-22）提出，音乐治疗师对治疗临床中的音乐的界定主要基于下列考虑：

治疗优先 在音乐治疗中，治疗对象的需要和问题始终是最优先考虑的焦点。音乐的艺术形式不受到强调。班（Bang, 1986）写道："音乐治疗师的目标集中在治疗对象，音乐不是我们的出发点。" 在音乐治疗中首先要考虑的是音乐的临床使用的价值和作用，然后才考虑的是它的艺术价值和审美标准。这并不是说在音乐治疗中音乐的品质并不重要。事实上绝大多数音乐治疗师都承认，越好听的音乐，治疗的效果就越好。但是，每一个治疗对象都有自己的音乐爱好和品味，音乐治疗师必须使自己适应治疗对象对音乐的爱好和品味，并努力与治疗对象建立起音乐的同步。

在治疗中常常遇到的情况是治疗对象不具有理解较为复杂高深的音乐的能力，他们需要的是较为初级简单的音乐体验。另外，有时候治疗对象还没有做好在心理和情绪上对通过全面的音乐体验来面对自己的问题的心理准备。在这些情况下，音乐治疗师需要通过治疗对象对音乐的各种感官因素开始引导，逐渐地帮助治疗对象提高自己的音乐审美或理解能力。

无评判地接受 音乐治疗不仅仅局限于给治疗对象播放录制好的音乐大师们的音乐唱片，也不仅仅局限在由经过专业音乐训练的音乐治疗师为治疗对象演奏音乐。治疗对象通常需要积极地参与音乐的创造过程。

根据治疗的目的，治疗对象参与音乐活动的方式是非常不同的。最常见的活动形式是创造（Creating）或再创造（Recreating）音乐，以及聆听（Listening）音乐。创造的方法是指治疗对象尝试通过即兴演奏或演唱、音乐创作（写作）等等方式创造自己的音乐。再创造的方法是指通过演唱或演奏乐器来对现有的、已经创作出来的歌曲或乐曲进行自己的二度创造，同样也包括学习如何演唱和演奏音乐，以及为听众进行音乐表演等等。聆听的方法包括音乐放松、音乐的分析和欣赏、音乐想象、自由联想以及其他接受音乐的方法。音乐治疗师还要引导治疗对象进行对音乐讨论或反应。

音乐治疗涉及如此众多的音乐活动，而这些音乐活动的对象并不是那些受过系统音乐训练和学习的人群，换句话说，音乐治疗的对象并不要求有较高的音乐知识或背景。事实上，音乐治疗的对象在大多数情况下是没有音乐背景的，甚至由于自身的问题，他们很可能不具有完整感受音乐的能力。因此，他们在参与音乐活动的过程中的种种努力的结果并不能达到艺术审美的标准，很多时候，治疗对象参与音乐活动的意义并不在于音乐的结果或效果，而在于他们对于音乐过程的探索和体验。

音乐治疗师对于治疗对象的音乐努力需要无评判地完全接受。音乐治疗师为了帮助每一个治疗对象在音乐活动中发挥自己的各种功能的潜力。无论他们的音乐是否悦耳，总是接受他们的音乐结果。因此，在治疗中的音乐的定义必须包括任何水平、任何形式的音乐，只要这些音乐来自于治疗对象的创造。

多重感官的应用　虽然我们通常认为音乐是一门听觉的艺术形式，但实际上音乐同样还涉及了视觉的、触觉的和运动感觉的感知觉刺激，同时人们对于音乐的反应也包括的以上各个感知觉通道。当我们去参加一个音乐会，我们不仅仅对音乐的声音发生反应，同时我们还可以看到音乐家在演奏，感受到音响的振动。所以作为听众，我们可以听、看和感觉音乐。当我们演奏一件乐器，我们在感觉乐器的形状和结构，同时还会通过演奏乐器的动作来感受肌肉运动的反馈。我们用眼睛去看乐谱或其他乐队成员，我们用耳朵来听我们演奏的音乐，以及用身体来感觉我们所演奏的声音所引起的振动感觉。因此，作为"刺激"，音乐提供了多重感官的"输入"，而作为"反应"，音乐提供了多重感官渠道的"输出"。

正是由于音乐的这种多重感官的特点，使得它成为治疗中的一个理想的工具。特别是考虑到众多的残障病人具有各种的感知觉障碍和运动障碍，他们需要各种感觉的刺激，而音乐恰恰可以提供多重感觉的刺激和引起多重感觉的反应来达到治疗的目的。例如当我们针对运动障碍的病人使用音乐刺激的时候，我们是强调音乐的运动节奏感的刺激作用；而我们针对听觉障碍的病人使用音乐刺激的时候，我们是强调声音频率振动的触觉刺激作用；当我们引导治疗对象进行音乐联想的时候，我们强调的是音乐的视觉联想作用。因此在治疗过程中的音乐就不仅仅是一种听觉的刺激了。

与其他艺术形式的相关　正是由于音乐的多重感官的特性，音乐可以被听到、看到和感觉到，音乐可以通过声音、视觉形式和感觉，通过语言或非语言的形式来传递。于是当我们对治疗中的音乐进行界定时就出现了问题：治疗中的音乐的界限在哪里？

治疗中的音乐不仅仅是音乐，它常常与其他艺术形式有关或重叠。歌曲是音乐和诗歌的结合；而歌剧是音乐、戏剧、舞蹈和视觉的艺术；交响乐常常来源于故事或其他艺术品；歌唱家在演出时通常也需要身体的表演；指挥家用身体的姿态来组织和引导音乐的进行；而听者在聆听音乐时则可以用活动、舞蹈、模仿、绘画、讲故事等等来对音乐进行反应。这些与其他艺术形式和体验相结合的形式在音乐治疗的临床实践中都是要经常运用的。经常使用的方法包括歌曲写作、音乐故事、音乐剧、音乐与绘画等等。

当音乐治疗师在使用上述多种与其他引述形式有关的音乐治疗方法时，我们确实很难分清楚这究竟是音乐治疗，还是其他治疗中使用了音乐？例如在音乐的背景下跳舞究竟是音乐治疗中使用了舞蹈，还是舞蹈治疗中使用了音乐？

正是由于在治疗中的音乐的上述特点和不确定性，不同的音乐治疗家为音乐做出了不同的定义。有些人把治疗中的音乐定义为"在治疗中进行的各种音乐活动"（Carter, 1982; Rudenberg, 1982; Bang, 1986），而有些人则强调为"音乐的体验"（Bruscia, 1986），"有组织的音乐学习和练习"

（Steele, 1977），"音乐的各种要素以及衍生的影响"（Munro & Mount, 1978），"音乐的治疗因素"（Kenny, 1982）。而奥尔夫（Gertrude Orff, 1980, p.9）则把音乐定义为"在治疗中使用包括语音－节奏、讲话、运动、歌唱以及讲话中的朗诵，以及持乐器的方式都属于音乐的范畴。"

随着音乐治疗在心理治疗领域内的发展，一些音乐治疗师开始强调音乐以外的人格、人际因素和音乐技能（Bonny, 1986; Priestley, 1975, Codding, 1982），以及在治疗过程中形成的各种关系（Bruscia, 1987）。而著名英国音乐治疗家阿尔文（Alvin, 1978）的定义则是"音乐治疗涉及了所有音乐可能包括的因素，如振动、共鸣与共鸣的形式，以及对于音乐和治疗师产生的所有反应。"有很多音乐治疗家都主张把声音的物理作用作为没有音乐的音乐治疗的一种形式（Sommer, 1961; Benenzon, 1981; Bruscia & Maranto, 1985）。事实上在巴西、挪威以及日本等国家也都有一些音乐治疗师在利用声音的振动原理来进行治疗的尝试。在中国，一些医生将音乐的频率转化为电流频率的变化对病人进行电疗和电针灸的治疗（见拓展视野：音乐与电疗的结合）。

拓展视野

音乐与电疗的结合

20世纪90年代我国一些研究者尝试使用音乐的频率震动与传统的电疗相结合，取得了一定的效果。北京海燕无线电厂研制出"音乐电疗仪"和"音乐电针灸仪"。其工作原理在于：传统的电疗使用固定的频率振动作用于肌体，但是人的机体存在着一种"适应效应"的现象，既当一种频率的振动持续一段时间之后，机体对这种频率开始适应，反应很快减弱，于是疗效也就明显地下降，直至完全无效。一些研究者用音乐的声波变化转换成电频的变化，从而研制出"音乐电疗仪"和"音乐电针灸仪"。由于音乐的频率变化是无限地丰富，所以人的机体不可能对它产生适应现象，从而克服了在传统的电疗和电针灸治疗过程中身体产生适应现象的问题，取得了较好的疗效。可惜的是这种方式没有得到很好的推广。

当然也有一些音乐治疗师对于这种没有音乐的音乐治疗表示质疑。他们提出，既然在其他艺术治疗的形式上有"运动治疗"与"舞蹈治疗"之分；

有"色彩治疗"与"美术治疗"之分；有"心理剧治疗"与"戏剧治疗"之分，我们为什么不能有"声音治疗"与"音乐治疗"之分？而这个问题实际上涉及到一个更深层次的问题，即，当原始的声音、动作和色彩经过人的创造性的加工和组织才可能成为艺术形式，而这种艺术形式被应用到治疗过程中是我们称之为"艺术治疗"。但是原始的声音、动作和色彩被加工组织到什么程度或水平上才可以称之为"艺术"？这个界限本身就是非常模糊的，答案也是不明确的（Bruscia, 1989）。

实际上在音乐治疗的临床实践中，艺术性的音乐过程与治疗过程是平行存在的。原因是这两种过程在某种程度上都涉及到一个"解决问题的过程"。在音乐的治疗过程中，治疗对象解决音乐中的问题的过程其实与解决生活中的问题的过程是非常类似的，而且我们相信他们在学习解决音乐中的问题的能力最终是会泛化到解决日常生活问题的能力上去的。例如在即兴演奏的音乐治疗过程中，治疗对象不断地发现各种音乐的可能性，尝试新的选择，尝试变化，投入精力，不断地努力等等。这个过程不仅仅发生在音乐的过程中，也发生在治疗对象的日常生活中，虽然治疗对象在治疗过程中是在音乐的框架中来尝试和学习解决问题的能力，但是也说明了他在日常生活中是具有这种解决问题的潜能的。

在治疗中使用的音乐应该有一个非常宽松的界定。在治疗中，音乐的品质可能是，也可能不是优先考虑的因素，这一切取决于治疗对象的需要、治疗的目的和治疗对象的音乐能力。音乐的审美标准可能会，也可能不会应用在治疗过程中，因为音乐治疗师对于治疗对象在音乐活动中努力的结果是无评价地接受的。而音乐作为一门听觉的艺术形式被用来满足治疗对象的多重感官刺激的需要，因而音乐刺激以及对音乐的反应更强调在听觉通道之上的视觉、触觉、动觉等感官通道，因此在治疗过程中，音乐与其他艺术形式可能会重叠起来。而治疗中的音乐的最重要的本质是它的"创造性"（Bruscia, 1989）。

对治疗定义

当我们要对治疗进行定义时，首先要对治疗的几个基本因素：治疗对象、治疗师、治疗目的进行分析和界定。通过分析我们很快就会发现，如同对音乐进行界定一样，对治疗进行界定也是非常困难的（见拓展视野：治疗和治疗师）。正如很难把音乐与其他艺术截然区分开来一样，我们也很难把治疗与教育、成长、解决问题等等现象区分开来。也就是说，我们很难断然地说什么是治疗，而什么不是治疗；就像我们很难说什么是音乐，什么不是音乐一样。

拓展视野

治疗和治疗师

关于"治疗"和"治疗师"的概念在中国和国外有很大区别。在西方国家，凡是能够引起有益于身体和心理健康的行为变化的干预都可以被称为"治疗"，而从事相关的职业的专业人士都可以被称做"治疗师"。所以就会有很多与身心健康领域有关的职业人士被称为"治疗师"，例如：音乐治疗师、舞蹈治疗师、美术治疗师、职能治疗师、娱乐治疗师、婚姻治疗师、按摩治疗师等等。但是在中国，"治疗"一词被严格地限定在医学治疗范围内，即"吃药、打针、动刀子"。因此"治疗师"也被限定在必须有医学背景的职业中使用。所以以满足人的心理和情绪需要为目的的职业进入医院存在着很多障碍，"音乐治疗师"这一世界通用的名称是否能够在中国被正式使用，也尚为未知数。这一现象反映了这样一个现实：在中国，单纯的生物医学理念依然占统治地位，而以人文关怀为理念的现代医学卫生理念的确立还尚需努力。

对治疗对象界定

在很多人的观念中，一个人如果需要治疗，他就一定得了某种生理或精神的疾病，而对于一些疾病，特别是精神科疾病的人和家属来说，得病意味着一种耻辱。因此医疗卫生界的很多人试图找到一个较为婉转的称呼来代替传统的"病人"的称呼。通常在医院里使用"patient"（病人），在私人诊所里，特别包括心理治疗或咨询所里，称为"client"（客人、顾客、客户）

或"help-seeker"（求助者），而在特殊教育学校里则称为"学生"。在我国的心理治疗和心理咨询领域里，对于寻求帮助的人的称呼也较为混乱。例如"客人"，"来访者"，"求助者"，"咨客"，等等。在台湾地区则称之为"个案"。

在现代国外音乐治疗的文献中，心理治疗和音乐治疗的对象多被称为"client"而不是"patient"，这里泛指在医院的病人，诊所的客人，心理治疗的客人，以及特殊教育学校的学生，老年中心的居民，监狱里的囚犯等等所有接受音乐治疗的人。其中包括患有生理或精神疾患的人，也包括寻求解决情绪情感和心理障碍问题，以及寻求个人成长的健康人群。使用"client"而不是"patient"也包含了另一层意思，即有意识地避免一种医生和病人的、被动的、不平等的关系。因为现代心理治疗和音乐治疗的理念强调治疗过程中的平等合作关系，而不是治疗与被治疗的关系。但是由于在我国的习惯上，客人、客户或顾客通常是指商业领域中的消费者或服务对象，其他诸如"来访者"、"求助者"、"咨客"的适用范围仅局限在某些特定的场合，不适于在泛指音乐治疗的对象时使用。我在本书中使用"治疗对象"也仅仅是在泛指音乐治疗的对象时使用。按照中国文化的习惯，在涉及医院场合的时候使用"病人"，而在涉及教育场合的时候使用"学生"，在涉及心理治疗场合的时候使用"求助者"。

因此，由于音乐治疗的对象包括如此不同的人群，对于音乐治疗对象不可能有一个简单统一的定义，而是要根据不同的人群、不同的治疗目的和不同的治疗场合做出不同的定义，或使用不同的名称。

对治疗师界定

毋庸置疑，所谓治疗，其中必须涉及到病人或治疗的接受者。但是治疗是否必须有治疗师？没有治疗师的治疗活动是否能称其为治疗？如果回答是否定的，那么一个人是否能成为自己的治疗师？他可以不可以同时既是病人又是治疗师？

在早期，从事音乐治疗的人员多为医护人员，而他们在音乐治疗的实践中多采取简单的聆听方式，更多地依赖于音乐对人的生理影响来达到治疗目的，而鲜有涉及音乐的心理作用。那么当时被认为重要的是某一首乐曲会起到什么样的治疗作用，至于由谁来播放这首乐曲则是不重要的。因此治疗师的问题在音乐治疗发展的早期并没有成为问题，所以在早期的有关音乐治疗的定义中并没有涉及到音乐治疗师的内容。一直到1980年代，美国国家音乐治疗学会（NAMT）还把音乐治疗定义为："音乐治疗是通过使用音乐来达到恢复、保持和促进精神和生理健康的目的"（1980, p.1）。这种忽视治疗师作用的观点与当时NAMT更多地强调行为主义的传统取向有关。

但是我们从1982年后的文献中已经看到，很多音乐治疗家在自己对音乐治疗的定义中开始将治疗师的作用和治疗师与治疗对象之间的关系作为音乐治疗中极为重要的因素加以界定。例如英国音乐治疗专业协会（APMT）认为音乐治疗是一种由病人和治疗师之间形成的治疗形式（1982）。布鲁夏（1986）认为音乐治疗是涉及治疗师与治疗对象的人际关系和音乐体验的一个过程。科丁（Coding，1982）提出音乐和治疗师的技能都是促使治疗过程中的变化的媒介。法国音乐治疗协会（1984）对音乐治疗的定义是：在心理治疗关系中使用声音或音乐。

那么与此相关的另一个问题就又出现了：音乐治疗师在音乐治疗中的功能是什么？或者说，音乐治疗师能够为治疗对象提供什么样的帮助，而这些帮助是治疗对象自身，或者他的亲友不能做到的？音乐治疗师与其他职业的治疗师有什么区别或特点？美国著名音乐治疗家彼得斯（Peters, 1987）对音乐治疗师的功能表述如下：

音乐治疗师为特定的治疗对象精心地选择音乐或音乐活动，他的选择是根据治疗师的有关音乐对人类行为的影响的知识，以及具体的治疗对象的能力和弱点，和治疗的目标所做出的。音乐治疗师在帮助治疗对象在音乐及音乐活动的体验中引发出治疗的体验的过程中同时也扮演着重要的角色。音乐治疗师通过一个成就取向的（success-oriented）、无威胁的氛围（non-threatening atmosphere），建立一个促进治疗对象的成长的关系，并建构一个帮助治疗对象达到治疗目的的环境。音乐治疗师将纯粹的音乐活动转换到音乐治疗中去。（Peters, 1987, p.7）

对治疗目的界定

近半个世纪以来，各种新的治疗形式不断涌现，以满足人类越来越高的身心健康的需要。在众多的治疗形式中，可以分为两种类型。一种是问题取向（problem-oriented）的，另一种是方法取向（method-oriented）的。例如心理治疗和语言治疗针对心理和情绪和语言交流障碍的问题，可属于问题取向类型。而职能治疗、物理治疗和音乐治疗则属于方法取向类型。

问题取向的治疗类型在针对某一种特定的问题，可能使用各种方法，例如心理治疗在治疗抑郁症时可能有多种方法可供选择：精神分析的方法、认知的方法、行为主义的方法等等。而方法取向类型的治疗可能针对多个问题而使用一类的方法，如音乐治疗使用音乐的方法来治疗多种领域的问题：精神障碍、智力障碍、行为障碍、语言障碍、感知觉障碍等等。因此音乐治疗可以有很多不同的治疗目的。音乐治疗应用在不同的领域（精神疾病、心理障碍、外科手术及分娩减痛、儿童孤独症和老年痴呆症等等）和不同的场所（精神科医院、儿童特殊教育学校、综合医院和老年医院等等）决定了音乐治疗具有不同的治疗目的。正是由于音乐治疗在治疗目的上的多重性，不同的国家的音乐治疗协会以及不同的音乐治疗家往往在音乐治疗的定义中对于目的都有不同的表述，也造成了对音乐治疗定义的困难。

对音乐治疗定义

正如前面所述，要对音乐治疗下一个较为精确的定义，首先就要面对音乐定义的不确定性和治疗定义的不确定性。事实上各国的音乐治疗协会和很多音乐治疗家都有自己的，各自不尽相同的定义。作者不打算在这里提出自己的定义，而是希望向读者推荐美国Temple大学教授布鲁夏博士所提出的定义。布鲁夏在他的《定义音乐治疗》（1989）一书中对音乐治疗的定义进行了极为详尽的分析，并提出了一个较为全面和精确的定义：

"音乐治疗是一个系统的干预过程，在这个过程中，治疗师运用各种形式的音乐体验，以及在治疗过程中发展起来的，作为治疗的动力的治疗关系来帮助治疗对象达到健康的目的。"

该定义强调了如下三点：

（一）音乐治疗是一个科学的系统治疗过程，而不是简单、单一、随意和无计划的音乐活动，而这些随意、无计划的音乐活动是不具有任何临床的治疗意义的。音乐治疗师在音乐治疗的临床实践中，必须在严格的计划中完成三个阶段的工作：评估、干预、和评价。评估阶段治疗师对治疗对象的问题、状况、症状，甚至成长过程进行评估，并根据评估的结果提出治疗的长期目标、短期目标和治疗计划。在干预阶段，治疗师根据长、短期治疗目标，使用各种方法和手段来促使治疗对象产生符合治疗目标的改变。在评价阶段，治疗师确定前一阶段的干预是否取得了期待的结果。这个过程对治疗对象来说是一个逐渐向着预定目标改变过程，而对于治疗师来说，是根据预定治疗目标而进行的一个系统的干预的过程。总之，治疗师的系统的、有目的的干预是音乐治疗的首要前提。

因此，没有音乐治疗师的系统参与和指导下的、非有组织的使用音乐，或者有不具有音乐治疗师资格和能力的人员所实施的音乐活动不被认为是音乐治疗。同样，病人自然的痊愈、某种安慰作用、症状的意外消失等等现象也不被认为是治疗性的改变。其中还包括病人的自然成长或其他自然的变化都不被认为是治疗过程。总之，音乐治疗必须是（1）由治疗师为了引发治疗性的改变（2）而针对治疗对象（3）实施的系统干预过程，（4）而且这种改变必须被认为是由于治疗师的干预所引起的。

（二）音乐治疗与其他各种治疗形式的一个最基本的区别是主要依靠音乐的体验来作为引发治疗性改变的催化剂。音乐治疗运用一切与音乐有关的活动形式作为手段，如听、唱、器乐演奏、音乐创作、歌词创作、即兴演奏、舞蹈、美术等等各种活动，而不是有些人认为的那样，以为音乐治疗只是听听音乐，放松放松。

尽管我们前面谈到，治疗中的音乐是一个非常宽泛的概念，而不是艺术范畴中的狭义的音乐概念。但是我们仍能够把它归为活动式的（active）和接受式的（receptive）两大类。在活动式的音乐治疗中，治疗对象参与音乐表演、即兴演奏、或音乐创作。参与音乐活动的体验可以直接或间接地促使或引发治疗性的改变。在接受式的音乐治疗中，治疗对象聆听、讨论和接受音乐刺激，包括现场演奏的和事先录制的音乐。在这种治疗中，音乐作为刺激直接作用于治疗对象，或立即引起某种治疗性的改变或反应，或者引起一个改变的过程。因此治疗性的改变可能是在聆听过程中立即产生的，也可能是在聆听之后产生的（Bruscia, 1989）。

（三）音乐治疗过程必须包括有音乐、治疗对象和经过专门训练的音乐治疗师这三个因素。缺少任何一个因素都不能称其为音乐治疗。没有音乐参与的治疗过程不是音乐治疗，因为在音乐治疗中，音乐是一个基本的因素，音乐治疗正是通过音乐的人际/社会作用、生理/物理作用、心理/情绪作用，以及审美的作用来达到治疗的目的。当然，没有治疗对象作为治疗的接受者的任何过程也不是音乐治疗。更重要的是，没有经过专门训练的音乐治疗师介入的任何活动也不能称其为音乐治疗。有些人在商店里买一些所谓的"音乐治疗光盘"回家聆听的做法也许对身心有一些放松作用，但这不能称为音乐治疗，因为这里没有音乐治疗师的介入，也就没有治疗师与患者的治疗关系这一关键的动力的因素的存在（见拓展视野：五行音乐有治疗作用吗？）。

在音乐治疗的过程中，音乐治疗师同时使用两种因素来促进治疗性改变的产生：音乐体验和治疗性的关系。这两种因素是一个相互影响和相互依赖的整体。音乐治疗中的治疗性关系是复杂多样的，这些关系可能是音乐的、生理的、精神的、行为的、社会的或心理的。我们可能在治疗对象的内心相互矛盾的情感中，治疗对象的身体不同部位中，治疗对象与音乐的关系中，治疗对象与治疗师的关系中，治疗对象的音乐与治疗师的音乐之间，治疗对象与其他同伴的关系中发现错综复杂的关系。但是最基本的关系是（1）治疗对象与音乐的关系，（2）治疗对象与治疗师的关系。而这些关系又可以分为（1）移情（transference）关系，（2）真实（authentic）关系。"移情关系"是治疗对象把自己与过去的某些重要人物（通常是指父母）的关系投射到音乐或治疗师身上。这种投射可以是消极的，也可以是积极的。而"真实关系"则是治疗对象与治疗师或音乐的关系。

拓展视野

五行音乐有治疗作用吗？

现在市场上充斥了大量的所谓"音乐治疗"光盘，其中大部分都是搜集了一些制作者认为美好抒情的西方古典音乐小品。这些音乐也许可以让人放松精神，但是归根结底还是属于音乐欣赏的体验，而不是真正意义上的音乐治疗。还有一些人根据古代中医理论中《黄帝内经》中"五音（角、徵、宫、商、羽）与五行（木、火、土、金、水，），五志（怒、喜、思、忧、恐）以及五脏（肝、心、脾、肺、肾）相对应"的说法创作出了各种各样的"五行音乐"磁带或光盘在市场上出售。《黄帝内经》中所说的五音究竟指是五声音阶中的角、徵、宫、商、羽五个单音，还是指音乐调式中的角调式、徵调式、羽调式、宫调式、商调式，目前尚无定论。如果是指五个单音，那么每一个单音都不能单独成为音乐，所谓"有音无乐"，则不能具有任何音乐的功能和情绪情感的表达。况且任何一个音高都可以成为宫音，也可以成为商音，角音，徵音或羽音。宫、商、角、徵、羽必须在不同的调式关系中才能形成。我们可以想象，如果让一个人持续地听一个单调的音，要不了多久这个人就会精神崩溃的。事实上，古代中国从没有出现过这种一个单音的音乐。如果说《黄帝内经》的五音是指五个不同的调式，那么我们知道，决定音乐的情绪特点的主要因素是速度、节奏和和声，而不是调式。例如：按照《黄帝内经》，商调式的音乐可以平息肝火。我们中国的葬礼中使用的哀乐是一个商调式的音乐，非常地悲哀沉重。但是如果你试着用快两三倍的速度演奏这首乐曲，那么你听到的将是一首欢快、诙谐甚至躁动的乐曲，显然是无助于平息肝火的。电影《大腕》中就滑稽地出现了这一场面。

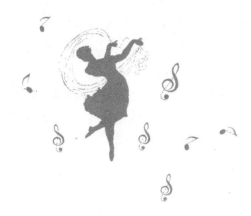

第二章

音乐治疗发展的历史

历史上的音乐治疗

史前时代的音乐治疗

早期的游牧民族为了生存而联合成小规模的群体，通过狩猎和采集食物力求维持他们的生活。他们没有农业，政治结构，或永久的住房。这些群体发展了与其他的群体不同的，自己的风俗和礼仪。

史前文化时代的人相信音乐的力量可以影响精神和躯体的健康。音乐通常与超自然的力量相联系。比如：在一定的史前文化社会中，人们相信在重要的礼仪中所使用的歌曲来源于超人类或超自然的力量。这些歌曲有他们无法解释的力量，被用来乞求神灵，并且在像宗教或健康礼仪等等所有这类活动中求助于这种力量（Merriam, 1964; Sachs, 1965）。

在一些史前社会的文化中，患病的人被认为是敌对部族的魔法的受害者。他们是无辜的，应该得到应有的治疗。然而，在有些部落文化中，人们认为得病的人是为了赎罪。如果他因为身患疾病而不能负起自己应尽的责任时，就会被驱逐或流放。在这些文化中，疾病的原因和治疗方法首先是由"法师"决定的，这些法师通常为了驱除病人身上邪恶的幽灵或魔鬼而进行魔法和宗教活动。由侵入躯体的幽灵的性质所决定法师使用的音乐类型。由于在史前文化时代疾病的概念各不同，音乐师或治疗师的角色和音乐的类型也各不相同。多数的情况下，部落的音乐师或治疗师在社会中拥有一个重要的地位。这些人的职责不仅仅要确定疾病的原因，而且还要为驱逐病人身上的幽灵和魔鬼提供治疗。有时，音乐功能是作为治疗仪式的前奏曲。在仪式前和整个典礼中可能用到鼓、摇鼓、圣歌和歌曲。我们注意到，音乐师或治疗师往往是不能区分开的。在史前文化社会中，仪式中集体活动的力量，包括家庭和社会成员的力量是得到尊崇的。为了促进生理的恢复，以治疗为目的的降神仪式或歌舞活动可以为病人提供精神和情绪的支持（Boxberger, 1962），如图2-1。

早期文明中的音乐和治疗

史前文化时代中，以狩猎者和食物采集者占主导的时期大约有500 000年。农业发展从8 000年前到10 000年前，导致了更稳定的生存方式，更多的人口发展，以及文明的起源。这时文明的特征有：文字交流的革命、城市的

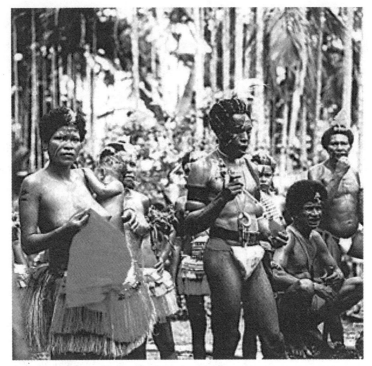

图2-1 在史前社会中，以治疗为目的的降神仪式或歌舞活动可以为病人提供精神和情绪的支持。

发展，以及科学和医学领域中的技术成就。这是一种大群体的生活方式：更多的人生活在一起，他们具有独特的习俗和自然观，从而形成相对永久性的联盟。巴比伦文明第一次出现在公元前5 000年到6 000年，地点是现在的伊拉克，并于公元前3 500年左右稳定地建立了起来。音乐在这个时期的理性的医学以及魔法和宗教治疗仪式中都扮演了重要的角色。

古代音乐的应用：治疗仪式

随着文明的发展，魔法、宗教和医学理论的因素开始沿着不同的方向发展。在古埃及（公元前5 000年），这些因素是并列的，但是治疗师通常基于某一个治疗理念而使用其中的一种。由于埃及的音乐治疗师们与长老或其他重要的政府官员通常有着密切的关系，所以他们享有特权。埃及的长老医生喜欢把音乐作为心灵的药物，通常把歌曲治疗作为医学活动的一部分（Feder & Feder, 1981）。

在巴比伦文化的高峰期（公元前1 850年），疾病被列入了宗教的框架。患病的人被认为是冒犯上帝而需要赎罪，从而被社会驱逐。假如提供治疗的话，也仅仅是宗教典礼的一部分，是冒犯了神而受到惩罚。治疗仪式通常包括音乐（Sigerist, 1970）。

在古希腊神话中，阿波罗神掌管着音乐和医疗。这说明在古代人类的心目中，是把音乐和医疗看作是一回事的，或者说，音乐最早的功能就是用来治病的。图2-2表达了这样一个理念：阿波罗神掌管着世间万物的和谐，而这一切都是通过音乐力量来进行统治的。这一理念与中国的五音通五行的理念有异曲同工之妙。

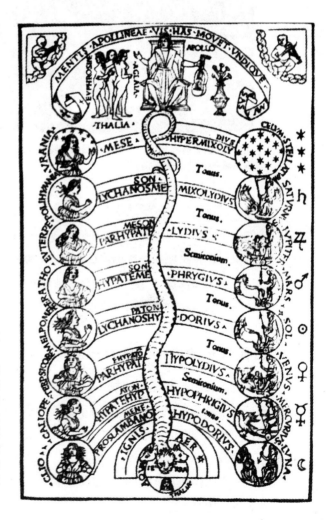

图2-2 阿波罗神坐在高高的王位上，右手拿着古希腊六弦琴，他的左手边是三位代表美丽与魅力的女神，阿格拉伊亚、欧佛洛绪涅和塔利亚。女神的下方是宙斯的9位女儿，掌管着不同的文艺和科学的缪斯女神，而在对面一侧则是日月星辰天地男女等世间万物。而这一切都是阿波罗神通过一个象征医疗之神的、有三个头的蛇自上而下地掌管着。

　　古希腊人认为音乐对思想、情绪和躯体健康具有特殊的力量。泰利斯（Thales, 624?-546?）是古希腊哲学家、数学家、天文学家、希腊"七贤"之一，他被认为在公元前600年的斯巴达通过音乐的力量治愈了一场瘟疫。治疗的神圣场所、庙宇、专职唱圣歌的人以及音乐成为给情绪紊乱的病人的治疗"处方"（Feder & Feder, 1981）。使用音乐来治疗精神障碍反映出了人类的一个信念，即音乐可以直接影响人的情绪和改善个性。亚里士多德是确认音乐的治疗力量的著名的希腊人之一，他认为音乐有情绪宣泄的价值（见拓展视野：亚里士多德的音乐治疗观点）；柏拉图则把音乐描述为心灵的药物；马可·奥里乌斯（罗马皇帝兼斯多葛派哲学家，121-180）则提出警告，不要无选择地使用音乐来治疗疯狂的病人（Feder & Feder, 1981）。

拓展视野

亚里士多德的音乐治疗观点

　　亚里士多德在他的《政治学》中提出："在教育上必须使用和谐平稳的旋律，但是在聆听他人演奏的时候，就显然必须使用能够激发人的强烈情感的旋律。其原因在于，由两三个个别的灵魂所引起的强烈情感，将会影响整个灵魂的整体，即使有些差异，例如怜悯、恐惧、甚至狂热也是如此。也就是说，因为有些易感的人在演奏神圣的祭祀乐曲时，只要使用让灵魂亢奋的旋律，他们就将如痴似狂一样不可抑制，就如同接受医疗或宣泄一般，能够恢复到正常状态……也就是说，所有的人若能接受宣泄，必定能体会心情放松的轻快感"。

　　自这里，亚里士多德所提出的观点可以说是最早的"同步原则"。后来音乐治疗强调，在临床使用的音乐应该是与病人的情绪同步的音乐，才能引起病人在情绪上的共鸣，进而用音乐引导病人的情绪向好的方向转变。

　　公元前16世纪，在希腊，理性的医学几乎完全取代魔法和宗教仪式。尽管还有少部分的人一直把疾病归因于超自然的力量，但是大部分的人支持要科学地调查疾病的起因。这是历史上第一次基于实验的证据来对健康和疾病进行研究（Sigerest, 1970）。

　　当时人们对健康和疾病的解释主要来自体液说。体液说指的是四种体液：血液、黏液、黄胆汁和黑胆汁，每一种体液都代表一种独特的气质。良好的健康是这四种体液维持平衡的结果，而两种或更多种体液的不平衡就会导致疾病。生病的个体被认为是劣等的。这一理论影响了随后2 000年的医学，成为中世纪最重要的理论。

中世纪和文艺复兴时期的音乐和治疗

罗马帝国衰败以后，基督教在西方文明中成为主要的力量。由于受到基督教的影响，人们对疾病的态度产生了改变。与早期的思想相反，患病的人既不是劣等的，也不应受到上帝惩罚。由于基督教迅速传遍了欧洲，社会开始照顾和治疗生病的成员。医院开始建立了起来，以便为那些有躯体疾病的人提供人道主义的照顾。然而，有精神疾病的人却不是这么幸运。人们相信有精神疾病的人是被魔鬼所控制，这些人通常被监禁起来和被虐待（Boxberger, 1962）。

尽管在中世纪基督教的信仰很大程度上影响了人们对疾病的态度，但是，医学实践一直是基于从希腊文明中发展起来的四种体液的理论。这种结果也为治疗疾病时音乐的角色提供了基础。大量的政治家和哲学家相信音乐具有治疗的力量，波伊提乌斯①（Boethius）相信音乐可以使人类的道德改善或堕落。像亚里士多德一样，卡西奥多鲁斯②（Cassiodorus）把音乐视为一种有效的情绪宣泄，而圣巴西勒（St.Basil）则把音乐作为治疗惊恐情绪的有效工具。许多人相信赞美诗对治疗一些呼吸疾病是有效的（Strunk, 1965）。

在文艺复兴时期，解剖学、生理学、临床医学的发展标志着科学医疗的开始。尽管实验室的研究有了很大发展，但疾病的治疗一直是基于希波克拉底（Hippocrate，约公元前460—约公元前370，古希腊名师，称医药之父）和伽林（Galen，古希腊名医及有关医术的作家）的学说，以及四种体液说的复杂的解释。在这一时期中，有一些音乐与医学和艺术的结合的文献，例如音乐家查里诺（Zarlino）和医生维萨里（Vesalius）所著的有关音乐和医学之间关系的著作。

---

① 波伊提乌斯：古罗马学者，哲学家、神学家、政治家。——编者注
② 卡西奥多鲁斯：古罗马历史学家、政治家和僧侣。——编者注

在文艺复兴时期，音乐不仅仅被用来治疗忧郁、绝望和疯狂，而且被医生描述为预防性药物，并指定特定的音乐来作为加强情绪健康的一个有力的工具。对于那些能够担负现场演出的昂贵费用的富人来说，音乐可以帮助他们对生活保持一种积极的态度（Boxberger, 1962）。

在巴洛克时期（1580—1750），音乐继续与日常的医学实践相联系，并仍然以四种体液理论为基础。除此之外，基歇尔（Kircher, 1602—1680）在疾病的治疗中，对音乐的应用提出了新的观点，即气质和特性理论。基歇尔相信人格特性与一定的音乐类型是连接在一起的。例如，抑郁的个体对忧郁的音乐有反应。兴高采烈的人最喜欢舞蹈音乐，因为它刺激血液（Carapetyan, 1948）。对于治疗师来说，为治疗选择正确的音乐类型是必须的。伯顿支持使用音乐来治疗抑郁，他在《忧郁的解析》一书中写道："音乐除了有无穷的力量可以驱赶许多其他的疾病外，它还是治疗绝望和忧郁的极好的方法，而且可以驱走魔鬼本身"（Burton, 1651）。其他的作者，比如像莎士比亚和阿姆斯特朗在他们的戏剧和诗歌中也列举了大量把音乐作为治疗手段的例子（Davis, 1985）。

18世纪后期，欧洲的医生虽然一直在提倡把音乐用于疾病的治疗，但是医疗理念渐渐地发生了变化。随着对医学科学的更多强调，音乐在治疗中的地位慢慢降低到了仅在某些具有多学科交叉的整体观念的医生在个案中使用。

美国的音乐治疗

音乐治疗作为一门独立的学科最早在美国建立起来，而且至今美国仍然是音乐治疗最发达的国家，在世界音乐治疗的发展中担任着主导地位。美国音乐治疗协会（American Music Therapy Association, 简称AMTA）也是世界最具权威性的音乐治疗学术机构。让我们来看看音乐治疗在美国的发展历史，可以了解到音乐治疗是怎样一步步成为一个独立成熟的职业和学科，同时为我们中国的音乐，治疗的发展之路提供了很好的经验。

早期美国的音乐治疗

美国音乐治疗最早的参考文献是1789年发表在美国《哥伦比亚杂志》上的一篇未署名的文章。文章的标题是《音乐的生理思考》（Music Physically Considered），表述了一直到今天还在使用的音乐治疗的基本原则，提供了欧洲音乐治疗实践的证据。主要使用了法国哲学家笛卡儿的观点，这位不知姓名的作者发表了一个使用音乐来影响和调整情绪状态的个案研究。这位作者总结出的一个有趣的结论是：个体的精神状态可以影响身体健康。作者也主张，由于音乐可以影响情绪，所以它是一个有力的治疗媒介物。这篇文章的另一个重点是作者建议在疾病治疗中有技巧地使用音乐需要一个正规训练的专业人员。在1789年提出的这个观点至今为止仍然具有意义（Heller, 1987）。

音乐治疗在教育机构中的应用开始于19世纪。在1832年，塞缪尔·格里德利（Samuel Gridley）博士在波士顿建立了一所叫Perkins的盲人学校（Heller, 1987）。学校的管理者霍韦（Howe）博士从一开始就设置了音乐课程。霍韦博士求助一些著名的波士顿音乐家在学校建立音乐科目。洛厄尔·马松（Lowell Mason）就是其中之一，他从1832～1836年在学校任教，负责教授声乐和钢琴，以及其他音乐活动。当马松离开学校时，他已经建立起了一个庞大的音乐课程结构，这一课程结构在今天仍然有效（Darrow & Heller, 1985）。

在19世纪，其他一些机构中也应用了音乐治疗。乔治·鲁特（George Root）是马松的一个学音乐的学生和朋友，从1845～1850年在纽约的盲人学校任教（Carder, 1972）。在19世纪40年代，美国康涅狄格州哈特福德市的收容所成功地建立了一个聋人音乐科目。其中一名学生成功完成了一门高难度的钢琴学习课程。音乐家特纳（Turner）和巴特利特（Bartlett）在一篇题为《在聋哑人中的音乐》的文章中报告了他们的成就，这篇文章出现在1848年10月的美国聋哑人年会的刊物中（Darrow & Heller, 1985）。

内科医生詹姆斯·惠特克（James Whittaker）于1874年撰写了一篇题为《作为医疗的音乐》的文章。文章发表在辛辛那提州的《临床》杂志上。惠特克引用了大量来自美国和欧洲的素材来支持他的理论：音乐反应与生理学、心理和社会文化态度相关。他提供了大量例子来支持他的观点：音乐的力量能够影响心理和生理。惠特克的结论是音乐对精神疾病的各种形式都有很好的疗效，然而用音乐治疗躯体疾病和严重的精神忧郁的疗效又是暂时的。1878年3月6日，他在《维吉尼亚医学月刊》发表了第二篇文章《作为精神医疗的音乐》（见拓展视野：布莱克威尔岛上的实验）。文章中描述的音乐会和个体治疗由政府部门来提供支持和运作，这是在美国是前所未有的事。

拓展视野

布莱克威尔岛上的实验

1878年3月6日，《作为精神医疗的音乐》这篇文章由发表在一份名叫《世界》的纽约报纸上的文章编辑而成，由兰登·爱德华兹编辑，描述了发生在布莱克威尔岛（现在的罗斯福岛）上的一系列的实验。在这个岛上，一所为照顾纽约城里贫穷的精神病患者而设置的著名机构进行了一个实验，测试"精神失常者"对独奏者和独唱者提供的现场音乐的反应。文章介绍了有关实验目的和参与者的信息。该实验的负责人包括著名的美国钢琴家约翰·尼尔森·帕特森（John Nelson Pattison），几位内科医生和大批纽约城政府官员。

音乐家们为病人集体演奏音乐，随后又进行了九次个体治疗。帕特森通过钢琴来指导个体治疗的过程，同时还有医生协助统计生理数据，记录每个病人对音乐的反应，还有政府官员在一边旁观。但是具体的数据没有报道。文章还报道了在四个以前的场合所做的相似的实验，但同样也没有收集到具体的数据。布莱克威尔岛上的音乐实验对于大范围减轻精神病人的痛苦做出了前所未有的尝试。

尤蒂卡市的纽约州州立医院院长布卢默（Blumer）相信，音乐是精神治疗的一部分。艺术、阅读和音乐的结合，以及自然科学的教育为精神病人提供了全方位的治疗项目。布卢默给予音乐很高的认可，他聘任音乐家为医院的病人表演。布卢默可能是在美国医院建立音乐项目的第一人。他被认为是美国音乐治疗运动的先驱。

19世纪晚期，杰出的神经病学家詹姆斯·科宁（James L. Corning）对音乐治疗实践的发展做出了不同的创新贡献。1899年，他在《医学纪录》上发表了一篇文章，题目是《在睡觉前和睡觉中音乐振动的应用——对情绪治疗的尝试》。科宁第一个尝试控制性地使用音乐来治疗精神病。他重视心理学和神经学的最新趋势，并且结合这两个专业的信息来形成一系列不寻常的治疗步骤，他称之为"振动的药物"。为了测试病人对音乐的反应，科宁使用一系列有趣的设备来保持一个稳定的环境。在病人从睡前过渡到睡眠的过程中，他给病人呈现音乐和视觉想象。科宁相信，在整个睡眠过程中，人的思维过程进入静止状态，从而允许"音乐的振动"进入潜意识。选择适当的音乐（仅指古典音乐）有助于将那些愉快的想象和情绪转移到病人处于清醒状态的时候，从而抑制甚至驱除困扰病人的恐怖的想法。科宁有关睡眠、情绪和健康的关系的理论是在没有得到现代研究证实的假设的基础上建立起来的。然而他的工作很重要，因为他是第一个试图系统地记录音乐对精神病疗效的人。

在整个19世纪，很多音乐家、医生、精神病学家，以及那些有兴趣的个人都一直促进和支持音乐治疗这一独特的治疗形式。然而，这些人彼此独立地工作，所以对音乐治疗的全面应用并没有发展起来。在最后十年，有关音乐治疗的文章在一般期刊和专业期刊上出现得更加频繁，社会公众开始意识到了音乐治疗的可能性（Davis, 1987）。

20世纪初美国的音乐治疗

在20世纪头几年，尽管对音乐治疗的研究是零散的，但它仍然继续得到支持。医生、音乐家、精神病学家和一般大众都在科学出版物、报纸和流行杂志上发表他们的音乐治疗个案。治疗师认为许多情况下音乐是有效的，而临床和实验研究都提供了支持这一论点的数据。除此之外，在医院有大量推动音乐治疗项目的短期组织，特别是为第一次世界大战和第二次世界大战归来的老兵设计的项目（Taylor, 1981）。

在20世纪头20年促进音乐治疗的最有影响的人物之一是埃娃·维萨留斯（Eva Vescelius）。基于过去和现代的健康与疾病概念，她在1913年出版的《音乐与健康》杂志上发表了一个有关音乐治疗的精彩观点。维萨留斯相信，音乐治疗的目的是让病人从不协调的情感反应回到协调的情感反应。她对失眠和发烧，以及其他疾病的音乐治疗给予了具体指导。这份杂志虽然只有三期，但可能是她最特殊的贡献。杂志的每一期都包括维萨留斯和其他人在音乐治疗应用中的诗和文章。除此之外，维萨留斯还在这本杂志上为"音乐治疗"的课程做广告（Davis, 1993）。

玛格丽特·安德顿（Margaret Anderton）是第一个在大学提供音乐治疗课程的人，她在大学组织音乐治疗课程并任教。她是一位出生于英国的钢琴家，在第一次世界大战期间为有生理和精神障碍的加拿大士兵提供音乐治疗服务。1919年，她在纽约市的哥伦比亚大学教课，学生都是准备作为治疗师到医院工作的音乐家。她写道："课程的目的是为了了解音乐的心理生理活动，并为医学控制下的治疗提供实践训练。"（Literary Disgest, 1919/03/01, p.59）像维萨留斯一样，她强烈地相信，音乐家作为治疗师为病人工作之前应该接受全面的训练。

安德顿提倡两种临床音乐治疗的基本方法。对于遭受了心理创伤的士兵，治疗师应该提供音乐。但对于有生理创伤的士兵，演奏音乐是病人的作业，因为演奏乐器有助于使受伤的胳膊或腿强壮起来。她也喜欢使用木管乐器（特别是对心理创伤的人），因为根据她的研究，木管乐器的音色具有治愈效果（Taylor, 1981）。

艾莎·莫德·伊森（Isa Maud Ilsen）是一位音乐家、护士和医院董事。她于1926年在医院建立了国家音乐协会。最初，她于1919年和玛格丽特·安德顿一起在哥伦比亚大学担任音乐治疗教师。第一次世界大战中，她也在美国红十字医院担任音乐指导。伊森认为音乐可以为外科病人和那些有躯体疾病的病人减轻痛苦。她作为音乐家在医院工作了20年，这帮助她确立了音乐治疗的理论。像维萨留斯一样，她认为一个健康的人就是一个协调的人（Ilsen, 1926）。伊森相信音乐中的节奏是最重要的治疗成分，但是她认为某些音乐类型，如爵士乐不适合用于治疗。

在20世纪头50年，伊森像其他音乐家和医生一样，表述了一个具体的，基本只使用古典音乐来治疗各种疾病的音乐治疗框架结构。例如，她使用舒伯特的音乐来治疗严重的失眠症。她相信勃拉姆斯的华尔兹或苏珊（Sousa）的进行曲适合于临终关怀。有时候在做选择时，她会考虑到病人的音乐喜好而使用不同民族的歌曲和器乐曲（Literary Digest, 1919/08/23, p.26）。她被认为是在美国的医院中促进音乐治疗运动的一个重要的先驱者。

哈丽雅特·艾尔·西摩（Harriet Ayer Seymour）也作为音乐治疗师为第一次世界大战的老兵服务，受到埃娃·维萨留斯的著作的激励，她在1920年出版了音乐治疗师指导手册，题为《音乐可以为你做什么？》。接下来的25年，她坚持通过她的著作和临床实践展示，积极地推进音乐治疗。在20世纪30年代美国经济萧条时期，她参与了由罗斯福政府实施的一个就业计划项目。在她的指导下，音乐治疗项目出现在纽约的许多医院和监狱中。她进行了各种实验，以确定哪种音乐类型对躯体和精神障碍有效。西摩于1941年建立了音乐治疗国家基金。作为主席，她做了很多报告，同时也教授课程。从1941～1944年间，她训练了500多名音乐治疗专业的学生（Davis, 1996）。

20世纪头50年，尽管音乐治疗活动的报告数量迅速增加，但是音乐治疗并没有被医学界所接受。维萨留斯、伊森和西摩都试图在医院、监狱和学校建立长期的工作项目，然而可能是由于医生和医院管理者的支持有限，没有获得很大的成功（Davis, 1993）。然而，也有一些医生积极地推动音乐治疗。很多著名的医生都热情地支持在手术进行过程中使用唱机，目的是在外科手术进行时用它来分散病人的注意力，使病人平静下来。

1925年，伯迪克（W. P. Burdick）医生在美国麻醉与痛觉消失年鉴中报告了唱机不仅仅被用在手术室，还被用在病房来减少病人的不适感和帮助病人的睡眠。伯迪克指出当播放音乐时，甚至最严重的病案也能得到改善，95%的病人对把音乐作为治愈过程的一部分表示出兴趣（Burdick, 1915）。

1920年，埃斯特·盖特伍德（Esther Gatewood）进一步强调在手术室里，特别是在实施麻醉的过程中使用音乐。像伯迪克一样，盖特伍德提倡在外科手术中使用病人喜欢的音乐，但他相信在开始阶段音乐与病人的心境相匹配是很重要的，然后可以一步步改变病人的情绪。盖特伍德描述了后来被命名为同步原则的技术。20世纪40年代，伊娃·阿特舒勒（Ira Altshuler）将这一技术发展得更加完善（Taylor, 1981）。

随着更多报告的出现，音乐的应用从手术室迅速传到其他治疗领域。1929年，杜克大学不仅在手术室和康复领域给病人使用音乐，也给病房里的儿童和成人使用音乐。每个病人可以通过遍布整个医院的耳机或音箱接受音乐。这一发展代表音乐治疗第一次在美国主要医院得到了广泛的关注

（Taylor, 1981）。

1930年，迈克格林（J. A. McGlinn）发表了一篇文章，回顾了麻醉在产科和妇科中的副作用。迈克格林报道在实施麻醉的过程中，音乐可以有效地减轻病人的焦虑，而并不干扰手术室的常规活动。他特别指出选择适合病人心境的音乐有四大益处：（1）音乐有效地掩盖了手术室的声音；（2）在局部麻醉和脊柱麻醉的时候，音乐吸引了病人的注意力；（3）在外科手术过程中，音乐使手术室的全体人员，包括医生、护士和其他助手都能得到放松；（4）音乐为手术后辅助人员清理手术现场提供愉快的环境。迈克格林也反对爵士乐和伤感的音乐，相信这些音乐不适合在医院使用（McGlinn, 1930）。

在20世纪30年代，埃德曼（A. F. Erdman）医生继续支持在外科手术过程中应用音乐。像迈克格林一样，埃德曼相信音乐可以分散病人对即将开始的手术的注意力。然而，埃德曼用耳机做实验，让病人听音乐，而不是为全体人员提供音乐。在外科手术之前选择音乐时，要考虑到病人的喜好（Erdman, 1934）。

除了在外科手术中使用音乐，音乐治疗也被应用在矫形外科和小儿科病房。国家音乐治疗基金的奠基人，哈丽雅特·艾尔·西摩为患结核病和生理障碍的儿童设计了特殊的音乐类型。后来，包括皮克尔（K. L. Pickerall）及其同事等外科医生成功地为从入院到出院的各个阶段的病人使用音乐。皮克尔注意到音乐除了能够减轻焦虑外，通常也降低了药物使用的水平，病人的康复时间也较那些没有接受音乐的病人缩短了（Taylor, 1981）。

维廉·范德瓦尔（Willem Van de Wall）是另一位有记载的音乐治疗的主要创新者。他的贡献是于第一次世界大战和第二次世界大战之间在精神病医院和监狱中发展音乐治疗项目。一个旨在帮助改善人类状况的慈善机构——Russell Sage 基金会为他的工作提供了经济支持。赞助者帮助出版了大量有关音乐治疗的重要著作，其中包括一本1936年出版，题为《在医疗机构中的音乐》的全面性著作。

范德瓦尔从1925～1932年在哥伦比亚大学教授音乐与健康。他同时还负责宾夕法尼亚州精神健康局的音乐和其他治疗项目。这一职位是专门为改进宾夕法尼亚的精神病医院的状况而设立的（Boxberger, 1963）。20世纪20年代后期，范德瓦尔在Allentown的宾夕法尼亚州州立精神病医院发展起了第一个医院中的音乐项目。1944年，范德瓦尔担任了"医院应用音乐委员会"的主席，他的目的是要监督精神病院中音乐治疗项目的发展情况。博克斯贝格尔（Boxberger, 1963）认为威廉·范德瓦尔是20世纪音乐治疗在医院和其他机构发展中最重要的人物之一。

尽管在20世纪头40年里有大量的音乐治疗活动的记录，但是音乐治疗还没有得到常规的应用。虽然有范德瓦尔、维萨留斯、伊森和西摩的支持，但音乐治疗一直没有作为一个有组织的医疗职业发展起来（Boxberger, 1962）。

美国音乐治疗专业的发展

在20世纪40年代，音乐治疗在精神障碍领域中的应用变得更加广泛，部分原因是治疗哲学观念的逐渐转变。包括著名精神病学家卡尔·门宁格（Karl Menninger）在内的许多治疗学家都开始提倡一种综合的治疗方法（即各种治疗模式的结合）。随着这些理念的变化，以及对音乐在临床应用上的有效性的了解，最后音乐治疗在许多医院成为了可接受的治疗模式。很多这方面的努力应当归功于弗朗西斯·帕佩尔蒂（Frances Paperte），他是1944年音乐研究基金的创建者，后来成为华盛顿Walter Reed综合医院的音乐应用指导者（Rorke, 1996）。

在第二次世界大战期间，包括音乐家紧急基金、住院老兵音乐服务、Sigma Alpha Iota、Mu Phi Epsilon 和 Delta Omicron 等许多组织都为复员军人行政医院以及后来的州立机构提供音乐家。这些志愿者协助医院员工为病人组织音乐项目。

那时，许多音乐治疗师是志愿工作人员，他们在医院职工的督导下工作，而且缺乏专业身份。许多人开始认识到了专业未来的发展依赖于受训的音乐治疗师的有效领导。在20世纪40年代，密西根州立大学、堪萨斯大学、芝加哥音乐学院、太平洋学院和Alverno学院开始设立学士和硕士的音乐治疗师培训项目（Boxberger, 1962）。这些学生毕业后形成了第一批接受专业训练的音乐治疗师，其中大部分的人从事治疗精神病人的工作。

当音乐治疗训练项目在几所学院和大学发展起来后，组织全国性的音乐治疗组织机构的运动就出现了。国家音乐教师协会音乐治疗学会（MTNT）在20世纪40年代后期就设立了专门的项目来教育音乐家、医生、精神病学家和其他人，以便他们可以把音乐治疗用在学校和医院中。雷·格林（Ray Green）是国家音乐治疗协会组建委员会的负责人。这个新组织的第一次会议在1950年7月召开，参与者通过了一个章程，设立了目标，发展了会员目录，任命了一个研究委员会。于是国家音乐治疗协会（NAMT）诞生了。NAMT的第一次年会与国家音乐教师协会（MTNT）联合于1950年11月在华盛顿举办。NAMT成立后的几年间，其工作集中于改善教育和临床训练，为音乐治疗师的认证建立标准和步骤。1964年《音乐治疗期刊》（JMT）开始发行，大大促进了音乐治疗的研究。

在NAMT形成的头几年，音乐治疗领域中最重要的领导者当属格斯顿（E.Thayer Gaston, 1901~1971）。他作为堪萨斯大学音乐教育系的系主任，在40~60年代这30年间一直支持音乐治疗。他在与堪萨斯州首府托皮卡市有名的摩门教诊所合作期间，从事精神障碍的治疗。他在美国建立了第一所实习医生培训站。除此之外，格斯顿在美国堪萨斯大学创办了第一个研究生音乐治疗项目。他的许多合作者都称他为"音乐治疗之父"（Johnson, 1981, p.279）。

在NAMT的早期发生的最重要的事件可能是注册音乐治疗师（RMT）认证系统的建立。这是1956年NAMT与国家音乐学校协会（NASM）合作建立的一个音乐治疗师资格认定服务机构。RMT证书是为雇主提供保证，证明治疗师达到了由NAMT和NASM所制定的教学和临床标准。随着注册音乐治疗师人数的增多，提供服务的类型也多了。在NAMT的早期，音乐治疗师是在州政府支持下的大型机构中为精神病人工作。到20世纪60年代中期，音乐治疗师也为有精神障碍的成人和儿童，或有躯体缺陷或感知觉损伤的人服务。到1990年，音乐治疗师的服务人群扩大到护理机构中的老年人、患有躯体疾病的病人，以及犯人。在20世纪最后几年，音乐治疗师工作的领域不断地增加，除了以上所列的情况之外，还有很多音乐治疗师是为改善雷特氏综合症、艾滋病和物质依赖患者，以及临终病人的生活而工作。

　　NAMT的理论取向为强调可观察到的行为和数据的行为主义方法。这种理论取向不可避免地在某种程度上阻碍了音乐治疗对人的精神和深层次心理的干预。因此，另一批主要侧重音乐心理治疗的学者和音乐治疗师于1971年成立了美国音乐治疗协会（AAMT）。它的许多目的与NAMT相似，但在音乐治疗师的教育和临床培训中有一些方法上的不同，并且更关注音乐治疗在心理治疗领域中的应用。作者的导师布鲁夏就是该协会的创始人。1998年1月，NAMT和AAMT合并成为一个统一的组织，即美国音乐治疗协会（AMTA）。

中国的音乐治疗

　　与西方一样，中国在古代就有关于音乐与健康关系的文献，即有关"五音疗疾"的记载：

　　《黄帝内经》把五音归属于五行，并与五志（即五种基本情绪）相联系。五音通过调节情志变化，从而影响与之相应的五脏的功能活动。具体地说，五音即角、徵、宫、商、羽，对应五行即木、火、土、金、水，影响相应的人体内的五脏，即肝、心、脾、肺、肾的功能活动，同时也与人的五志，即怒、喜、思、忧、恐相连，认为宫音悠扬谐和，助脾健运，旺盛食欲；商音铿锵肃劲，善制躁怒，使人安宁；角音调畅平和，善消忧郁，助人入眠；徵音抑扬咏越，通调血脉，抖擞精神；羽音柔和透彻，发人遐思，启迪心灵。

　　《类经附翼·律原篇》指出：音乐中的十二律的神物，可以通天地而合神明。

　　《乐纬》说："孔子曰：丘吹律定姓一言得土曰宫，三言得火曰徵，五言得水曰羽，七言得金曰商，九言得木曰角，此并是阳数"，指出了宫为土、徵为火、羽为水、商为金、角为木的对应关系。

　　《素问·金贵真言论》中记录了五音宫、商、角、徵、羽与脏腑功能的关系，五音入五脏可"动五脏之气血"，所以说"宫动脾、商动肺、角动肝、徵动心、羽动肾"。

《史记》也说："故音乐者所以动荡血脉，通流精神而和正心也。"

《白虎通·礼乐》主张"调和五声以养万物"。

《理瀹骈文》也提出："七情之病也，看花解闷，听曲消愁，有胜于服药者矣。"

尽管中国的古代文献有不少关于音乐治疗的理论论述，但是鲜有真正的用音乐治疗疾病的临床记述。由于缺乏古人是如何用音乐来治病的操作性记录，所以五音究竟是如何在治病中使用的目前尚不清楚。

中国当代音乐治疗的出现是在20世纪80年代后期。对于音乐治疗在中国的诞生起到催化作用的事件当属1980年美国亚利桑那州立大学华裔音乐治疗教授刘邦瑞在中央音乐学院进行的关于音乐治疗学的讲学。这是第一次对音乐治疗的系统科学的介绍，激发了很多音乐家和医生对音乐治疗的兴趣。1984年，北京大学的张伯源等人发表了《音乐的身心反应研究》实验报告，报告了被试在聆听欢快的音乐和安静抒情的音乐时的不同生理反应。这是中国第一次发表的音乐治疗科学研究报告。高天（1986）的《音乐对于疼痛的缓解作用研究》随后发表。之后陆续有人发表了多篇有关音乐治疗的临床探索的报告。第一本有关音乐治疗的专著应是由高天等编译的著名音乐治疗学家朱丽叶·阿尔文（Alvin, J.）的《音乐治疗学》（1987）。普凯元于1994年出版专著《音乐治疗》，随后1995年何化君、卢廷柱出版了专著《音乐疗法》。

有关音乐治疗在临床上的实际应用，首先应提到的是1984年湖南长沙马王堆疗养院。该院在中国率先尝试对病人使用音乐。此后不久，全国多所医疗卫生机构开始设立音乐治疗室。后来有200多家医院陆续建立音乐治疗室，为数众多的医务工作者和部分音乐工作者热心地投入对音乐治疗的探索之中。1989年中国音乐治疗学会成立，每2～3年举行一次全国的音乐治疗学术会议。

遗憾的是，从1984年以来，虽然众多的医院进行了音乐治疗方面的尝试，但绝大部分医院都只是采用简单地为病人播放音乐的形式。这实际上是盲目地给病人使用音乐，以为音乐具有像药物一样的作用，只要做出来一些所谓的"音乐处方",然后对症播放音乐就可以了。事实上,这样简单地使用音乐是不可能起到治疗作用的,其结果只能导致人们对音乐治疗的失望。所以,中国音乐治疗的发展在近10年的时间里并不尽如人意,甚至呈现出衰落的倾向,包括长沙马王堆疗养院在内的很多医院先后关闭了音乐治疗室。

值得一提的是,在我国大陆地区的音乐治疗开始起步的6年之后即1990年,台湾的首位音乐治疗师张初穗从美国回台湾,在台北新爱儿童发展中心任音乐治疗师,首次把音乐治疗引入台湾。此后先后有19名获音乐治疗硕士的海外留学生回到台湾,在一些医院、老年福利机构和儿童特殊教育机构中工作。这些人中大部分都具有美国或其他国家的注册音乐治疗师资格。1996年台湾"应用音乐推广会"(相当于音乐治疗协会)成立。该学会以这十几名学成归国的留学生为骨干,不断举办各种讲习班,致力于在台湾推广音乐治疗事业,取得了相当大的成绩。虽然台湾距离建立音乐治疗的学科和职业目标还有一段道路要走,但是对比海峡两岸的音乐治疗发展水平,台湾虽然较大陆起步晚,规模小,但是专业水准高。其速度和专业水平显然迅速地超过了大陆的发展水平。在大陆,从事音乐治疗的人士是以没有受过音乐治疗的系统训练的医护人员为主体,规模较大但水平较低。

根据美国发展的经验来看,音乐治疗通常首先是由医务人员开始探索,但是由于医务人员对音乐的知识和技能较为缺乏,始终不能摆脱简单聆听的模式,从而无法真正地使音乐治疗发展和成熟起来。音乐专业人士的介入使得音乐治疗的方法从简单的聆听发展到后来复杂的聆听技术以及各种主动参与和即兴演奏等复杂的方法技术,才使音乐治疗最终得到发展和成熟。而音乐治疗作为一个新兴的职业,则必须依赖于大批经过系统训练的音乐治疗师才能建立。反观大陆音乐治疗20年来的发展,问题主要在于缺少专业音乐人员的参与,而发展的关键又在于专业的音乐治疗师的培养和教育。因此进行专业音乐治疗师的培训和教育,建立专业的音乐治疗师队伍,成为大陆音乐治疗发展的关键。实际上台湾也存在着同样的问题:虽然已经有十几名在国外经过系统严格的训练的合格音乐治疗师分散在不同的医疗机构中工作,但目前尚没有一所大学建立音乐治疗专业来培养自己的音乐治疗师。这也成为制约音乐治疗事业在台湾真正地获得较大发展的瓶颈。

　　我国最早的音乐治疗教育项目是1989年在中国音乐学院成立的音乐治疗大专班。但是由于专业知识和师资准备不足，在招收两届学生后停办。1996年中央音乐学院成立音乐治疗研究中心，并于1999年开始招收硕士研究生，2003年开始招收本科生。中央音乐学院的音乐治疗学专业的教学标准和培养目标严格按照国际高标准进行设置，全面按照美国音乐治疗协会的要求标准开设所有课程，力图培养出达到世界先进水平的合格音乐治疗师。至此，中国的音乐治疗开始走上轨道，并与国际接轨，逐步培养出经过严格训练的合格音乐治疗师，我国的音乐治疗职业也初见倪端。随着我国的医疗卫生理念从单纯的生物医学模式向人文关怀的理念不断转化，很多医疗领域越来越重视病人的精神心理需要，可以预见到中国的音乐治疗行业也将会有一个巨大的发展，音乐治疗师作为一个新兴的职业也将在不久的将来有一个巨大的发展。

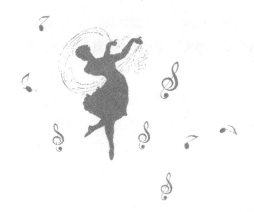

第三章

音乐与情绪和健康

人们在听音乐的时候会体验到一些情绪的反应，例如忧伤、愉快、兴奋或平静等等。那么音乐与情绪究竟是什么关系呢？是音乐本身就是一种情绪的表达？还是音乐引起了人的情绪体验？

人们通常讲"音乐表现情感"，这一命题严格地讲是不精确的。情感是作为情绪的一个变量包含在情绪的范畴之内，是直接指向他人的一种社会性情绪，如爱、恨、嫉妒、怜悯、厌恶……等等。我们知道，音乐实际上不能表达这些具体的、指向性的社会性情感，人们从音乐作品中所能获得的只是关于轻松、欢快、哀伤、激动、恬静……等等基本的情绪体验。

情绪与音乐

在音乐美学领域中，对于音乐所表现的内涵有很大的争论，基本上可以分为两派：他律论和自律论（拓展视野：他律论和自律论之争的由来）。他律论认为音乐与其他艺术形式一样，都只是一种人类表达情感或思想的工具或媒介，音乐也要表达音乐以外的人类的情感和思想。人们通常认为音乐即使能够表达音乐以外的东西，也是十分抽象的，但是音乐对情绪情感的表达却是非常具体和细微的。自律论认为音乐所表现的内容就是音乐本身，它不表现，也无法表现音乐以外的任何东西，例如情绪情感、思想理念、故事情节或自然景色。自律论者虽然也承认在听音乐的时候会有一定的情绪反应，但是这只是人的主观反应而已，音乐本身并不能表达情绪。自律论的代表人物汉斯力克曾经这样质疑音乐表达情绪的观点，说：除非可以提出确凿的证据说明音乐是如何从乐音的形式转变成为情绪这样一个生理过程，才能承认音乐是可以表达情绪的。

那么我们先来看看在心理学的领域里有关情绪的理论和研究。在晚近的情绪心理学理论中，美国学者扬（Yung, 1961）提出，情绪是一种对正常生理、心理平衡的扰乱和破坏。"当人被周围情境激动（这就是说，情绪性地）到他的大脑控制减弱或失去控制的地步……那么，此人就有了情绪"。而海曼（Hohmann, 1962）则提出情绪是一种生理激活和生理能量的动员。总之，情绪是一种对正常过程的破坏和中断。这种理论对于那些激烈的情

拓展视野

他律论和自律论之争的由来

他律论和自律论的争论与音乐的发展历史有关。西方古典音乐起源于宗教，以表达人们对神的情感和崇敬为目的。这时候的音乐显然具有表达音乐以外的内容（宗教情感）的明确意图。这种音乐在17、18世纪达到顶峰，被称为"巴洛克时期"。例如伟大的音乐家巴赫就是这种音乐的代表人物。到18世纪末，音乐开始摆脱了宗教的束缚，表现世俗的普通人的审美乐趣，从而产生了非常精美华丽的音乐，这一时期被称做"古典主义时期"，莫扎特可以说是这一时期的杰出代表人物。这一时期的音乐并不表现音乐以外的内容，只表现音乐本身的美，强调音乐本身的旋律和曲式结构的完美。当然这些音乐更多地表达了宫廷贵族的审美情趣。后来的贝多芬开始用他的音乐来表达对人生和命运的深刻思考，从而使音乐的发展进入了早期浪漫主义时期。浪漫主义时期涌现出大量著名音乐家，包括舒伯特、舒曼、肖邦、李斯特、瓦格纳、柴科夫斯基、勃拉姆斯等等。他们的音乐着重强调表现个人的情感和思想。再后来的德彪西的印象主义音乐则热衷于表现视觉感官的印象。到20世纪后出现了以斯特拉文斯基为代表的表现主义音乐思潮，极端强调用音乐来表现个人的情绪感受及对人生的思考，不惜彻底地抛弃音乐的传统与规则。而在音乐理论界，对于音乐的表现内容的实质问题，他律论和自律论的争论一直在继续着。

绪，如恐惧、兴奋、悲伤、愤怒、欢乐等等无疑是恰当和科学的，其问题在于把那些较低生理唤醒水平的情绪，例如舒适、恬静、惆怅、满足、迷茫，特别是美感排除在情绪研究之外。对情绪的这种认识实际上在音乐理论界也有反映。正是由于把情绪看做是一种非正常的生理兴奋状态，才导致自律论者把审美情绪（美感）与情绪对立起来，只承认音乐行为过程中的美感，而不承认音乐行为过程中的情绪。而他律论者则相反，把音乐情绪与日常生活中的高生理唤醒水平的喜、怒、哀、乐混淆起来，用非音乐情绪的术语来描绘音乐情绪，在论述上造成许多混乱。

他律论者把情绪看做是音乐的本质，甚至连自律论的代表人物汉斯力克也不否认音乐在客观上会引起听众心理上的某些情绪反应。张伯源（1983）测量了人在聆听音乐时候的一些生理变化，发现尽管被试表示在听激动欢快的乐曲和抒情优美的乐曲时分别体验到了欢快激动或抒情和放松的情绪，但是他们在生理上的反应却都表现为生理唤醒水平的降低（见拓展视野：音乐的生理反应）。这个实验至少向我们说明了一个问题，即人们在欣赏激动欢快的音乐时的情绪反应并不是通常意义上的和被试自己所评定的"热烈、欢快"的情绪。

拓展视野

音乐的生理反应

张伯源（1983）的实验中采用了两首乐曲作为自变量（刺激信号），一首是热烈欢快的军乐曲《北京喜讯到边寨》（下称曲一），第二首是抒情优雅的民乐曲《春江花月夜》（下称曲二）。在播放音乐的同时记录被试的皮肤电位反应和血管容积反应，其原理是把情绪看做生理唤醒水平的提高，在这种情况下，由于汗腺分泌增加导致皮肤电阻值降低，同时由于平滑肌（即血管肌）收缩引起血管容积减小。随机选择30名被试，其中男性16人，女性14人，均为大学生或大学工作人员。全部被试的文化程度都在中等以上，大多数对音乐的爱好程度均属一般欣赏水平。

实验开始后，先记录基线水平（被试在安静状态下的生理唤醒水平）3分钟，随即呈现曲一（对另一半被试呈现曲二），时间为10分钟。休息5分钟并对音乐作出评价（填写问卷），然后再记录基线水平2分钟，随即呈现曲二10分钟（对另一半被试呈现曲一），再填写问卷。结果，除了皮电反应在第一分钟明显高于基线水平以外（这可以被认为是一个"警觉反应"），曲一和曲二的反应在皮电和血容指标中都显示出低于基线水平的趋势。这说明两首不同性质的乐曲都具有降低生理唤醒水平的效应。

早在19世纪末，詹姆斯—兰格理论就已提出诸如高兴、欢乐、痛苦、恐惧、哀伤……等情绪是以足够的生理唤醒水平作为其生物基础的。这个生理唤醒包括血压升高、心率加快、呼吸加快、汗腺分泌增加、肠胃功能降低和血液中肾上腺类固醇含量增加等生理特征。目前我们还不能直接从生理变化模式中找出情绪的分类，但是情绪必然伴随着足够的生理唤醒水平，真正的情绪是依赖机体的生理激活强度的，例如愤怒的唤醒水平要高于愉快的生理唤醒水平。有机体的情绪必然伴有生理唤醒的上升，否则我们就有理由怀疑它是否是真正的情绪（见拓展视野：假愤怒）。

假愤怒

海曼（Hohmann, 1962）的一个研究证实了没有高生理唤醒水平伴随的愤怒情绪实际上是一种假愤怒。他把脊髓受伤的士兵按损伤程度分为五组，第一组的损伤靠近颈部（于颈水平处），仅有副交感神经系统的一个分支未受损伤，而且没有交感神经系统的神经分布。第五组的损伤接近脊椎底部（于骶水平处），至少还有部分的交感和副交感神经分布。其余各组处于这两组之间。当脊髓受损，受伤部位以下的感觉便不能输送到大脑。损伤位置越高，感觉越少，生理唤醒水平也就越低。

海曼让每个被试回忆受伤之前的情绪体验，并与受伤后进行比较。资料选用了惧怕和愤怒的数据，很明显，损伤部位越高（即身体感觉越少），情绪体验也越少。身体感觉的剥夺的确导致情绪水平明显下降。特别是第一组病人解释说，他们能做出情绪相关的行为，但是不能感受到相应的情绪。"这是一种冷淡的愤怒。有时当我看到某些不公平，就表现出愤怒。我叫嚷和咒骂，引起愤怒，因为我感到有时如果不这样做，人们就会欺骗你。但是它不像平常做的那样激烈，它是一种思想类型的愤怒。"或者"我说我害怕，就像我在学校面临一场真正严厉的考试，但是我并没有真正感到害怕，完全不至于那么强烈和令人发抖。常有胃里空虚的感觉，像过去那样。"这些人似乎是说，当情境需要时，他们能够做出恰当的情绪反应，但是没有真正感觉到情绪。

因此，张伯源的实验实际上说明了音乐所唤起的情绪不具有情绪的基本特征，也就是说，我们通常在音乐里体验到的"欢快""激动""悲伤"等等情绪不是我们生活中的真正情绪。现在很多音乐心理学家和音乐治疗师都同意这样的一个观点：音乐激活的是副交感神经系统，而不是交感神经系统。我们知道，交感神经系统激活导致机体的生理唤醒水平上升（紧张），而副交感神经系统激活则相反，导致机体的生理唤醒水平下降（放松）。因此，音乐在让人体验到各种复杂的情绪起伏和变化的同时，确实让人进入一种放松的生理状态。

音乐情绪与音乐本质

什么是音乐？

"音乐是有组织的乐音"。

什么是音乐情绪？

"音乐情绪是音乐在欣赏者内部引起的情绪体验"。

这是传统的观点，无论是自律论者或者是他律论者都会这样回答。而我的回答却是：音乐就是音乐情绪，音乐情绪就是音乐本身。音乐本身就是一个情绪过程。因为我们虽然在思辨的逻辑中可能把音乐与情绪划分开来，并且认定其中的因果关系，但事实上两者永远是不可分割的。在有组织的乐音进入有机体的听觉器官之前，它仅仅只是作为有组织的乐音声波而存在的，不具有音乐的意义。乐（yue）者乐（le）也。乐音一旦进入机体的听觉器官之后（在为大脑皮层感知之前）即转换为特有的情绪形态而被大脑所感知，因此乐音只有为人所感知之后才能称为音乐。我们不能设想有与人的感知无关的音乐。在为人所感知之前，我们只承认它是一种有组织的声波振动系列。美术、文学或是忠实表现某一客观事物，或是通过某一客观事物来表达主体的感情和观念，它们以其他事物作为起因，在被审美主体感知之前，它们本身的结构就代表着主体以外的客体。但是音乐则不同，它作为一种情绪过程，从发生学的意义上讲，这一过程本身具有独立的功能和价值，而且无需依赖其他外界因素作为唤发的起因。音乐情绪的发生本身就是一个由自身动机引起的音乐行为过程，而不是作为被其他事物引起的第二性的现象。也就是说，美术、舞蹈和文学等艺术都在现实世界存在着原型，这些艺术都是从模仿和记录这些现实世界中的原型开始的。而音乐在现实世界中并不存在原型，完全是从人类对自我内心的感受出发而形成的一种特殊的艺术。为了说明这一观点，我们不得不暂时离开本题，先谈谈情绪的发生学问题。

人们通常认为，一个人如果产生了某种情绪，那么一定是由于某件与他有关的事情引起的。20世纪50年代美国心理学家阿诺德（Arnold）提出情绪的评价——兴奋学说，也支持这一看法。她提出情绪的意识体验包括三个来源的信息的整合。交感神经系统、内部器官和身体其他部位激活对脑的反馈产生一种不分化的唤醒和情绪状态；但是唤醒状态中的主体对刺激的评价和解释决定情绪体验。储存在记忆中的信息，以及对环境中发生了什么事情的知觉常常被用来解释当前事件，这种解释影响身体变化（生理因素）的反馈，决定情绪状态。

阿诺德的理论为当时的心理学界普遍接受，但是她的理论实际上和50年代之前的其他情绪理论有一个共同特点，即只把情绪看做是重要事件的副产物。体验到的情绪状态只不过是一种第二性的伴发现象。因而心理学家只考虑情绪是怎样发生的，而不认为情绪有任何重要的意义和功能。音乐理论中的他律论对情绪的理解与这种把情绪看做是第二性的副现象的理论有着密切的联系。因此他律论认为音乐的意义在于表现那些引起音乐情绪的事件，于是把人们的注意力引向了音乐自身之外的社会事件中去，从而人们总是在问：音乐里究竟发生了什么事情？

20世纪60年代后，美国著名心理学家汤姆金斯和依扎德从婴幼儿的情绪研究入手，对情绪的生物功能，以及情绪在人类的人格和认知结构形成中的作用进行了大量的观察研究，提出了情绪的动机理论，从而弥补了情绪的认知理论在情绪的功能和意义方面的重要缺陷。这一理论认为，长期以来人们把情感与理智描述为对立的性质，这给情绪研究带来了很坏的影响。情绪是机体天赋的功能体系，它是在长期的生物进化中形成的，对生物的生存和适应有重要作用。人类的"第一性的动机体系就是情感（情绪）体系，生物的内驱力（由生物性需要形成的动机）只有经过情感体系的放大才具有动机的作用。"（Tomkins, 1962；见拓展视野：汤姆金斯的情绪理论）

拓展视野

汤姆金斯的情绪理论

根据汤姆金斯的理论，情绪本身就是第一性的动机体系，它可以无需外界引发即自行产生，并引起动机和行为。新生儿在出生数小时后就可以微笑，这时新生儿还不能从外界得到信息输入，也没有任何表象和记忆，因而这时的情绪是生物机体原发的。婴儿早期的情绪是泛化的情绪，分为积极的和消极的，这两种情绪造成了婴儿对外界的最初反应——趋向反应和回避反应，这又造成了婴儿对外界反应的方向性。婴儿的积极情绪可以引发看护人进一步的和重复的亲昵行为，这无疑具有重要的适应性功能。同时，积极情绪引起婴儿对环境认知的第一个反应——兴趣。婴儿最初的兴趣、注意就是依赖这个方向性的知觉，这是意识的萌芽，并且在以后的意识发展中贯穿始终。在个体的发展中，情绪的分化和发展是意识的动力。情绪的发展与个体意识的发展是同步的，成长中的儿童对情绪的体验具有动机性、选择性和方向性的特点，从而使意识复杂化和行为多样化。情绪的不变性和连续性为意识的不变性和连续性提供了保证。这样，情绪又是个体的人格结构特点的核心和组织力量。没有与生俱来的情绪系统，认知就不能发生，也就不能产生意识，同样也就不会产生行为，因为任何动机只有经过情绪的放大作用才能产生行为。例如性的内驱力动机单独不能产生性的行为，只有经过情绪系统的放大才能产生性行为。

当然，情绪的动机理论不否认对情境的评估——认知对情绪形成的重要作用，而是在充分肯定了情绪具有先天程序和功能，与生物的成熟、意识的发展、人格结构的形成等过程同步发展，并在其中具有核心的组织功能的前提下，承认来自大脑皮层的认知因素对情绪的形成有重要作用。这是情绪与认知相互作用的结果。

同样，音乐情绪作为情绪的一种，也是人类先天的生物功能，它的发生可以不依赖自身以外的其他因素，具有自身存在的价值和动机意义。因此，音乐情绪体验从其本源上讲，不依赖个体的文化教养和音乐训练，因为它的机制在于先天的生物程序。

案例

作者对28周后的胎儿至一岁左右的幼儿进行了临床观察。28周后的泛化反射活动（胎动）每天可达约上百次或以上，并且孕妇可以明显地觉察到胎动。在孕妇不适或宫体外刺激的情况下，泛化反射动作显著增加，表现为胎儿不安的骚动。这时如果将耳机放在孕妇腹部，并以较大音量播放抒情音乐，绝大多数情况下，胎儿的反射动作随即减少，由原来的无规律骚动变为平静或有规律的缓慢动作。可以认为胎儿产生了满意的情绪体验。这种效应可一直延续到出生。从新生儿直到一岁左右的婴儿都可以观察到对音乐的意识，他们似乎在用心聆听。多数情况下，在婴儿哭闹不安的时候播放具有轻快节奏的抒情乐曲都可使婴儿安静下来，直至进入睡眠。越是为婴儿熟悉的音乐这种效应越显著。

埃德蒙顿（Edmonston, 1966）和伊格尔（Eagle, 1971）的实验研究都证明对音乐的情绪生理反应与年龄、性别、智力，特别是音乐方面的训练没有直接的关系。

以上情况都向我们证明了音乐对机体的作用是先天的，生物性的，是不依赖文化和音乐方面的教育和修养的。当然，我并不否认在个体的发展中，文化和音乐的教育、修养会对这种先天的生物功能产生很大的影响。这种教育可能使个体的音乐情绪体验复杂化、多样化，产生他律性质的意识体验，也可能使个体的这种天赋功能受到抑制和退化。我们可以看到，几乎所有1~6岁的孩子对节奏鲜明的音乐都有某些自发的情绪反应，并往往伴随有自发的舞蹈动作。但是在6岁之后的发展中，这种对音乐的感受力（精确地讲应该是音乐情绪的动机性）显然逐渐衰退下去，至成年之后大部分的人反而往往被认为是"没有音乐细胞"的"音盲"了。这种音乐感受力与个体的成熟和文化心理背景的成熟成反比的趋势不仅仅在个体的发展中可以观察到，而且在人类整体的发展中也可以看到。我们知道，在原始人的生产活动、社会交际生活和宗教活动中，音乐和舞蹈（舞蹈应被看做是音乐情绪体验的外化，它是音乐情绪作为动机而引起的外部躯体行为）占有异乎寻常的重要地位。但是发展到近现代，在文明社会中，音乐生活在人的社会生活中的位置显得越来越微不足道，它已经不再是人的一种生物功能的需要，而屈居为茶余饭饱之后的消遣和某种高雅的点缀。民间自发的音乐和舞蹈越来越成为落后地区或民族的文化特征。

关于音乐感受本能与文化（文明）发展成反比的趋势，其深层机制究竟如何尚待探讨。但至少说明了音乐感受力并不像通常我们所说的依赖于高深的文化教育和艰深的音乐训练，把音乐描绘得深奥无比。音乐情绪是人的先天生物性功能，有其独立的动机和功能意义，但在个体和人类的文明发展中受到了极大的积极和消极影响。积极影响在于文明的发展产生了劳动分工，产生了专门的音乐职业和不同的文化阶层。占总人口中极少数的，以音乐为职业的音乐家的音乐情绪功能得到了最大限度的发展，越来越复杂化、多样化和精密化，而且也越来越扩大化和他律化，同时精湛的音乐技能和完美的音乐作品的出现也使得那些较高文化阶层的人们的音乐情绪功能也相应地得到很大发展。这才使得人类的音乐情绪功能升华为美感体验，音乐成为一门艺术。这是个体的音乐功能与文明发展之间的正比关系。但是劳动分工和分工引起的文化层次分化也造成大多数人口的音乐情绪功能在社会生活中受到抑制甚至退化，造成了上述的反比关系。

前面我们已经把人的音乐情绪确定为建立在先天生物程序基础上，同时受到意识（认知）影响的一种情绪功能。这就要求我们必须从生理机制和乐音的生理—心理二重性开始我们的探求。

音乐情绪的生理机制

我们知道，每一个乐音在到达人的听觉器官之前，它只是一串声波在空气中的物理振动，自然谈不上具有情绪的性质。当声波到达听觉的外部器官——耳鼓膜时，对鼓膜产生了压力，引起鼓膜振动。鼓膜的振动作为一种物理的机械能量的形式，经过中耳的三块联结着的听小骨传送到内耳通向中耳的"窗口"——卵圆窗，因为卵圆窗的面积为鼓膜面积的1/30，所以振动的振幅变小，但力量加大。内耳是一个充满了淋巴液的器官。由镫骨施予卵圆窗的作用力在充满液体的内耳内部转换为液压波。液压波在传导过程中流经耳蜗管，引起耳蜗管中的基底膜的起伏波动，从而刺激了听觉器官中最重要的部分——极其敏感的科蒂氏器[①]。这里埋藏着数以千计的毛细胞。被激活的毛细胞产生电脉冲的动作电位，这样液压波又变成了电信号，电信号经耳蜗神经传送到大脑而产生听觉。

基底膜是识别音高的关键。基底膜在靠近耳蜗管的卵圆窗一端窄而紧

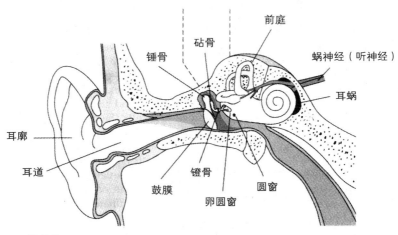

图3-1　耳的构造。

[①] 基底膜上有顺序排列的毛细胞，它们的顶部有毛，和悬在它们上面的前庭膜相接触，毛细胞之间有支持细胞，两者共同组成了科蒂氏器。——编者注

绷，另一端则宽而柔韧。液压波从绷紧的一端向宽而柔韧的一端运动，高音引起的高频率液压波在绷紧处产生共鸣振动，而低音引起低频率液压波在宽柔的一端产生共鸣振动。这样不同位置振动的波峰就激活了不同位置上的毛细胞，产生不同的电脉冲信号，由不同的神经纤维传送到大脑听觉中枢的不同位置，产生不同的音乐体验。

来自人耳的听神经纤维并不是简单地直接进入大脑皮层，而是循着极复杂的路线到达大脑，在中途的若干部位上形成通讯系统的若干个中继站，以便交换、整合来自左右耳的讯号，并进行初步的处理。其中最大、最重要的中继站就是下丘脑，这就是乐音转化为情绪的关键之所在。

情绪心理学近年来的研究已经证明下丘脑在情绪和动机的形成上具有至关重要的作用。在前面已经谈到，有机体的情绪生理反应（内脏系统和内分泌系统的反应）主要是自主神经系统的活动，而下丘脑正是自主神经系统的整合中枢。当机体产生情绪时，来自外周感官和内脏组织的感觉冲动沿内导神经纤维上行，进入脑干网状结构，使网状结构兴奋。网状结构的功能在于当情绪状态变化时产生广泛的生理唤醒，它的激活产生不分化的情绪反应。冲动信号经由网状结构进入下丘脑，各种感觉信号在这里被整合，初步形成基本的情绪分类，同时信号被扩散。然后感觉信号分为两路，一路上行到大脑皮层进行评估；一路下行反馈到外周器官组织和内脏组织，产生情绪的各种生理反应（见拓展视野：奖励中枢）。

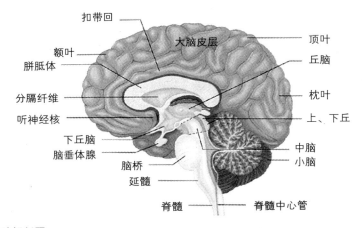

图3-2 大脑解剖图。

拓展视野

奖励中枢

20世纪50～60年代，美国的欧兹（J. Olds）和米尔纳（P. Milner）证明下丘脑存在"奖励中枢"和"惩罚中枢"，即快感中枢和痛感中枢。当用电极刺激这些中枢时就会产生愉快和不愉快的情绪反应。在白鼠下丘脑相应部位放置电极，当白鼠按压杠杆时产生电刺激，引起快感反应，白鼠便不断按压杠杆，每小时多达5 000次，可连续按压达15～20小时，直至精疲力竭，进入睡眠为止。这种效应后来在人体上也得到了证明。还有研究证明，下丘脑后部为愤怒中枢，当损坏猫的这一脑区后，它也可能表现出零碎、片段的发怒反应，但不能表现出完整的发怒行为模式。如果去掉大脑皮层，而保持下丘脑完好，则动物仍然能表现出完整的发怒行为模式。此外，电刺激下丘脑的不同部位还可以产生攻击性行为和逃避行为。

科学实验证明，下丘脑存在不同的情绪中枢，而乐音在耳蜗管中产生的电脉冲信号进入下丘脑后，是否可能被整合分类并刺激不同的情绪中枢，目前尚没有任何证明。但是汤姆金斯的研究发现，不同的信号模式可以产生不同的情绪模式。根据神经纤维的电脉冲密度变化，可以将信号分为三种刺激水平模式：电信号的增加、保持和减少。密度增加快则产生吃惊；稍慢则产生恐惧；慢则产生注意、感兴趣；密度突然减少则产生高兴；密度平稳降低产生愉快等积极的情绪，而长时间高水平的保持则会产生紧张的体验。

当然，这只是几个基本的简单模式，不可能概括人类极其丰富的情绪反

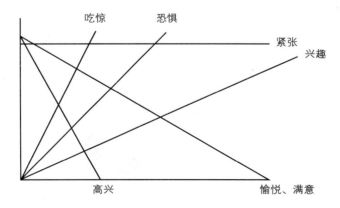

图3-3　不同的信号模式产生不同的情绪模式。

应。但是以上模式已经初步揭示出情绪与机体的生物电位变化水平的关系。

根据汤姆金斯的研究，作者对乐音在机体内部产生情绪的过程做一些初步的探索。让我们分别从音乐的几个主要组成要素来探讨音乐转化为情绪的基本过程。

和声　我们知道，乐器发出的每一个音都是由一个单纯的正弦波的基音之上的许多谐波（即泛音）共同构成的。谐波的数量以及谐波在音列中的排列方式取决于乐器的材料质量，不同数量的谐波的组合方式决定了乐器的音色。我们假设一支长号吹出的C音含有6个可以为听觉所觉察到的谐波（$CGC^1E^1G^1B^1C^2$；见图3-4），那么在内耳的基底膜上产生的振动点就有7个，产生的电信号也就会有7簇（而不是7个）。

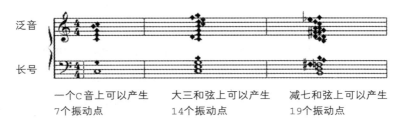

一个C音上可以产生　　大三和弦上可以产生　　减七和弦上可以产生
7个振动点　　　　　　14个振动点　　　　　　19个振动点

图3-4　长号发出的音在基底膜上产生振动点。

那么三支长号奏出的C大三和弦（CEG）就应该在基底膜上产生14个振动点（其中有6个是重复的）并产生14簇电信号。如果奏出一个减七和弦（BDF）就应该在基底膜上产生19个振动点（其中3个是重复的），并产生19簇电信号。很清楚，协和和弦产生的神经纤维放电密度较不协和和弦小，神经纤维放电密度随和弦的不协和程度增加而增加。不协和和弦的放电密度增加不仅仅由于每个音所包含的泛音列相互之间很少或没有重复，还由于每个音中的正弦波和谐波的频率与其他音的正弦波和谐波的频率之间不协调所产生的不规则振动而造成的噪音，这会进一步造成难以计算的神经纤维放电数量。

根据汤姆金斯关于神经纤维放电量密度的增加与减少会产生不同的情绪体验模式的原理，我们可以假想，一个大三和弦突然导入一个减七和弦，必然会造成令人吃惊和恐惧的情绪体验，相反的和弦进行会造成紧张情绪的缓解，从而产生令人满意的情绪体验。和声序列中不协和程度逐渐平稳地增强，会造成情绪和力度的平稳增长，从而产生注意和期望的情绪体验。如果把节拍的因素考虑进去，我们就可以理解为什么把不协和和弦处理在弱拍，然后导入强拍上的协和和弦上的解决是一个惯用的、令人满意的手法。神经纤维放电密度的增加和减少是建立在相对关系之上的，因此和弦的不协和感也是相对的。一个大三和弦进行到一个减七和弦造成的不协和感是非常强烈的，但是一个由小二度关系构成的和弦进行到减七和弦造成的感觉却类似减七和弦解决到大三和弦的体验。

至此我们已经可以看出，和声序列的进行本身就是一个情绪体验的过程，和声本身具有情绪的本质，这个性质是先天的生物程序所决定的，不依赖包括文化教育和音乐训练在内的大脑皮层的认知评估。

力度　乐音的力度表现在物理上的特性为音强。在声波振动中，它以振动幅度的形式表现出来。声波从外耳的鼓膜到中耳转换为机械力的形式，强度得到增加，到内耳的耳蜗管转换为液压波的形式，其振动幅度的形式（即音的强度）仍然保持着，大幅度的声波在这里表现为大幅度的液压波振动。但是科蒂氏器中的毛细胞是按照"全"或"无"的原则进行工作的。如果液压波具有足够的振幅强度，能够触发毛细胞，它就在一个单位时间内释放出一个动作电位，如果液压波的振幅强度不足以激活毛细胞，它就不释放动作电位。这与电子计算机的"0—1"工作原理是一致的。这就是说，电脉冲的动作电位本身不具有强与弱的特性，因此乐音的强弱特点在这里消失了，剩下的只是动作电位的编码。这种工作原理的功能作用实际上正是为了使来自听觉器官的信号在通向大脑的极其复杂的传导过程中不被消耗和失真，因为每根神经纤维在传导听觉信号时都会把信号变得模糊一些。在传导过程中，神经纤维本身的电阻会消耗掉信号的一部分能量。在这里，音的强弱特点不再以振幅强度形式表达，而转变为动作电位的数量形式。一个较强的乐音信号，或者说一个较强振幅的液压波所触发的毛细胞的数量要多于一个振幅较小的液压波，因此释放出的动作电位的数量也要多一些，反映到下丘脑中的放电密度也要大一些。这样，振幅大小的关系就转换成了动作电位的数量关系。

谈到这里，不言而喻，由于神经纤维放电密度的变化，突然增强的乐音力度会在下丘脑中的情绪模式中转换为吃惊的情绪反应；稍慢一点的力度增强会在下丘脑中转换为紧张的情绪反应；乐音力度的平稳增强会造成情绪反应的加强和高涨；乐音力度的减弱会造成愉快的、或者是趋于平静的情绪反应等等。这些模式与汤姆金斯的情绪发生模式是完全一致的。

节奏　乐音组织的节奏是以有规律的强弱变化的律动形式表现出来的。前面已经谈到，乐音符号的强弱关系到达下丘脑时，已经变为电脉冲的动作电位的数量关系。那么自然的，2/4节拍的乐音组织关系（强——弱——强——弱）在这里形成动作电位密度的多——少——多——少的关系，也就形成情绪反应的强——弱——强——弱的关系。由于下丘脑不仅仅是情绪整合的中枢，同时也是动机形成的中枢（实际上，情绪与动机本身就是一个事物的两方面表现），因此当动作电位数量以多寡悬殊的比例有规律地变化时（也就是乐音节奏律动十分强烈时），在下丘脑中产生的情绪性的起伏反应会沿着下行的传导神经纤维向机体的外周和内脏扩散，引起机体各部位骨骼肌肉动作的行为动机。这时，人的外部动作行为本身就是情绪性的，或者说是情绪的外部表现形式。现代流行的爵士乐、摇滚乐、迪斯科等流行音乐之所以能刺激和引起听众的舞蹈欲望，使人情不自禁地随之起舞，其生理机制也就在此。

旋律　一条排除了和声、力度和人为加强了的节奏等因素的纯旋律，或者说我们排除了其他因素而只从乐音组织的音高变化关系来考虑的旋律，在下丘脑和网状结构中产生的动作电位数量原则上没有大的变化，而且没有任何研究证明音高的变化在下丘脑中可能存在不同的位置上的变化。因此我们有理由认为旋律在下丘脑中没有形成神经纤维放电密度的变化，也就没有形成情绪变化的模式。所以，和声、力度和节奏等因素在生理反应模式中本身具有先天的、生物程序的情绪功能，而旋律则不同，它不具有先天的生理的情绪性质，它被整合的中枢部位是在大脑皮层，它的全部意义都依赖于大脑皮层的认知和评估作用。

　　来自听觉神经的音高组织信号被传导至大脑。不同的音高产生的电信号由不同的神经纤维输送到大脑皮层的不同部位，形成不同的音高体验。现代神经心理学研究已经证明，携带不同频率声音信号的神经纤维终止于大脑皮层的听觉中枢的不同部位。听觉中枢位于被称为"薛氏窝"的深沟中，高频信号终止在薛氏窝的深部，而低频音终止在外表面附近。

由于音高的整合中枢位于大脑皮层，因而人的旋律感知意识是在皮层认知和评估之后才发生的。如果说人们在某一特定的旋律中体验到了某种情绪的话，那么这种情绪体验除了来自节奏、力度及和声所伴随的情绪因素之外，主要是人的意识所造成的，具体说是约定俗成的文化和音乐教育背景造成的。所以，旋律往往可以被认为具有某种"意义"、"思想"或"观念"。同一条旋律可以配上不同甚至相反的意义的歌词，也可以用不同的和声、力度和节奏处理而形成不同的音乐情绪。例如柏辽兹的《幻想交响曲》中爱人的主导动机用不同的手法处理就可以用来"表现"不同的形象和概念。本文在这里毫无贬低旋律在音乐情绪上的作用的意图，仅仅是为了说明旋律的音高信号在生理解剖上的整合部位与其他音乐要素不同，不是在下丘脑而是在大脑皮层，因此它更主要是与人的意识、认识和文化背景紧密地联系，它不是直接地影响个体的音乐情绪体验，而是通过对音乐的评估间接地影响音乐情绪体验。关于这一点，我们将在后面更详细地讨论。

速度　乐音进行的速度直接影响下丘脑在单位时间内所接收到的电脉冲动作信号的频率和密度。乐音进行的速度快，下丘脑获得的电信号的频率就密；乐音速度慢，下丘脑获得的电信号频率就稀。它转化为情绪反应的模式的原理与前面所谈相同，这里也就不赘述了。

通过以上的讨论，我们至少可以证明，通常人们观念中那种"音乐→大脑→情绪"的模式是长期以来的错误认识。音乐情绪的产生基本上不依赖个体在意识中对它的评估、理解。恰恰相反，乐音组织首先是转换为初步的情绪反应之后才为大脑所感知，并给予评估和理解的（见图3-5）。

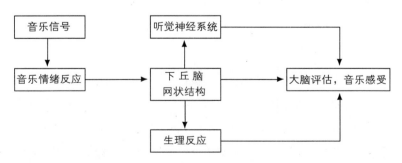

图3-5　音乐情绪的产生。

需要再次强调的是，上述由不同的神经纤维放电密度水平所产生的音乐情绪反应，在性质上有别于日常生活中的情绪反应。这是因为音乐所激活的是副交感神经系统，而不是交感神经系统。我们知道，当受到外界环境刺激后，人的交感神经系统会被激活，生理唤醒水平明显提高，从而使人产生情绪体验，例如惊恐、愤怒、紧张、快乐或兴奋等等。但是音乐所激活的并不是交感神经系统，而是副交感神经系统。副交感神经系统的功能与交感神经系统相反，它是促使机体从紧张或高生理唤醒水平上缓解下来，进入放松状态。这就是为什么人们在听音乐的时候会产生放松的体验。音乐引起副交感神经系统的电信号数量变化，在低生理唤醒水平上产生的情绪体验，与通常意义上的，人类在高生理唤醒水平基础上产生的情绪体验性质不同，但是两个不同的神经系统中的电信号进行的模式又是非常类似的，所以人们又会从音乐中感受到类似现实生活中的各种复杂情绪体验。

我们讲，音乐情绪是有机体先天的生物功能。那么这个功能的生物意义又是什么呢？从理论上讲，对于机体来说应当有一个生理唤醒的最佳水平——内稳态。这个水平应该是有机体以最小的生理能量来维持机体各器官组织的正常活动。就如同汽车有一个耗费相对最少的燃料来行驶相对最多的公里数的"经济时速"一样。但是生理唤醒的基线水平并不等于最佳唤醒水平。由于种种社会生活事件和职业要求，特别是处于现代社会生活节奏中的人所面临的各种有形的和无形的社会心理压力，大部分的人不自觉地在不同程度上长期处于心理—生理的紧张状态，即使在平静时也是如此。紧张状态是机体的先天防御功能，其作用是机体在遇到威胁和困难的时候，使机体的各部分充分动员起来，处于一种应激状态，唤起更大的能量来应对外界事件。这时机体的自主神经系统和内分泌系统都高度兴奋，其生理变化模式与我们在前面提到的情绪的生理变化模式相同（紧张状态也是一种情绪状态）。然而如果机体长时间处于紧张状态下，就会长期失去生理平衡，轻则精神疲劳，过早衰老，重则造成神经衰弱、高血压、心脏病、肠胃功能紊乱乃至溃疡等等一系列器质性病变，直至死亡。

当机体处于音乐情绪状态中时，生理唤醒水平下降，紧张状态得到缓解，生理状态处于相对接近内稳态的水平。这正是音乐情绪的生物适应性功能之所在。音乐情绪反应尽管千变万化，可是它的基本机制却十分简单：低生理水平上的紧张——松弛的运动变化。这一简单运动变化的模式以无限丰富的形式把人的感觉、注意和意识纳入它的运动轨道，从而起到缓解紧张状态的作用。

情绪与健康

情绪理论

音乐与情绪有着天然的联系，而情绪对人的身体健康有着巨大的影响，这不但是人们生活中的常识，而且早已为现代科学所证实。

在心理学的发展史中有很长一段时期，对情绪的研究是被忽视的。而且，从理性时期开始，心理学家和哲学家们都对情绪持否定态度，认为情绪是与理性相对立、有害和不理智的状态，往往强调要用理智战胜情感。

在心理学理论中，最早的情绪研究理论是1884年的詹姆斯—兰格理论。这一理论解释了是情绪是如何发生的。通常人们对情绪的看法是：（1）我们内心察觉到某种事实；（2）这引起了某种精神上的感情（叫做情绪）；（3）接着产生了身体上的表现。而詹姆斯的观点则恰恰相反。他认为："……身体的变化直接跟随着对现存事物的知觉而产生，当它们发生时，我们对这一变化的感觉即是情绪。"詹姆斯认为情绪就是对身体状态的体验："我们害怕是因为我们逃跑"、"我们发怒是因为我们打斗"。

例如，人们通常认为，当面对自己不习惯的某种公众场合时，我们会感到焦虑，然后由此产生神经质的颤抖、哆嗦和口吃。詹姆斯则认为，当面对公众场合时，我们首先发抖、哆嗦和口吃，然后对这种身体变化的感觉使我们产生了焦虑。他的理论的核心内容是，环境刺激引起生理反应，而对身体变化的知觉导致了我们所认为的情绪。

詹姆斯的理论片面强调生理体验在情绪过程中的作用，没有为后来的情绪心理学所接受，但是他的研究在心理学领域中开创了情绪心理研究的先河，从而大大促进了当代心理学对于情绪心理的研究，因此具有重要的地位。

后来另一位心理学家坎农对詹姆斯的理论提出了反对。坎农认为，外界刺激首先激活大脑皮层，大脑皮层再激活皮层下部位——丘脑，丘脑把信号传递到身体各部分的肌肉和内脏组织，于是我们就体验到情绪。虽然后来的情绪心理研究发现情绪的生理过程远比坎农所描绘的更为复杂，但是他的理论唤起了人们对丘脑的注意。

随后，越来越多的心理学家对情绪的发生过程和原因进行了大量的研究，并提出了各种不同的理论，形成了情绪理论的不同流派。这里需要强调的是有关情绪的认知理论。心理学家阿诺德认为人们对外界情境的评价决定情绪体验的性质。例如，当一个人在森林里看到一只大黑熊，会体验到强烈的恐惧情绪，这是因为他判断自己的生命受到了威胁。但是在动物园里看到一只大黑熊，他就不会感受到恐惧的情绪，因为他判断自己的生命没有受到威胁。所以说，认知评价因素决定了情绪反应和情绪体验。情绪的认知理论对于后来的心理治疗和心理咨询产生很大的影响。可以说，认知疗法就源于情绪的认知理论。

美国心理学家沙赫特（Schachter）提出情绪受到环境、生理唤醒和认知三种因素影响，其中认知因素对情绪的产生起关键作用（拓展视野：沙赫特的实验）。

从20世纪60年代开始，情绪的认知理论对后来的情绪心理学研究产生了重大的影响。但是和早期的传统理性主义一样，这类理论也把情绪看做是没有实际价值的，认知的副产品，这是这类理论的缺陷。

美国著名情绪心理学家汤姆金斯（1962）把情绪作为第一性来对待，他主张："第一性的动机体系就是情绪的体系，生物的内驱力只有经过情绪体系的放大才具有动机的作用。另一位著名的心理学家利柏（1966）则认为情绪本身就是动机，情绪本身就有方向性，他们不仅仅是一种笼统而无区别的生理激动。而且，这样的情绪性动机在指导行为上的效果可以同有生理基础的动机一样，但它们却不依赖于生物组织的需要，而可以由更细致而复杂的社会信号所激发，他们受刺激的意义所制约。情绪性动机是高等动物的一个明显特点，是了解它们高度适应能力的关键。例如：假如一个人对于某一新情景的知觉不仅包含外部刺激，而且也包含最适合于周围情境的情绪性动机，那么，他的反应就易于迅速而有效。由于来自情境的全部信息高度有效的整合起来，成功地适应环境要求的可能就会有所提高。但是情绪足够强烈

沙赫特的实验

情绪认知理论代表人物沙赫特认为决定情绪的主要因素是认知。他在1962年设计了一个著名的实验：在实验中，他告诉被试，研究的目的是调查一种新的维生素化合物对视力的作用。在接受药物注射之后，被试在一个房间内等待药物产生反应。其中一半被试作为实验组接受肾上腺素注射，这种药物通常引起心率和呼吸频率加快、肌肉颤抖和一种"极度紧张不安"的感觉。另一半被试作为控制组接受生理盐水注射，不会产生生理反应。注射肾上腺素的被试分为三组，第一组被明确地告知将要产生的生理反应；第二组没有得到任何说明；第三组被告知错误信息：他们将出现麻木、发痒并可能头痛。沙赫特假设后两组被试将会部分地受到环境暗示的影响，因为他们将会寻找一种"标记"去解释自己的生理唤醒状态。

环境条件由一名"滑稽演员"——实验者的同伴——所操纵，每个被试来到时，他都等候在房间里，可能还有其他参加者在实验中。环境或者是"欢乐"的——演员在室内玩耍，表现得十分快乐；或者是"愤怒"的——演员抱怨这个实验，对于必须填写的问卷愤恨不已，最后撕碎它并扔出窗外。实验组的三组被试各一半人进入"欢乐"环境，另一半人进入"愤怒"环境。实验者通过单向玻璃观察被试的反应。

实验结果支持了沙赫特的假设。控制组的被试和被告知注射肾上腺素后的正确感觉的被试，很少被演员的行为所影响。其他对于其生理唤醒状态没有得到现成解释的被试则倾向于从演员的行为中得到暗示。这就是说，认知因素会影响甚至决定人们对自身情绪的体验和判断。

时能严重损坏对有组织的行为的控制过程。持续一定时间的某种情绪，也会损害身体的健康。

情绪与自主神经系统

自主神经系统和情绪变化有着直接的关系。自主神经系统包括交感神经系统和副交感神经系统。在大脑皮层和皮层下自主神经中枢的控制下，自主神经系统主要管理各种器官的平滑肌、心肌、腺体和内脏器官的活动，调节机体的新陈代谢。交感和副交感神经系统在情绪发生时，往往表现出相反的活动。

1. 一些情绪发生时，表现出交感神经活动亢进的现象，有的人发怒时或处于应激状态下，就出现心跳加速、血压上升、胃肠道运动抑制、汗腺分泌增多、瞳孔扩大、血糖浓度上升、呼吸加深加快。总的效果是动员机体内储存的能量，提高适应能力，以适应环境的急剧变化。

2. 另一些情绪发生时，也可以表现为副交感神经系统活动增强的现象，例如，人在心情愉快时，消化液分泌增加，胃肠道运动加强；焦虑不安时排尿、排便次数较多；悲伤时泪腺分泌加强等。

3. 交感与副交感神经的功能因人而异，这主要指的是哪个占优势。例如，同样是惊吓，有人吓得脸色苍白，它是皮肤血管收缩的表现，属交感神经系统功能加强的反应。自主神经系统交感神经部分激活会引起情绪唤醒中大多数生理变化，它作为应急活动的身体准备，发动有机体准备输出能量。当情绪平静下来时，副交感神经系统——能量的储存系统——接替工作并使有机体恢复到正常状态。较持久的情绪激动会造成自主神经系统功能紊乱，所以控制情绪激动对健康有益（李心天，1998）。

情绪的应激理论

各种情绪体验对人类生存具有非常重要的适应性价值，积极的情绪体验会引发积极的行为，从而获得对自身更有意义的生活条件和环境，而消极的情绪体验会促使个体应对或回避有害的情境，具有自我保护的重要功能。

生理应激反应 当个体遇到有害的环境刺激和环境时，会本能地产生紧张、焦虑、恐惧等消极的情绪体验。而这些消极的情绪体验会引发个体的适应性行为模式：战或逃（fight or flight）反应。当有害和危险的刺激信号进入大脑皮层后，会迅速地传递到皮层下组织和网状结构，从而唤醒交感神经系统，分泌大量的肾上腺皮质激素，同时发生一系列神经化学反应，使生理唤醒水平迅速提高。这一生理功能的主要作用是动员大量能量来提高个体应付有害环境刺激的能力。这时的生理反应通常表现为：心跳加快、呼吸急促、血压升高、血管平滑肌收缩、肌肉电信号增加、消化系统和免疫系统受到抑制，以及肌肉收缩能力增强。我们把这种生理状态称为"应激状态"。

当有害和危险的环境刺激消失后，副交感神经系统开始工作，而交感神经系统活动减退，肾上腺皮质激素分泌减少，从而使机体的紧张状态得到缓解。这时机体的生理反应与之前的状态相反，表现为心跳减慢、呼吸减缓、血压降低、血管平滑肌扩张、肌肉电信号降低等等，从而使机体进入放松状态。因此，交感神经通常与紧张和消极情绪有关，而副交感神经通常与愉快和积极情绪有关。

现在科学研究发现，不同的个体对同一应激源有不同的反应（个体反应特异性、器官和系统的易感素质），如有的表现为心血管高反应性；有的则表现为支气管平滑肌高反应性；或消化道分泌或运动的高反应性。不同的应激源诱发不同的反应形式。比如新奇的刺激信号引起朝向反射，表现为皮肤电反应（skin conductance reaction; SCR）增加、心率反应（heart rate reaction; HRR）降低、脑血管扩张、外周血管收缩；而危险刺激诱发防御反应，表现为SCR增加、HRR突然增加、脑血管收缩、外周血管收缩。

应激状态的作用具有两重性：一方面应激状态可以发展应对挑战和危险的能力，提高适应及作业能力，从而形成"积极应激"（eustress）；另一方面应激消耗精力与体力，增加机体负担，过度时形成"消极应激"（distress）。

应激状态的发展可分为三个阶段：警戒期、持续期和衰竭期。在警戒期，机体动员大量能量以应付威胁和挑战。如果外界有害刺激持续存在，机体就进入应激状态的持续期，持续消耗大量能量，同时，消化系统和免疫系统长期受到抑制。如果外界的有害刺激仍然继续存在，机体便可能进入衰竭期。在这一阶段，免疫系统受到破坏，很多器官受到损害，出现各种生理疾病症状。对于这些由精神因素造成的生理疾病，我们称之为心身疾病。

情绪应激反应　当个体处于紧张状态时，会激起不同程度的情绪活动，喜、怒、忧、思、悲、恐、惊等都可能出现。临床上的症状以忧郁和焦虑为主，但是愤怒情绪也较为常见。消极的情绪可能对认知和行为产生很大的影响，例如在认知中过分夸大环境或时间的消极因素，而忽视其中的积极因素，在行为上出现过度反应或退缩反应。

认知应激反应 应激使认知能力降低是一种典型的表现，这是由于生理唤醒水平超过了最佳水平。研究表明，"灾难化"是一种常见的认知应激反应，主要表现为过度强调负性事件的潜在后果。例如，考试焦虑的学生常常过低地估计自己的成绩。灾难化直接干扰认知功能的稳定性。

一般的认知应激反应表现为：注意力不集中、因激动而紧张、活动过度、妨碍精力集中、记忆、思维和想象力减退。

行为应激反应 当应激唤醒超过最佳水平时，也会影响行为技能和躯体活动的协调性。例如，在体育竞技和舞台表演时，过度的紧张可能导致发抖，动作控制困难，从而使技术发挥失常。

过度的紧张焦虑也可能使人易怒，从而引起争斗或其他攻击性行为。冲动而导致的自杀行为也可归入这一类。争吵也是一种行为应激反应。它是由挫折、冲突或其他应激源所触发的攻击性行为（徐斌，郭涓，1997）。

综合的应激反应 耗竭（burnout）是工作或生活中长期积累的压力导致的强烈的应激反应，表现为无助和无望感。它是一种体力和情绪上的消耗引起的慢性疲劳和精力低下。在激烈的社会竞争中，这一类应激正在逐渐增加。

创伤后应激障碍（Post Traumatic Stress Disorder; PTSD）是受到严重的伤害事件之后出现的一系列症状。这些症状可能在伤害事件之后数小时或数月，甚至数年之后出现（见表3-1）。

表3-1 创伤后应激障碍的症状

1. 情绪控制障碍和持久的焦虑、焦躁不安、过度警觉
2. 意识障碍（分离、闪回）
3. 自我意识障碍（无助感、自罪感、自卑感、羞耻感）
4. 对加害者的知觉变化（尽力美化凶手或持续的复仇心理）
5. 对其他人际关系的影响（退缩、寻找救助者、无法有效地保护自己）
6. 丧失对生活意义和希望的追求

心身疾病

长期的应激状态会持续大量消耗机体能量，最终导致心身疾病。对于心身疾病的范围有两种对立的看法：一种看法认为几乎所有的疾病都存在心身两方面的问题；另一种看法则认为有器质性病源的疾病都应排除在心身疾病之外。哈利迪（Halliday, 1943）提出心身疾病必须具有下列特征：（1）情绪障碍是发病因素之一；（2）常有特殊的个性心理特点类型；（3）发病率有较明显的性别差异；（4）同一病人患几种性质类似的疾病；（5）有同一疾病或类似疾病的家族史；（6）常有缓解——复发的倾向。但在临床应用中，这些特征缺乏实际的指导意义。

目前大多数学者认为，心身疾病是指那些心理因素在病因和病程演变过程中具有主导作用或重要作用，但往往又不是唯一因素的疾病。这些疾病常与内分泌系统和自主神经系统密切相关，往往受到丘脑或下丘脑影响（表3-2）。

经国内研究，不论门诊或住院，心身疾病在各医院中都占有相当大的比例。1983年上海医科大学调查所属中山、华山两所医院的内、妇、皮肤等各科门诊病人1 108例，其中368例为身心疾病患者，占患者总人数的33.2%，其中心血管、肺、内分泌等专科门诊，心身疾病患者更高达55%～75%。与心理因素有关的疾病类型包括心身紊乱和心身疾病。心身紊乱指在某些心理因素作用下所出现的躯体上较持久或严重的偏离正常状态。这些偏离有时虽然极严重，但仍常找不到躯体上的器质性变化。心身疾病指至少部分由心理因素引起的躯体疾病。这类疾病是有器官组织形态改变基础的心理生理疾患。在医学心理咨询门诊中，心身紊乱与心身疾病一般约占总咨询量的2%～4%，有时甚至高达10%（赵耕源，1998，见表3-2）。

表3-2 与心理因素有关的疾病类型

心身紊乱

精神病理状态	注意力不集中、脑力疲劳、易激惹、兴奋性增高、记忆障碍、情绪不稳定、焦虑、抑郁、情绪恶劣等。
心身症状	睡眠障碍、嗜睡、疲劳、头昏、昏厥、大量出汗、性功能紊乱等。
循环呼吸系统症状	心前区压迫感和刺痛、胸部压迫感、呼吸困难、喉部块状阻塞感等。
腹部症状	食欲不振、厌食、罕见的食欲亢进、恶心、口干、呕吐、上腹压痛、胃痉挛等。
疼痛症候群	头痛、颈部及肩部痛、腰痛、肢体痛、痛经等。
可见客观躯体症状	血压波动、血压增高或降低、脉搏易变、心动过速、期外收缩、一过性面色苍白或潮红、显著的皮肤划痕现象、一过性皮肤大理石纹、胃酸过多或过少、消化不良、体温调节不稳定等。

心身疾病

循环系统	冠心病、原发性高血压、原发性低血压、心律紊乱等。
呼吸系统	支气管哮喘、血管过敏性鼻炎、过度换气综合征、枯草热等。
消化系统	消化性溃疡、溃疡性结肠炎、结肠过敏、神经性厌食、神经性呕吐、及食道、贲门或幽门痉挛等。
泌尿生殖系统	神经性多尿症、阳痿、月经紊乱、经前紧张症等。
内分泌代谢系统	肥胖症、消瘦、糖尿病、甲状腺机能亢进症等。
神经系统	偏头痛、紧张性头痛、痛觉过敏、痉挛性疾病等。
肌肉骨骼系统	类风湿性关节炎、痉挛性斜颈等。
皮肤系统	神经性皮炎、慢性荨麻疹、湿疹、银屑病（牛皮癣）、斑秃、瘙痒症、多汗症等。
其他	恶性肿瘤、妊娠毒血症、青光眼、弱视、口腔炎等。

（赵耕源，1998）

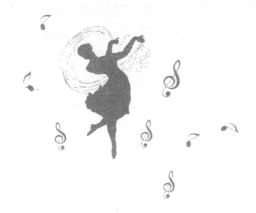

第四章

音乐在治疗中的
基本功能作用

音乐是一种强有力的感觉刺激形式和多重感觉体验。音乐包含了可以听到的声音（听觉刺激）和可以感到的声波震动（触觉刺激），在观看现场演出时可以产生视觉刺激的体验，在音乐的背景下舞蹈或运动可以产生肌肉的动觉刺激的体验。另外音乐结构的体验可以长时间地吸引和保持人的注意力，促进人的注意力集中能力。更重要的是，以上各种体验都是伴随着愉悦感进行的。

不同的音乐可以使人产生不同的生理反应，影响心率和脉搏速度、血压、皮肤电反应、肌肉电位和运动反应、内分泌和体内生化物质（肾上腺素、去甲肾上腺素、内啡肽、免疫球蛋白）和脑电波等等。音乐的节奏可以显著影响人的行为节奏和生理节奏，例如呼吸速度、运动速度和心率。另外，不同的音乐可以引起各种非常不同的情绪反应。同时音乐也是一种独特的交流形式，虽然一首歌的歌词可以传达一些具体的信息，但是对于音乐而言，最重要的交流意义是非语言的。美国音乐治疗之父格斯顿指出："音乐的力量和价值正在于它的非语言的内涵。"音乐的这一交流特点是临床治疗的重要因素，特别是当语言的努力归于失败时，音乐可以帮助建立起良好的医患关系，而这一关系正是治疗成功的基本动力。另外，音乐是一种存在于时间里和由物理结构（空气分子的振动）形成的一种现实存在。这一现实存在是可以被听到、感到、测量到，并用图表和符号表示出来的，因此音乐可以成为一个有效的媒介，帮助那些从社会中，从现实生活中退缩出来的病人重新回到现实世界中，建立起与外部现实世界的联系。

自我表达障碍、自我评价低下是大部分心理障碍病人和很多生理障碍病人的共同基本心理特点，而一个人必须首先能够正确接受自己，然后才能成功地与外部世界建立起正确的联系。音乐可以成为个体自我表达的媒介，以及丰富自我情感和促进自我成长的途径。在集体音乐活动这种无威胁的、安全的人际环境中，人们可以通过音乐的语言因素和非语言因素的途径，自由表达自己的情绪、情感和意念、思想。在音乐治疗中使用的各种音乐活动可以适应各种不同功能水平的病人，使他们能够在音乐活动中获得成功的体验，而这种成功的体验对于个体的自我形成和自我评价是很重要的。

一个健康的个体必须能够成功地在他的周围建立起一个正确的人际环

境，而无论是心理还是生理障碍病人都存在不同程度的人际关系问题。音乐活动通常是集体参与的活动，这种共同参与的过程常常有助于建立起一个良好、亲密的合作关系，并进一步为个体创造一个和谐、安全的社会环境。音乐的本质要求参与者密切配合、精确合作，任何合作上的失误或失败都会马上导致音乐效果的不谐和失败，而且这种不谐和失败会立即反馈给每一个参与者的耳朵，造成听觉、心理甚至生理上的不快感。因此音乐本身具有一种强大的力量来要求所有参与者完全合作，并迫使人们控制可能破坏音乐和谐的任何自我冲动和个性表现行为，因此病人在音乐活动的过程中学习到与他人合作和相处的能力和技巧，这种在音乐中的合作能力最终会泛化和转移到他们的日常生活中。另外音乐的魅力和愉悦性也会吸引那些社会性退缩的人们参与到音乐的社会活动中去，从而改变其自我封闭状态。各种不同的音乐活动可以帮助病人发展其听觉、视觉、运动、语言交流、社会、认知以及自救能力和技巧。同时音乐还可以帮助病人学习正确地表达自身情感的能力。

音乐治疗的过程一般包括四个主要步骤：

1. 确定病人的问题所在（评估）。

2. 制订长期和短期的治疗目标。

3. 根据治疗目标制订与病人的生理、智力、音乐能力相适应的音乐活动计划。

4. 音乐活动的实施并评价病人的反应。

音乐治疗在临床中使用大量不同的方法技术和程序。在音乐治疗的发展过程中产生了各种理论派别，而这些流派直接与各种不同的心理学理论流派紧密相连，其繁多的方法技术也都基于这些不同的心理学流派的理论之上。此外，一些音乐治疗家由于其自身在音乐上的特长和治疗上的特点，又形成了更多的音乐治疗上的独特流派。

音乐在临床的治疗中的作用可以分为四个方面：生理/物理作用、人际/社会作用、心理/情绪作用和审美作用。无论哪一种音乐治疗流派或方法在临床应用中都不可避免地会应用到音乐的这四种作用，或者说音乐的这四种作用会在任何音乐治疗的实践中或多或少地发挥功能。但是某一种音乐治疗流派或方法可能会强调或侧重这四种作用中的某一两种。

生理/物理作用

国外大量研究证实，音乐可以引起各种生理反应，如使血压降低、呼吸减慢、心跳减慢、皮肤温度升高、肌肉电位降低、皮肤电阻值下降、血管容积增加、血液中的去甲肾上腺素和肾上腺素含量降低等等，从而显著改善人体的内稳态，减少紧张焦虑，促进放松。生理和心理上的长期紧张会对人体造成严重的损害，导致心血管系统疾病，如心脏病、高血压；肠胃系统疾病，如胃溃疡、十二指肠溃疡等；还有癌症、神经性皮炎、荨麻疹、偏头痛等。因此音乐可以对上述疾病的治疗有良好作用。

音乐可以产生明显的镇痛作用。由于大脑皮层的听觉中枢与痛觉中枢相邻，而音乐刺激使听觉中枢兴奋，可以有效地抑制相邻的痛觉中枢，从而明显地减轻疼痛。同时音乐还可以使血液中的内啡肽含量增加，也有明显的镇痛作用。大量实验和临床报告证实，在手术过程中使用音乐可以使麻醉药的剂量减少一半，在手术后的恢复期可以大大减少镇痛药用量，甚至不用镇痛药，从而减少麻醉或镇痛药的有害副作用。音乐的镇痛作用也被用于减轻产妇在分娩过程中的痛苦，效果十分明显（拓展视野：音乐无痛分娩）。作者在1986年的音乐对于疼痛的缓解作用研究中，发现32名被试在有音乐的条件下比在无音乐的条件下的痛阈和耐痛阈分别提高了20.23%和11.84%（$p < 0.01$）。其中男性的痛阈提高24%，耐痛阈提高13.8%；而女性的痛阈提高15%，耐痛阈提高8.8%。

80年代末，美国一些医学家开始研究音乐对人体免疫系统的作用。研究发现，音乐可以显著增加人体内免疫球蛋白A（IgA）的含量。IgA存在于人体的唾液等分泌物中，是人体抵抗细菌侵害的第一道防线。因此，音乐增强人体免疫系统功能的作用已经得到初步证实。关于音乐对人体免疫系统的作用的研究才刚刚开始，深入的研究还在继续。

拓展视野

音乐无痛分娩

在北京的一家妇产科医院里，张女士决定参加一项音乐无痛分娩的实验项目。音乐治疗师首先在产前的6周左右开始对张女士进行由音乐伴随下的拉马兹训练，让音乐帮助她放松训练和呼吸训练。张女士在音乐的伴随下愉快地坚持每天数小时的拉马兹训练而丝毫不觉得枯燥。从产前的4周治疗师开始对孕妇进行音乐想象的训练，以便减轻甚至消除孕妇对分娩的紧张和恐惧心理。张女士原来对分娩充满了恐惧，一方面总是听说生孩子是"过鬼门关"，非常害怕，总在问医生：我会不会难产？另一方面还在担心自己能不能承受得了分娩的疼痛。在音乐想象训练中，张女士在美妙的音乐背景和治疗师的引导下，开始把分娩想象成一朵鲜花的绽放，新的生命诞生的美妙的过程。从而对即将到来的分娩充满了期待。然后治疗师让张女士选择了一些自己平时最喜爱的音乐和歌曲，并把它们录制在一盘磁带上。在产程开始的时候，音乐治疗师为她播放这些自己喜爱的音乐，在宫缩的时候播放较为欢快激烈的音乐，而在宫缩的间隔期间播放优美放松的音乐。张女士感到有音乐和音乐治疗师的陪伴十分安全和放松。从宫缩到婴儿出生，张女士的情绪表现得十分平静，没有感到非常强烈的疼痛感。几个月后，张女士参加了北京电视台的一个访谈节目。在节目中被询问到对分娩过程的印象是什么的时候，她回答说："这是一次非常美好的体验"。

人际/社会作用

音乐是一种社会性的非语言交流的艺术形式，音乐活动（包括歌唱、乐器演奏、创作等）本身就是一种社会交往活动。社会信息和社会交往方面的不足，会严重影响人的心理健康，而患有精神疾病、心理疾病、儿童孤独症，以及包括老年痴呆症在内的各种老年疾病的病人，以及长期住院的各种慢性病患者，都存在不同程度的人际交往功能障碍或不足。

音乐治疗师通过组织各种音乐活动，如合唱、乐器合奏、舞蹈等等，为病人提供一个安全愉快的人际交往环境，让他们逐渐恢复和保持自己的社会交往能力。病人在音乐活动中学习和提高他们的人际能力、语言能力、正确的社会行为、行为的自我克制能力、与他人合作的能力，并提高自信心和自我评价。另外，音乐活动为病人提供了一个通过音乐和语言交流来表达、宣泄内心情感的机会。病人在情感交流中相互支持、理解和同情，使病人在心理和情感上的困扰和痛苦得到缓解。病人在音乐活动中获得了自我表现和成功的机会，从提高了自信心和自我评价，促进了心理健康。

案例

　　王小姐为人热情，工作能力很强，但是在单位里人际关系一直不太好，她自己一直不明白为什么。一次在单位安排下参加了一个公司的心理培训团体。培训活动由一位音乐治疗师负责，主要是通过团体的即兴演奏来促进成员的社会成长。王小姐自幼学习弹钢琴，在音乐上有较高的造诣。在团体的即兴演奏中，她总喜欢使用钢琴，而其他成员大多使用鼓、钹或马林巴等简单的乐器。每次演奏的时候，王小姐都会非常陶醉在自己的钢琴演奏之中，而无视其他人的演奏。很快其他成员开始对王小姐产生反感，拒绝与她有任何配合，并努力地使用大音量的演奏与之对抗，用杂乱的节奏来抵制王小姐的音乐。当这种对抗仍然不能引起王小姐的注意后，大家开始用沉默来表示抗议。在即兴演奏结束后，治疗师引导小组成员对前面的演奏进行讨论。治疗师询问王小姐：你对刚才的演奏感觉如何？王小姐回答说，很好呀，我对我自己的演奏很满意。治疗师问：你有没有听到别人的演奏？王小姐说：我听到了，开始的时候大家用各自的演奏来支持我，后来大家在欣赏我的演奏。其他小组成员很气愤，告诉她：其实没有人欣赏你的演奏，开始的时候大家是与你对抗，但是看到完全不能影响你，于是大家拒绝演奏，让你一个人去自我陶醉好了。王小姐听后表示很惊讶，完全没有想到大家的感受是这样的。治疗师寻问王小姐平时在生活和工作中有没有也有这种情况，大家对你的做法很有意见，而你自己却浑然不知？王小姐想了想：我平常总是努力的想为别人做些好事情，可是却经常被别人误解，结果并不落好。其他成员纷纷表示，王小姐平时表现得非常自我中心，好自我表现而不顾及别人的感受，就像在即兴演奏中的行为一样，因此大家对她很反感。王小姐表示自己要好好反省一下自己，改变自己的行为方式。

案例

　　在为害羞胆小，自信心差的儿童组织的团体音乐治疗小组中，治疗师有计划地安排了让儿童们轮流做领导的音乐活动，例如在对唱歌曲中，由一个人与全组成员对唱，一个人唱："什么动物蹦蹦跳？"然后大家唱"小白兔蹦蹦跳"……或者在即兴演奏中，每个儿童有机会轮流使用音量较大的乐器，如鼓。拿鼓的儿童可以领导大家如何演奏。鼓演奏得快，大家都要演奏快；鼓演奏得慢，大家都要演奏慢；鼓演奏的声音大，大家都要声音大；鼓演奏的声音小，大家都要声音小等等。经过三个月的训练。这些平时害羞胆小的孩子们变得越来越胆大自信。一次一位儿童的家长兴奋地告诉治疗师："我昨天下班走到我们家的楼下，惊奇地发现我的女儿正领着其他孩子在做游戏，俨然是一个娃娃头的样子。我还听见她对别的孩子说：'我们每个人都有优点，你有你的优点，我有我的优点，我们应该互相学习'。我太吃惊了。"

心理/情绪作用

生活常识告诉我们，音乐对于人的情绪有巨大的影响。因此音乐成了音乐治疗师手中的有力武器。在很多治疗领域中，音乐治疗师利用音乐对情绪的巨大影响力来控制和改变病人的不良情绪。但是在音乐治疗的临床应用中，治疗师并不是简单地使用积极的音乐来改变病人的消极情绪。现代音乐治疗在实践中仍然遵守着一个古老的原则，这个原则最早是由亚里士多德提出的，后来被称为"同步原则"（ISO principle），即要想影响和改变病人的不良情绪，首先要使用与病人目前情绪状态同步的音乐，让音乐与病人的情绪产生共鸣，然后才能通过逐渐改变音乐的情绪特点，以逐渐改变病人的情绪状态。

案例

当我还在美国宾夕法尼亚一所州立精神病院工作的时候，遇到了这样一件事情：一天早上在进入病区开始工作之前，我按照习惯给病区的护士办公室打了一个电话，询问那里的情况是否正常。值班护士很紧张地告诉我，昨天晚上病区里发生了意外事件：两个病人打架，刺激了其他病人，结果病区里几乎所有病人都卷入了盲目的殴斗，医院动用了大量人力，甚至动用警察后才控制住了局面。直到今天早上病区里的气氛还是很紧张，要我特别小心。于是我迅速地调整了我的治疗活动计划，从唱片库里很快地找出了一些我需要的音乐，按照从激动逐渐到平静的顺序把它们排列起来。

进入病区后，果然看到病人们都在焦虑地徘徊踱步，而医生护士们都严阵以待，随时准备应付不测情况发生。我招呼我的病人们进入我的治疗场所，但是没有人肯坐下来，他们仍然表情紧张，不安地来回走动。我没有强求他们坐下来，而是开始播放我准备好的音乐。随着音乐的紧张度逐渐缓和下来，我的病人们也开始逐渐平静和放松下来了。大约20分钟的音乐序列播放完毕后，病人们已经完全平静下来。于是我们开始正常的音乐治疗活动了。

以语言为工具的治疗师，特别是认知学派的心理治疗师认为，人的认知可以改变情绪，而情绪障碍或困扰通常是错误的认知造成的。例如一个受到失恋打击的年轻人感到失去了自己所爱的人从此便不会有幸福可言，因而无法摆脱痛苦的心情，并试图自杀。他把一生的幸福都寄托在某个人身上的想法显然是错误的认知观念。只要治疗师能够帮助他改变这一错误的认知观念，他自然就会从痛苦中解脱出来。然而我们常常会发现，在生活中很多情况下，备受痛苦煎熬的人对道理其实是很明白的，他们甚至非常清楚自己的错误观念错在哪里，为什么这些观念是错误的。但是他们依然不能控制自己的情绪，无法摆脱心中的阴影。例如，某人的母亲意外去世了，他长久不能从悲痛的情绪中摆脱出来。他的认知观念告诉自己，人死了不能复生，自己应该节哀顺变，好好生活下去，才能让母亲的在天之灵得到安慰……但是悲痛的情绪却时时缠绕在心头不肯离去。这时正确的认知显然不能改变他的痛苦情绪。

个体受到打击或精神创伤的时候，产生强烈的痛苦情绪的反应是正常的生存本能，它能帮助人类回避具有伤害性的情境或事件。个体如果能够及时充分地把自己的消极情绪宣泄出去，再严重的创伤也会逐渐痊愈。但是由于文化的原因，人们总是本能地尽量压抑心中的痛苦情绪，而长期压抑往往是造成各种创伤后遗症，甚至人格改变和扭曲的根本原因。早在古希腊时期，亚里士多德就提出了音乐具有宣泄作用的重要思想。根据这一原理，音乐治疗师大量使用抑郁、悲伤、痛苦、愤怒和充满矛盾情感的音乐来激发个体的各种情绪体验，帮助他或她尽可能地把消极情绪宣泄出来。当消极情绪发泄到一定程度时，人内心深处的积极力量就会抬头，这时音乐治疗师逐渐开始使用积极的音乐，以支持和强化内心的积极的情绪力量，最终帮助个体摆脱痛苦和困境。对治疗对象来说，这是一个重新面对和体验自己丰富的内心情感世界，重新认识自己，并走向成熟的过程。音乐治疗师认为情绪可以影响或决定人的认知体系。常识告诉我们，处于积极情绪中个体往往看到事物的积极方面，把坏事看成好事，而处于消极情绪中的个体往往看到事物的消极方面，把好事看成坏事。因此只要情绪改变了，人的看法也会随之改变。音乐治疗师正是利用音乐对情绪的巨大影响力，通过音乐来改变人的情绪，最终改变人的认知。

案例

李韵（化名）是一个27岁漂亮瘦弱的姑娘，满脸愁云使她美丽的大眼睛黯然无光。她的故事是这样的：一年前，与自己同居两年的男朋友突然在一个早上提出分手，而前一天晚上他们还在亲密地做爱，这实在是她所始料不及的。她做出了种种努力来挽救他们的关系，可是无济于事。两个月之后，她听到了他结婚的消息。李韵的精神一下子崩溃了，她服下了大量安眠药，幸而家人及时发觉，将她送到医院抢救。出院后她整整一个月不能吃饭，体重急剧下降。以后一年多时间里，她终日闭门不出，以泪洗面，不能与任何人接触，包括自己的家人在内，并且辞去了公司的工作。

在治疗过程中，我使用GIM[①]（音乐引导想象）方法，先对李韵进行催眠，因被催眠状态中的人对音乐的感受性会大大增强，并且更容易在音乐的刺激下产生丰富的视觉联想。然后我选用了一组忧愁伤感的音乐。在我的引导下，她很快就出现了丰富的联想：

"太阳落山了，天黑了，要下雨了，我独自坐在窗台前，闻到了雨的味道……我感到自己的身体在下沉……有什么东西把我托了起来，我变得厚了，只感到自己在往上升，我快要爆炸了，着不了地，太厚了，我不知道我要到哪里去。"她开始不断地流泪。

第二次治疗中，我使用了更加忧伤的音乐。她的联想也变得更加丰富："我躺在河边上，水很静……男朋友走过来，很忧郁的样子，他吻了我，轻轻地抱着我，我靠在他怀里。他不跟我说话……天又要黑了，他要走了，我舍不得他，可是他还是悄悄地走了。（大哭）……我变成了河边的一棵树，他轻轻地扶着这棵树，为我浇水。后来就再没人来了，只有这棵树孤孤单单地在河边。"在后面的讨论中她告诉我，她曾对他说，如果有一天失去了他，她会去死，会变成自己坟上的一棵树，希望他能来为自己浇水。在这里，我看到她已经在用死亡和树为自己的这一段感情做了结了。

---

① 对GIM方法的介绍，详见本书第十一章。——编者注

第三次治疗中，我开始使用一些悲伤、惆怅并充满了矛盾冲突的音乐。她的联想是伴随着泪水进行的：

"夜晚，一只天鹅孤独地在水里游，它很悲伤和无奈，它似乎是在寻找什么，也许是那只死去的天鹅。天快亮了，天鹅累极了，抬起头，看着即将升起的太阳，它即将离开这片湖，它是那样爱这片湖，那么伤心，可是它决定要走了。可是这里还那么多的留恋，它决定要再住一晚。夜那么长，天鹅根本就没有睡。它想起了过去的生活。过去的湖面上有两只天鹅栖息，那时它们多么快乐，虽然也有很多争吵，可是又平静了。突然天边出现了一个阴影，一只天鹅被托走了，不会再回来了。它伤心极了。"

"天亮了，天鹅终于要走了，最后望着这片湖，然后向着太阳的地方飞走了，带着无限的眷恋。湖面上只有太阳，什么都没有了，只有天空中天鹅撒下的羽毛，这是它留给湖最后的纪念……我沿着湖边走着，想把这湖、树林和刚才的景象装在心里，它是我心中一副永远的图画。"我知道，她终于向过去的生活告别了。

这次治疗之后李韵就再没有来过我的诊室。一个月后，她打来电话告诉我，她现在感觉好多了，正在忙着准备参加几项考试，以便找到新的工作，所以不能继续完成治疗了。我为她的变化感到高兴。春节前，李韵给我寄来了贺年片，她写道："在没有接触到您和您的治疗方法前，我没有体会过音乐有如此神奇的疗伤止痛作用。而如今，我在音乐中走出了自己的湖泊，找回了丢失已久的笑容。遗憾的是我没有机会继续音乐的洗礼，那就暂时让尚存的这点忧郁成为我生活的点缀吧，它不会是主题，但会是个特色，也许我还会有机会请您帮我清除'余毒'"。

审美作用

无论文学、绘画还是舞蹈等各种艺术形式，在现实世界中都可以找到它们的原型。音乐是所有艺术形式中唯一在自然界和客观环境中没有原型的艺术。恰恰是因为音乐在现实世界中没有原型，它就格外地不用受到现实世界的束缚，完全依据人类内心世界的需要而随意变化，无所顾忌。也正是因此，音乐与人的内心世界的关系最为直接和贴近。换句话说，音乐纯粹是人类心灵的创造物，不受客观现实世界的任何束缚，它是人类内心世界的直接外化。人类在音乐中体会到了完全的自由和解放，也就找到了人类灵魂的自由本质。我们可以看到人们对歌星的喜爱远远超过对画家、文学家、舞蹈家等其他艺术明星的喜爱。这是因为音乐最能激发人类内心深处对自我的本质力量的体验。

音乐可以是各种各样的风格，表现各种各样的情绪，可以是高雅或低俗的，但是任何声音只要具备了音高、音色、节奏等音乐基本要素，就脱离了现实世界，完全成为纯粹人类灵魂的创造物，于是它就具备了美的特质。高雅的欧洲古典音乐如此，原始人的粗犷鼓声和歌声也是如此。所以，所有风格和类型的音乐的最基本的一个共同特点就是"美"。

与音乐一样，美也是人类特有的体验。客观世界本身并没有美与不美的区别，只有当人类将其体验为美，客观世界才具有了美的内涵。同样，人类的生命，无论是幸福快乐的生命，还是饱受痛苦的生命，它们的一个共同特点也是"美"。布鲁夏说，"生命是美的，即使是痛苦的生命也是美的。"（Life is beautiful, even it's painful）。正因为如此，当人们欣赏一部悲剧的时候，尽管潸然泪下，却并不消极厌世，而是为痛苦的生命而感动，这也是为生命的美而感动。这就是悲剧的美之所在。中国著名美学家李泽厚先生对美的定义就是："美是人的本质力量的对象化。"也就是说，一个人如果体验到了美，就体验到了自己生命的本质力量。如果一个人经常在自己的生活中体验到美，那么这个人的生命就一定是生机勃勃、积极向上的；相反，如果一个人很少或从未在自己的生活中体验到美，他的生命就一定是颓废衰落、消极退缩的。美的体验像一座桥梁把音乐和生命紧紧地连接了起来。一个人如果能够在音乐中体验到美，那么同时他也就体验到了生命的美，而当他体验到了生命的美，他也就体验到了自己的积极的生命力。人类美的体验就其本质来讲，是一种对自我内部的积极的生命力的体验。

美与人类的健康有什么关系呢？美的体验对于治疗，特别是心理治疗的意义在哪里呢？

长久以来，人们都把艺术的审美体验解释为超出现实生存需要之上的一种纯精神的需要，与人类的生存没有直接关系，是一种精神的享受和崇高境界的修养。甚至包括一些重要的心理学家也有类似观点，例如弗洛伊德的升华说（通过艺术创造和审美的形式，使在现实生活中不能满足的一些基本需要如性驱力等得到宣泄或满足），马斯洛的人类需要的层次说（人类首先要满足包括吃、住、安全等最基本的生存需要，然后才会追求自我价值和自我实现等精神上的满足）。都直接或间接地表达了这种观点。很多音乐理论家也强调，当人们的基本温饱问题得到解决之后，就会开始追求包括音乐审美在内的各种精神层面上的满足。

但是，作者在音乐心理治疗的临床实践中越来越强烈地感到，即使表面看起来与人类最基本的生存需要并无直接联系的审美体验，实际上对于人类的生存具有直接的、至关重要的作用，而绝不是很多人所认为的那样可有可无，只是一种饭饱茶余之后的享乐而已。上述观点都忽视了一个重要的事实：在人类早期和现存的非洲原始部落的生活中，人们的基本生存需要还远远没有得到满足，就已经开始了大量的音乐活动。尽管这些音乐活动有很多看起来是和某种宗教活动有关，但是依然不能否认，人们首先在音乐中体验到了强大的美感和震撼力，然后才在包括宗教在内的各种仪式活动中应用音乐的。

人们注意到了自然界中有一个重要的现象：很多动物在受伤或生病之后，都会本能地寻找和食用一些具有治疗功能的植物或食物进行自救。我们家养的狗、猫属于肉食动物，但也会定期吃一些青草，以便把胃里面的皮毛清理出来，这完全是出于动物生存的本能。早期人类大量从事音乐活动，其实也是出于这种生存本能。人类在音乐活动中不断地体验音乐的美的震撼，从而不断地增加对生命力的积极体验，以便能够增强应对痛苦、恐惧、压力和疾病的能力。所以说，音乐对人类而言不是一种脱离生存需要的精神享受，而是实实在在的、最直接的生存需要，因为它可以直接增强人类的生命力。

每个人身上都存在着好与坏、生与死、积极与消极、乐观与悲观的对立的体验，这两种对立的体验形成了人的生命中积极和消极两种对立的力量和倾向，两者此消彼长，从而决定了个体的生命力是衰落枯竭还是蓬勃向上。人的心理状态就像一台天平，一端是积极的体验，另一端是消极的体验。如果个体的积极体验多于消极体验，那么天平就会向积极的一端倾斜，预示他或她具有积极强大生命力，拥有坚强的体魄，不易为病患所击倒，甚至可以战胜别人所不能战胜的，如癌症之类的可怕的疾病。如果个体的消极体验多于积极体验，那么天平就会向消极一端倾斜，于是他或她的生命力就会衰弱，甚至可能被一些并不严重的疾病夺去生命。同样，具有积极强大生命力的人可以承受常人所不能承受的精神打击和伤害，而生命力衰弱的人会因为一些并不严重的伤害或挫折去自杀。有些人会因为别人的一句批评，一次考试没有考好等一些小事情去自杀，这并不是说他们太不懂得珍惜生命，而是他们心理天平的消极体验一端负荷已经过重，一次小小的打击或挫折都足以成为压倒骆驼的最后一根稻草。因此，对生理疾病的治疗成功与否最终取决于个体本身的生命力（即个体的生理抵抗力和自愈能力），而对心理疾病的治疗成功与否最终也取决于个体本身的生命力（即个体心理上的自我解救和自愈能力）。

那么这种决定人类生存的强大生命力又是什么呢？简而言之，就是对生命存在本身的一种良好、愉悦和积极的体验。这种积极体验最集中的形式就是审美体验。如果个体能够在自己的生活中经常体验到快乐和愉悦，也就是美，他就能感受到自身生命的美好，他的生命力就是强大的，具有对打击和创伤的强大承受力和自愈自救的力量。如果个体不能在自己的生活中感受到快乐、愉悦和美，他就不能感受到自己生命的美好，那么他自然会感受不到自己生命的价值和意义，于是就生不如死，甚至自杀。

我在音乐心理临床治疗中，当接待一位新的来访者时，经常需要做的一件事就是首先评估他目前状态的严重程度，是否有自杀的倾向？如果来访者的心理状态较为稳定，自我力量足够强大，没有自杀倾向，我就会直接和他探讨核心问题或主要的创伤经历，并针对这些核心问题或主要创伤经历进行工作。如果我认为这个来访者的自我力量非常衰弱，有自杀倾向，我就会努力回避，不去接触他的重大精神创伤或核心问题，而是把工作目标集中在强化他内心的积极体验上。在精神创伤的治疗中，这种方法被称为"稳定化技术"。我用来评估个体是否有自杀倾向的方法就是让来访者在美好抒情的音乐背景下想象一个自己认为在这个世界上最为美好和安全的地方，同时向我进行表述。我每每发现，如果来访者在音乐体验过程中能够产生较多积极、美好的想象，我就完全不用担心他自杀的可能。相反，如果当我发现无论使用多么美好的音乐都不能引发来访者积极、美好的想象，在心里建构一个美丽而安全的地方，这就是一个强烈的信号：这个人存在着很大的自杀危险性。在这种情况下，我迫切需要进行的就不是对问题的探究，而是竭尽全力强化他的美好的想象和体验。

在成功的音乐治疗过程中，来访者并不是被治疗师的高超技术所挽救，而是在美的音乐伴随下进行的一个自救的过程。美的音乐不但可以帮助来访者淋漓尽致地宣泄压抑已久的消极情绪，更重要的是可以唤醒来访者对美的体验，也就是唤醒来访者内心积极的生命的力量。而这种美的、积极的生命力量最终引导来访者自己走出困境，摆脱痛苦，并找到解决现实困难的办法或方向。

让我们来设想一下，一个人受到某个生活事件的打击而造成了精神创伤。每当他回忆起这一创伤事件，心中都充满了痛苦，并伴随着消极的自我认知观念："我真倒霉！""我这么差劲！""命运对我如此不公平！""这都是我命里注定的！"……这种消极的痛苦体验和消极的认知观念使得他对自己的未来失去信心，对自己生命的价值失去了信心，因而他的全部人生观都变得消极了。

痛苦的创伤事件一旦发生，就是一个客观的存在，我们无法改变这个事实，但是我们可以改变主体对这一创伤事件的体验。在音乐治疗过程中，来访者在治疗师的帮助下，在忧伤而又优美的音乐伴随下，重新面对和体验过去痛苦的创伤事件。这时，忧伤的音乐引发和推动来访者把被压抑的痛苦情感充分地宣泄出来，同时，音乐的美的体验伴随着整个创伤事件的重新体验，在不知不觉中，音乐的美的体验与创伤事件的痛苦经历结合起来，逐渐使创伤体验转化为一种悲剧式的美的体验。而当个体在自己的痛苦经历中体验到了这种悲剧式的美的体验，创伤事件所带来的影响就会最终转化为深刻而又积极的人生体验，创伤事件对当事人的意义就不再是消极的，而是积极的了。因此我们可以说，音乐的美具有在无意识之中把痛苦消极的创伤体验转化为积极深刻的人生体验的神奇功能。

案例

  一位26岁的白领女性由于在情感生活上受到了很大的伤害，来到我的诊所。我使用GIM技术对她进行治疗。

  在治疗过程中，她在忧伤而痛苦的音乐背景下开始了联想："我站在湖水边，在雨中漫无目的地走，浑身都淋透了。雨像鞭子一样抽打在我身上……""我看见自己被固定在十字架上，我的手腕被钉子刺穿，鲜血不停地从伤口中流出来。然而最痛苦的是我无法解救自己，我的手不能动，只能眼睁睁地看着自己承受痛苦而无能为力……""我变成了一个木乃伊，身上缠满了白布，而且越来越多……我努力去解开缠在身上的白布，可是越解越多，好像永远也解不完……""前面有一条船迎面撞过来，我被撞成了无数的碎片。那些肢体的碎片散布在海水里，慢慢地沉淀了，消失了。"眼泪不断地从她的紧闭着的眼睛里流出来，她失声痛哭起来。

  这些想象都真实地反映了她在感情生活中的痛苦和无奈的体验。但是经过一段时间的治疗后，她的痛苦情感得到了很大的发泄，想象的内容也逐渐开始向积极方向转化。最后一次治疗，虽然我使用的音乐并不轻松，但是她的内心却已经充满了力量："我走在树林里，眼前出现一片花的海洋，我在其中尽情地奔跑，感受到了无限的喜悦与自由……在黑暗中隐隐约约能看到火光，走近时看到了一堆篝火，看着这堆篝火我觉得自己好像曾经被燃烧过，在火中飞出一只重生的凤凰，她的羽毛耀眼而美丽。面对重生的这一刻，我感到无限的喜悦。而后，我感觉自己变成了一只鸟在空中自由地飞翔，微风轻拂着我的脸庞，自由而舒畅。我看到了大海，感到内心无限开阔与明朗。"

  从她想象的内容中可以看出，她的内心情绪已经有了巨大的改变。这种非常美好的想象的体验在心理学中被称做"高峰体验"，意味着治疗已经可以结束了。

案例

一位30多岁的白领女性患有抑郁症。她在生活中充满了自罪感，总是觉得自己活在这个世界上是"罪孽深重"，生不如死，因而情绪低落，对生活失去兴趣，对周围的一切都感到厌恶。经过一段时间的GIM音乐治疗，她从童年痛苦生活的回忆中不断地释放压抑多年的痛苦情感，经过一段时间的宣泄后，她在音乐联想中的想象变得越来越美好，越来越积极。一次她非常兴奋地告诉治疗师，"今天早上我来的时候，走出楼门，突然发现阳光特别地明媚，空气特别地清新，小区里的植物都变绿了，小鸟在歌唱。我突然觉得生活这么美好。我甚至在奇怪，这么多年每天从小区走过，为什么从来没有感到我生活的周围是这么美好？"

在以音乐联想为手段的音乐心理临床治疗中，如果来访者在音乐联想过程中越来越多地出现了美好的联想，越来越多地感到了美的体验，治疗师就会很快地意识到，来访者已经开始从痛苦的泥潭里走出来了，治疗的进程已经开始进入一个新的历程了。治疗对象在音乐的激发下重新面对自己的情感矛盾或创伤经历，在音乐的美的感染下，痛苦的情感体验和生活经历逐渐转化为一种悲剧式的审美体验，从而得到升华，最终成为自己人生不可多得的精神财富，其人格也因此走向成熟。成功完成这种音乐心理治疗的人通常会在性格上变得更加开朗和自信，在人格上更加成熟，并获得一种在精神上得到新生的体验。

由此可见，无论是艺术中还是日常生活中的审美体验对于人的生存本身具有直接的重要作用，而不仅仅是一种虚无缥缈的精神享受而已。

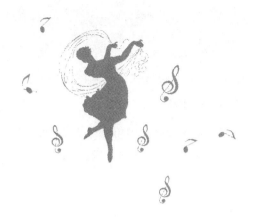

第五章

音乐和音乐治疗师在治疗中的角色

音乐在治疗中的角色

在音乐治疗的过程中，治疗师并不是唯一对治疗对象发生作用的因素。音乐本身在治疗过程中也不同程度地发挥着作用。音乐在治疗中的角色可能是辅助的、次要的，但也可能是基本的、主要的。

根据布鲁夏（1989, p.51）的理论，音乐在治疗中的角色可以分成两大类：**治疗中的音乐**（music in therapy）和**作为治疗的音乐**（music as therapy）。

在"治疗中的音乐"的情况下，音乐对治疗性的改变起辅助作用，它对治疗师与被治疗对象的治疗关系，以及其他治疗手段（语言讨论、外科手术、药物治疗等等）起到促进和加强的作用。在这里，音乐虽然不是作为唯一或基本的治疗手段或因素而存在，但是它可以有力地加强其他基本的治疗手段的疗效，有时还会发挥出其他治疗手段无法替代的作用。例如，通过对音乐的体验和讨论来引发深层次讨论，通过音乐来刺激病人的记忆力，通过音乐活动来帮助残障儿童学习文化和社会知识等等。当音乐作为引发和刺激语言讨论和认知行为，甚至人格结构的改变时，治疗师就不仅仅将音乐作为其基本的治疗手段，而且语言技巧和治疗关系在治疗过程中的作用就显得尤为重要。

在"作为治疗的音乐"的情况下，音乐体验作为音乐治疗干预中唯一的、基本的治疗手段，治疗师基本不借助或很少借助语言或治疗关系的作用。治疗的目的是通过治疗对象对音乐活动的体验来完成的，而治疗师的作用是推动和促进治疗对象的音乐体验。在这种情况下，音乐是真正的治疗师，而治疗师只是音乐的助手。当然，使用什么样的音乐活动或音乐作品，则需要治疗师根据自己的经验和知识来决定。例如，通过治疗过程中的背景音乐或音乐活动提高治疗对象的神经和肌肉功能、听觉功能、发音功能，以及音乐放松、音乐自由联想、GIM等等。

虽然在不同类型的音乐治疗中，音乐和音乐治疗师会充当不同的角色，发挥不同的功能，但无论在哪种音乐治疗中，音乐和音乐治疗师都是不可缺少的基本因素。无论是"治疗中的音乐"，还是"作为治疗的音乐"，它们在治疗中的重要性，以及治疗的深度和层次上并没有高低、主次、深浅之分。任何类型的音乐治疗都可以在浅层次或深层次上进行。

音乐在治疗中的角色不同，就决定了治疗师在治疗过程中使用音乐的目的不同，也造成了治疗目标的不同，从而产生了治疗师在临床治疗中的两个不同的基本取向：过程取向和结果取向。

过程取向（process orientation）　音乐治疗的目标不在于音乐本身（例如如音乐鉴赏能力的提高，音乐知识或演唱演奏能力的掌握等等），而在于音乐之外（例如情绪的调整、症状的改善、行为的转变，或人格的成长等等）。例如，在经过一段时间以过程为取向的音乐治疗之后，治疗对象的音乐知识或能力并没有得到明显的提高或改变，但是通过音乐放松或音乐同步的方法，他们的身体和情绪状况得到了明显的调节或放松；或者通过音乐镇痛的方法，疼痛感得到缓解；或者通过团体即兴演奏，人际能力有了较大的提高；或者患孤独症的儿童经过治疗，提高了人际交流能力，减少了怪异行为；或者通过GIM治疗，童年的创伤经历得到解决，人格变得更加成熟，等等。通常在医院的工作环境中，音乐治疗大部分都属于过程取向，即通过音乐活动达到音乐以外的目的。

案例

我在美国一家精神科医院工作的时候，有一次接受了一位17岁的少年汤尼并为他做个体治疗。汤尼被诊断为"边缘性人格障碍"。他的人格特征为：行为冲动，情绪不稳定，易激惹，一旦发怒则无法控制自己的攻击性行为，直到被医院工作人员采取强制措施后筋疲力尽方可罢休。他在各种治疗中不能承受任何挫折，任何活动一旦自己不能轻易完成就会勃然大怒，毁坏器材和设备，并攻击工作人员。因此病区的医护人员称他为"trouble maker"（专门制造麻烦的人），表示对他十分无奈。

我把对汤尼的治疗目标设定为增强情绪和行为的自我控制能力，以及增强对挫折的承受能力。我采取的方法是教授他学习弹奏吉他。我希望他能够通过学习演奏乐器来学会承受挫折的能力，并能控制住自己由于在学习中遇到挫折而引发的愤怒情绪和冲动行为（过程取向）。同时，如果他具有一定的音乐天赋的话，则掌握演奏吉他的能力可以大大提高他的自信心和自我评价，甚至可能掌握一门谋生的技能（结果取向）。

很不幸，汤尼完全不具备学习音乐的能力。我用了近两个月的时间也没有能够让他掌握一个最基本的和弦的手指位置。但是让我惊喜的是在每次60分钟的音乐课程里，尽管他使出了全身的气力来努力学会我所教他的那个和弦把位，但是总是不成功，可是他从来没有一次放弃过，也没有任何的愤怒情绪反应，而是楔而不舍地反复练习。

在每月一次对汤尼的会诊会议上，包括心理治疗师、职能治疗师在内的其他治疗师们报告了这个病人在他们的治疗活动中的表现，诸如：攻击性语言5次，攻击性行为3次，注意力集中时间1～3分钟等等。我的报告让在场的所有人都不敢相信：攻击性行为和语言均为0，注意力集中时间60分钟……他们惊奇地说："这不是汤尼，你一定拿错病例了！"而我很肯定地告诉他们："没错，这就是汤尼！"在这个病例中虽然我的"结果取向"的目的完全没有达到，但是我的"过程取向"的目的却很好地达到了。通过我的音乐治疗，让其他医护人员都看到了这个男青年在承受挫折和自我控制方面的潜力是巨大的，问题在于我们能为汤尼提供什么样的条件和机会，以利于他展示和发展这种潜力。

结果取向（result orientation） 音乐治疗的目标就在音乐本身，也就是说在音乐治疗的过程中，音乐治疗干预追求治疗活动中的音乐的美和价值，以及病人或治疗对象对音乐的鉴赏能力、音乐知识和演奏演唱技能。例如个体或集体的音乐训练课程，学习掌握某种乐器或演唱能力等等。在这里，结果取向的音乐治疗看起来似乎很容易和音乐教育等同和混淆起来，似乎二者并无太大区别。其实二者之间还是有着本质的不同（见拓展视野：音乐治疗与音乐教育的区别）。音乐教育就其本质来说，无论是在教育的过程中还是教育过程之后都是以掌握音乐的技能和知识为终极目标的，教育者只关心受教育者是否能够较好地掌握音乐知识和技能，至于在在掌握音乐技能和知识这一事实会对受教育者的情感、社会适应、生活状态和人格的成长起到什么影响，教育者是并不关心的。而以结果为取向的音乐治疗即使在治疗过程中与音乐教育一样，也是追求音乐知识和音乐技能的掌握，音乐演奏演唱的艺术价值和标准，但是这并不是它的最终目标。它的最终目标依然是：当病人或治疗对象掌握了音乐知识和技能之后，他们的生活品质、社会适应、自信心和自我评价、甚至人格的成长将会得到很大的改善。因此，以结果为取向的音乐治疗虽然在治疗过程中以音乐的艺术性为目的，但是其终极目标仍然是在音乐以外。

结果取向的音乐治疗更多的应用在对残疾儿童及成年人、智障儿童、孤独症儿童等人群的治疗中。这些人群通常由于自身的生理和智力缺陷而产生严重的自卑、自我评价过低等心理问题。这些问题不但严重影响他们的社会适应能力，而且阻碍他们发展在其他方面的潜力，以致全面地影响了他们的生活质量。通过学习音乐知识和技能，他们可以大大提高自信心和自我评价，如果能够成功达到较高的音乐水平，他们还获得了一种生存能力。这对病人家庭和整个社会都具有重要的意义。

拓展视野

音乐治疗与音乐教育的区别

在帮助治疗对象达到健康的临床实践中，治疗师常通过教育、自我提高和促进成长的途径来达到治疗的目的，因此治疗与这些途径常常是重叠和交织在一起的，但是我们有必要在这里对它们进行区分。在音乐治疗的过程中，治疗与教育有时是非常相似的。治疗师通过教育的方式达到治疗的目的（例如通过学习音乐技能的方式来提高智力或生理功能），或通过治疗的方式来达到教育的目的（例如通过音乐活动来改善人际能力或获得对现实世界的正确认知）。

但是治疗与教育在本质上是不同的。首先，治疗和教育的目的不同。在教育中，获得知识和技能是目的，但是在治疗中，获得知识和技能仅仅只是达到健康的手段，所以治疗只针对学习过程中的缺陷、不足或障碍，这些缺陷和障碍直接影响治疗对象的健康或生存状态。第二，在教育中给予学生的是关于世界和人类的普遍共同知识，而在治疗中学习的是独特和个性化的知识，是帮助治疗对象面对和解决个人问题。也就是说，教育是为了获得人类生存和适应的共同技能，而治疗则是让治疗对象获得解决个人问题和个人适应现实的能力。第三，治疗师—治疗对象的关系与老师—学生的关系在本质上是不同的，二者在关系中的角色、责任、亲密程度、动力和内容都是不一样的。学生不会带着任何健康问题或个人问题进入与老师的关系中去，除非这些问题确实影响到了他的学习。而治疗对象则不会带着教育的问题进入与治疗师的关系中，除非教育问题确实影响到了他的健康。教师通常不会试图详细地探究学生的健康或个人问题，除非这些问题影响到了学生的学习成绩，而治疗师则必须这样做。教师教授学生学习一般性的知识和技能，而治疗师则以帮助治疗对象达到健康为目的，虽然有时候也包括提高适应性的能力和知识。在音乐教育和音乐治疗的领域中也存在这种区别。在音乐教育中，学习音乐知识和技能是最终的目的，而在音乐治疗中学习音乐知识和技能只是达到目的的手段。在音乐教育中，音乐的审美是第一位的，而审美的作用则是第二位的；而在音乐治疗中，音乐对健康的影响是第一位的，而审美价值和标准是第二位的。音乐教育强调为学生提供一个广泛的音乐世界；而音乐治疗则强调为治疗对象提供一个个人的音乐空间。在音乐教育中，教师—学生的关系仅限于音乐；而在音乐治疗中，治疗师—治疗对象的关系仅限于与健康有关的领域。治疗师在临床实践中明确治疗与教育的区别、音乐治疗与音乐教育的区别是非常重要的。例如有些人在对智障儿童进行音乐治疗的时候，用音乐教育的方法和理念代替了音乐治疗的方法和理念，把音乐活动的目的集中在如何教孩子学会音乐技能或知识，而忽视了治疗的目的。其结果就是热衷于组织有音乐天赋和能力较好的孩子进行演出表演，以此来显示"音乐治疗的疗效"。而孩子们在智力发展和健康方面的需要，特别是那些音乐天赋和能力较差的孩子的需要实际上却被忽视了。这种以音乐审美的价值代替治疗的价值，以音乐表演的效果代替音乐治疗的效果的现象在缺乏严格训练的音乐治疗师身上十分常见。这种错误的做法在某些精神病院的音乐治疗中也经常出现。

治疗中的音乐体验

音乐治疗是以音乐体验作为媒介、催化剂或手段来促成治疗性改变的。音乐体验是音乐治疗过程中的关键。因此，理解音乐体验的形式和内容，以及音乐体验如何成为治疗过程是十分重要的。

参与和接受

我们在前面已经提到，在治疗中，音乐体验是一个很宽泛的界定，各种具有艺术价值和不具有艺术价值的音乐或声音，都可能成为治疗过程中的音乐体验。我们可以把众多的音乐体验分为两大类：活动性的和接受性的（active and receptive）。

在活动性的音乐治疗体验中，治疗是通过治疗对象单独或与其他人共同的音乐表演、即兴演奏、音乐创作过程来完成的。这些音乐活动可以直接或间接地提供治疗性的刺激，或引发治疗性的心理或生理反应。

在接受性的音乐体验中，治疗是通过治疗对象聆听或接受音乐刺激的过程来完成的。接受性的音乐体验包括聆听现场演奏或录制好的音乐，或由治疗对象本人或治疗师或其他人即兴演奏的、事先创作的音乐。音乐刺激可能立即引起治疗对象的治疗性的心理或生理反应，也可能引起一个治疗性的改变过程。所以治疗性的改变可能出现在聆听的过程中（例如音乐放松），也可能出现在聆听之后的某个时间（例如心理治疗中心理和人格的改变），这些改变可能是音乐性的（例如对音乐的感受性、审美能力），也可能是非音乐性的（生理或心理的）。

接受性的音乐体验在治疗中的价值在音乐治疗界曾有过争议。在音乐治疗尚未成熟之前，在临床上使用音乐的人群以医生为主，这时候采用的方法基本上是聆听性的。而在音乐治疗成熟以后，特别是产生了音乐治疗的职业之后，对聆听性的方法产生了否定的倾向。美国音乐治疗之父格斯顿（1962）就提出了"表达音乐治疗师"（expressional music therapist）和"感受音乐治疗师"（impressional music therapist）的区别。而以奥德尔（Odell, 1988）为代表的英国音乐治疗家们则提出用现场演奏的、互动的音乐活动取代聆听录制的音乐家的音乐作品。他们甚至将音乐治疗定义为"主要使用即兴演奏音乐的方式来达到治疗的目的"。

但是近年来随着音乐治疗方法和流派的不断出现，特别是以聆听为基本手段的GIM方法的出现，聆听式的方法重新受到重视。布鲁夏提出"所有形式的聆听性音乐体验都必须包括在音乐治疗的整体之中。包括表演、即兴、创作、聆听或运动等所有的形式在音乐治疗中都具有其独特的治疗价值和应用领域。因此排除任何一种形式都是对治疗资源的剥夺和对音乐治疗的限制。在任何场合下，治疗对象的需要必须优先考虑，所有理论的取向和治疗师个人的爱好都必须服从治疗对象或病人的需要，所以在临床中，音乐治疗必须包括任何可能对治疗对象有益的方法和手段（Bruscia, 1989, p.66）"。

无论是活动性或接受性的音乐体验，都会直接作为一种刺激来影响治疗对象，或者引发某些治疗性的改变。因此在音乐治疗的范畴内谈论音乐体验时，都必须涉及到音乐的刺激和音乐的反应。应该说，所有与音乐有关的刺激都可以认为是音乐治疗中的刺激形式，无论这些刺激是来自治疗师或治疗对象的演奏，还是来自录音、唱片或其他途径。而在治疗过程中产生的任何音乐的行为活动，或对音乐的生理、感知觉、心理、认知、精神、情绪或社会的反应都是音乐治疗的反应。

音乐体验的层次

根据布鲁夏（1989）的理论，在音乐治疗中，音乐的体验（包括音乐刺激和音乐反应）可以分为如下几个层次：前音乐的、音乐的、外音乐的、准音乐的和非音乐的。

前音乐的（premusical）　前音乐的刺激是对比真正意义上的音乐而言，那些发展、组织或完成不充分的音乐，它们可能只是一种信号，而不是构成交流或表达目的的音乐，例如随机的振动、乐音的振动、音乐电信号、运动节奏、视觉节奏、环境或自然声音、动物的声音、无组织的身体或乐器的声音、音乐或语言的音节，以及韵律等。

前音乐的反应是指那些没有足够的意识和程度的情况下对音乐刺激所产生的反应。如在听音乐时产生的自主反射、意识或生理唤醒水平的变化，以及音乐引起的动感知觉变化。

音乐的（musical）　音乐的刺激是具有充分的控制或组织，并形成一定结构关系，有明确内容表达意图的声音。虽然这些声音通常代表、描述或涉及声音本身以外的某些事物，但是其最根本的意义还是在于声音本身的关系之中。包括：（1）音乐的各种因素（如律动、节奏、音节、调性、旋律、和声、结构、音色、力度等等）；（2）音乐的形式（如动机、乐句、音乐表演、即兴演奏、作曲）；（3）音乐物体（如乐器、嗓音、身体、乐谱、录音等）。

音乐的反应是那些有目的的聆听、演奏或创作音乐的行为。这些有目的的音乐行为可以是艺术的、个人表达的或审美的。音乐的反应还可分为隐性的（covert）和显性的（overt）。隐性的音乐反应指那些不能直接观察到的，发生在心理内部的音乐行为或体验，如对音乐的注意、感受、记忆、分析、评价、喜爱、构思、欣赏等等。而显性的音乐反应是指可以直接观察到的音乐行为，如聆听、演奏、创作、指挥等等。

外音乐的（extramusical） 外音乐的刺激是那些本质上不属于音乐，但是与音乐有直接联系，或对音乐的意义有直接影响，或受到音乐意义的直接影响的刺激。例如歌词、音乐的标题、音乐所描述的故事或事件、音乐引起的想象和运动、对音乐的模仿，以及音乐引起的行为等等。

外音乐的反应指那些本质上不属于音乐，但是由聆听、演奏或创作音乐引起的行为或反应。它们的意义存在于它们与音乐的关系中。外音乐的反应也可以分为隐性的和显性的。隐性的反应包括由音乐所引起的内部或精神的反应，如由音乐引起的联想、想象、冥想、回忆等等。显性的反应包括由音乐引起的，与音乐内容有关的运动、戏剧、绘画、舞蹈（如芭蕾舞等）、谈话或文学写作等。

准音乐的（paramusical） 准音乐的刺激是那些在聆听或演奏、创作音乐的过程中对个体形成的刺激，但是这些刺激与音乐本身没有直接关系，它们的意义也不依赖于音乐。它们独立于音乐而存在，但可能与音乐同时存在，例如人、物品、光线、道具，以及在音乐背景下的舞蹈、诗歌、戏剧等等。

准音乐的反应指那些在音乐活动过程中出现的行为或反应，这些反应和行为是非音乐的，它们在音乐的背景下出现，但是不受音乐的影响或控制，它们的意义也不依赖于音乐。例如在音乐的背景下产生的白日梦，或与音乐内容没有直接关系的其他艺术活动，如绘画、文学写作和舞蹈等。

非音乐的（nonmusical） 非音乐的刺激指那些在音乐治疗的过程中出现的，与音乐治疗的干预无关的任何刺激因素。

非音乐的反应是指那些在音乐治疗的过程中出现的，与音乐治疗的干预无关的任何行为或反应。

通常在音乐治疗的过程中都会包含着各种层次的刺激和反应，重要的是要认识这些不同层次的刺激和反应，并有意识地利用每一种层次的刺激和反应，这样才能最大限度地发挥音乐治疗的优势和作用。

治疗师在治疗中的角色

像其他很多职业的从业者一样，音乐治疗师是一个经过专门训练，有着社会承认的专业资格，专门帮助那些需要帮助的人的助人者。他们是运用自己的专业特长来帮助治疗对象的。

音乐治疗是音乐治疗师帮助治疗对象达到健康状态的过程。从这个定义出发，治疗师在治疗过程中的角色和作用有如下几点需要澄清：

首先应该强调的是，治疗师在治疗过程中是一个助人者，而不是被助者，而治疗对象则是被助者，而不是助人者。治疗师与治疗对象的关系是单向的帮助和被帮助关系，而不是朋友或家庭成员那种双向或相互的帮助关系。因此尽管治疗活动是治疗师获得经济收入的基本手段，但是除了合理正当的费用收取外，治疗师不应该对治疗活动或治疗关系存有任何额外的期待或获取利益，包括经济的、人际关系的（如利用治疗活动来结识某种有用的人际关系）、心理的（如获得任何职业以外的心理满足，包括对他人隐私的好奇心；对某一特定治疗对象的好感、喜爱、心理依恋或依赖；把治疗活动当作弥补自己心理创伤或痛苦的途径等等）、情绪的（如把治疗对象当作爱恋、愤怒或敌意的发泄对象）。例如，当治疗对象对治疗师进行抱怨甚至发怒时，治疗师无权以同样的方式来对待治疗对象。

尽管我们强调了治疗过程在本质上是单向的帮助关系，但是治疗关系同时又是两个人的关系，这就不可避免地会出现双方在治疗关系中满足各自需要的可能性。也就是说，即使是一个严格遵守职业操守的治疗师也会在潜意识中不自觉地在治疗关系中使自己的某些心理需要得到某种程度的满足，我们把这种现象称为"反移情"（countertransference）。而治疗对象把自己对生活中一些重要人物的情感体验投射到治疗师身上，我们称之为"移情"（transference）。在临床的实践中，反移情的现象是客观存在，不可避免的。

反移情可以分为积极的和消极的两种。治疗师由于自己的某些个人经历与治疗对象的经历具有某些相似性，因此可以更容易和深入地理解治疗对象的内心世界和复杂情感，从而有利于治疗过程的发展或深入，这种情况我们称之为"积极的反移情"。例如一个病人因为失去亲人而陷入抑郁，而治疗师本人也曾有过类似的经历，因而能够深切地体会到这个病人的痛苦情感，病人也由于治疗师能够很好地理解自己而非常信任这个治疗师，从而他们之间建立起了很好的治疗联盟。相反，当治疗师自己的潜意识需要在治疗过程中不知不觉地影响或破坏了治疗的效果的时候，我们称之为"消极的反移情"。在临床上由于治疗师的消极反移情而影响治疗的情形屡见不鲜，例如治疗师过度地与治疗对象共情（empathy），或相反的，治疗师不自觉地对治疗对象产生反感情绪，都是消极反移情的表现。

案例

1995年，美国的各大媒体曾广泛地报道了这样一则新闻：一位母亲控告一位中年女性心理治疗师在治疗自己的16岁儿子的过程中，使用心理退行的方法使他长期处于7、8岁的心理状态，并对治疗师形成了强烈的心理依赖，称她为"妈妈"，而且发生不正当的亲密关系。据了解，这位女心理治疗师由于自己不能生育，强烈地渴望成为母亲。这就是"消极的反移情"的一个极端的例子。

消极的反移情在本质上是治疗师在治疗过程中，不是满足治疗对象的治疗需要，而是满足自己的某种心理需要。常见的现象就是（1）将自己的某种心理需要投射到治疗对象身上，结果导致在治疗中以自己的需要代替治疗对象的需要；（2）治疗师错误地分析或歪曲治疗对象的情况和信息，以符合自己的某种观念或信念；（3）治疗师过度地介入治疗对象的问题，超出了应有的界限；（4）治疗师把对生活中重要人物的愤怒或仇恨情绪投射到治疗对象身上，从而错误地对待或忽视治疗对象（Bruscia, 1989）。治疗过程中的反移情现象是不可避免的，所以无论治疗师的理论取向如何，都应该非常谨慎地注意自己的反移情情绪或现象，从而有效地防止消极的反移情对治疗产生不良影响。

其次，应该强调的另一个重点是：在治疗过程中，真正使治疗对象产生积极的治疗性改变，从而达到健康的是治疗对象本人，而不是治疗师。这也就是我们常说的："内因是变化的根据，外因是变化的条件"。也就是说，治疗师所能够做的是尽可能为治疗对象提供最好、最有利的促进变化的条件，而不是所谓的"治疗师治好了病人"。治疗师不能代替治疗对象改变，也不能强迫治疗对象改变。当个体不愿意改变自己的信念、行为、习惯、以及身体状况时（我们通常称这种现象为"阻抗"），是没有人能够让他改变的。因此，最终需要为治疗对象的心身健康负责的是治疗对象本人，而不是治疗师。

治疗对象在治疗中的角色

任何出于达到健康的目的而寻求治疗师帮助的人都可以称为"治疗对象"。治疗对象对健康的考虑可以是实际存在的对身心健康的威胁或损害，也可以是潜在的，甚至是想象的威胁或损害。对健康的威胁或损害的形式可能是生理的、精神的、情绪的、智力的、行为的或心理的。治疗对象可能对这些威胁或损害有清楚的认识或了解（如已经获得医院或其他医疗部门的诊断结果），也可能并不清楚这些威胁或损害的性质、原因或未来的后果，仅仅是对生活现状或自我感受不满意。在某些情况下，某些缺乏认识自身问题的认知能力的人，例如精神病患者或儿童，也可以被视为治疗对象，而不需要考虑他们是否主动寻求治疗师的帮助。在这种情况下，通常需要其监护人或某些有关机构代替他们做出是否需要专业人士帮助的决定，此时他们的监护人或有关机构可以代表他们的利益（见表5-1）。

表5-1 音乐治疗中常见的治疗对象

治疗对象	例子
精神创伤和生理创伤的受害者	如遭受虐待的儿童和成人，重大社会事件、生活事件、意外事故和自然灾害的受害者。
先天或后天的生理残疾病人	如肢体残障，视觉、听觉等感官障碍或缺失的病人。
先天或后天的精神智力障碍病人	如智力发展障碍患者和各种精神病患者。
遭受各种疾病困扰的病人	如外科手术及癌症、艾滋病、脑中风后失语症等综合医院病人及产妇。
受到各种心理情绪困扰的正常人	如在生活、婚姻、人际和工作中遇到适应性的困难、工作、学习或生活压力过大的人群等等。

但是在更多的情况下，本人的态度往往决定他是否需要治疗师的帮助，或进入一个治疗的过程。治疗师无权强迫、引诱、说服、建议或暗示任何人接受自己的服务。治疗对象是治疗过程中的主体和基本动力，因此产生生理、认知、情绪、行为、信念或生活态度改变的动力（即求治动机）往往成为治疗成败的关键因素。如果个体不认为自己正面临着某种对健康的威胁或损害，或对于自己的生存状态没有不满，并不想让自己的生存状态、行为模式、情绪心理状态、或社会功能有任何改变，那么即使医学标准、精神科标准或心理学标准认为他的健康已经受到威胁或损害，治疗师的干预介入也往往是无效的。从职业道德角度来讲，治疗师也无权在未经当事人许可的情况下进行治疗干预。但是有两种情况属于例外：（1）当事人本人在法律上被认为没有自知力和对自己的健康负责的能力（例如儿童、精神疾病患者，或由于药物影响而暂时失去自我照顾能力的人）；（2）当事人有自杀、自我伤害或危害他人健康或生命的危险时，治疗师可以在未经当事人认可的情况下实施某种程度的治疗干预。即便如此，在当事人不配合的情况下，治疗干预的效果仍然是令人怀疑的。

治疗对象首先主动寻求治疗师的帮助是实施治疗干预的必要前提，但是治疗对象主动寻求帮助并不意味着他必然会积极配合治疗师，建立起良好的治疗联盟（therapeutic alliance）。相反，在大多数情况下，治疗对象都会在不同程度上表现出无意识的对治疗的阻抗（resistance）。这种阻抗通常表现为对治疗过程的不配合，例如，拒绝对治疗师开放自己的内心；拒绝面对自己所面临的问题；拒绝改变自己的信念、行为模式或情绪等；拒绝治疗师的要求或建议；不按时来到治疗场所或不按照约定付费等，也可能表现为对治疗师本人的敌意和反感。

造成治疗对象的阻抗的原因是多样的，其中较为常见的可能性有：（1）回避和不能面对自己的痛苦经历或内心冲突，如某些痛苦的创伤经历，或自己不能接受的心理或生理需要等；（2）不能面对真实的自我，不愿放弃在长期成长过程中形成的社会面具和虚假的自我形象，例如内心强烈的自卑感往往需要建立一个虚假的强者形象来加以掩盖；（3）对治疗师缺乏信任，治疗关系不能很好地建立；（4）对治疗师的"移情"（transference）现象，例如把自己对生活中重要人物（如父母或其他抚养人）的情感投射到治疗师身上。这种移情可能是爱或依赖，也很能是恨或愤怒。在治疗过程中，对治疗师的恨或愤怒的移情投射很容易对治疗产生消极的影响，这是显而易见的，但是对治疗师的爱或依赖的移情投射也可能对治疗产生消极影响。凡是对治疗的结果产生消极影响的移情统称为"消极的移情"，无论它是恨还是爱；（5）对治疗程序和方法不了解或误解，或对治疗效果缺乏信心也可能造成阻抗。

治疗对象是治疗进程中的基本动力。如果一个人不具有治疗动机，即他不认为自己有问题，需要改变，他便不可能真正进入治疗的关系，则不可能成为治疗对象，所以治疗过程无从开始。如果一个人虽然承认自己有某种问题并希望得到改变，但是治疗动机不足，则治疗性改变的程度就会较小，或者有意义的改变出现的几率就会较小。因此治疗对象的求治动机对于治疗的成功与否有着关键的作用。很多治疗对象把自己交给治疗师，希望治疗师能够治疗自己的问题或症状，因而也把责任交给了治疗师。而有些不成熟的治疗师也有意或无意的自居于治疗对象之上的，一个类似"医生"的权威的位置，试图"自上而下地医治"治疗对象的问题，或试图"植入"一个改变。其实这样的治疗关系在一开始就已经失败了。

治疗关系

在音乐治疗过程中，促成治疗性改变的主要因素有两个：音乐和治疗关系。在20世纪80年代之前，音乐治疗的定义仅强调音乐在治疗中的作用。例如1980年美国国家音乐治疗协会（NAMT）的音乐治疗定义就是："音乐治疗师利用音乐达到治疗的目的，包括恢复、保持和促进精神和生理健康"（1980, p.1）。而到了80年代后期，音乐治疗越来越多地涉足心理治疗的领域，因此心理治疗中的很多理论和观念也反过来影响到音乐治疗的一些重要理念。包括移情与反移情在内的治疗关系在治疗过程中的重要作用受到很多音乐治疗师的重视，并被视为促成治疗性改变的一个基本动力。

在音乐治疗中，治疗师把音乐体验，以及在治疗过程中形成和发展起来的治疗关系作为达到治疗目的的基本媒介。音乐不仅具有治疗的作用，同时也会帮助治疗对象逐渐在体验中形成与治疗师以及音乐的各种独特的个性化关系，这种关系一旦建立，就具有了独立的治疗作用和价值。因此，音乐体验和治疗关系相互依存，但又具有各自独立的意义。

音乐治疗中的治疗关系比其他形式的治疗（常规的心理治疗）更加复杂，包括治疗对象与音乐的关系，治疗对象与治疗师的关系，治疗师与治疗对象的音乐的关系，治疗对象与治疗师的音乐的关系，治疗师的音乐与治疗对象的音乐之间的关系等等。

作者的导师，前世界音乐治疗联合会主席，前美国音乐治疗协会主席马兰托博士（Maranto, 1994）对这种复杂的关系进行了分类：

治疗对象与自己的音乐的关系　在治疗过程中，治疗对象会逐渐形成与音乐的关系，例如是否喜爱音乐？在治疗中的音乐体验是否投入？是否能在音乐中开放自我？是否能通过音乐真实地表现自我？是否能在音乐中探索新的选择和尝试等等。有些治疗对象将音乐当成宣泄或表达自己内心情感的理想工具，在治疗过程中把自己投入音乐的体验中去，淋漓尽致地发挥，自由地尝试音乐中的各种可能性。相反的，另一些治疗对象视音乐为一种困难和压力的体验，在音乐中战战兢兢地小心选择每一个音符，唯恐做错了什么。也有一些人将自己的内心情感严密地封闭起来，努力地保持与音乐的距离，他们认为音乐只是无聊的游戏，因此在演奏时毫无情感。实际上，治疗对象与音乐的关系在很大程度上反映了他与自我及周围世界的关系。

即兴演奏的音乐是人的内心情绪情感的直接表露，如果一个人非常投入地演奏乐器，通过演奏把自己的内心情感和体验（愉快、悲伤、愤怒等）表现出来，那么他是能够面对自己的内心情感和体验的，他对自己的内心是开放的、贴近的。相反，有些人满不在乎、冷漠、随意地演奏乐器，那么他是不能面对和接受自己的内心情感和体验的，他与自己的内心的关系是疏远和隔膜的。另一方面，乐器与人的关系又是一种客体和主体的关系，个体尝试在乐器上创造出音乐的过程必然表现出他与客体世界互动的典型行为模式特点。当他表现得不知所措，或谨小慎微地尝试在乐器上发出声音，唯恐自己发出"错误"的声音时，音乐对他来说是威胁性的、不安全的。那么他对周围世界的感受可能也是威胁性的、不安全的。另外，即兴演奏的音乐通常会表现出个体内部深层的潜意识活动的内容，和隐藏在社会面具之后的人格特点。在通过语言进行的社会交往中，人们可以很好地、有意或无意地掩饰真实的自我，但是很少有人能够在音乐中（包括即兴演奏和音乐联想）掩饰真实的自我。正因如此，音乐成为了音乐治疗师进行精神分析的理想工具。

治疗对象与治疗师的关系　在这种关系中，移情与反移情的关系最为重要。治疗对象无意识地把自己对生活中重要人物的情感投射到治疗师身上，这种情感投射可能是爱、依恋，也可能是厌恶、仇恨、愤怒等等。同样，治疗师也可能把自己对生活中重要人物的情感投射到治疗对象身上，同样也可能是爱、依恋，或者是厌恶、仇恨、愤怒等等。此外，治疗对象是否信任治疗师、是否能对治疗师开放自己的内心世界、双方是否能够结成稳定的治疗联盟，这些因素都会严重影响治疗的进程和效果。

从精神分析的观点来看，治疗对象与治疗师的关系往往反映了治疗对象与他们生活中，特别是早年生活中与父母或其他对他们有重要影响的人的关系。因此，精神分析取向的治疗师往往是通过治疗对象与自己的关系特点来理解治疗对象与其父母或其他重要人物的关系的。但是从人本—存在主义的观点来看，治疗对象与治疗师的关系往往反映了治疗对象的社会人际关系。如果治疗对象对社会生活中的其他人是不信任的、怀疑的，那么他对于治疗师的态度往往也是不信任的、怀疑的。相反，如果治疗对象对其他人是盲从、依赖或轻信的，那么他对治疗师往往也是盲从、依赖或轻信的。

治疗对象的音乐与治疗师的音乐的关系　在音乐治疗过程中，特别是在即兴演奏的过程中，治疗对象的音乐与治疗师的音乐之间形成的关系反映了他与治疗师之间的关系，或者进一步讲，反映了他与父母或对他有重要影响的其他人的关系（精神分析取向），或者社会人际关系（人本—存在主义取向）的特点，但是音乐之间的关系更深层地反映了治疗对象与治疗师、父母或他人在潜意识层次上的关系。

例如，治疗对象在与治疗师的交谈中表现出信任和合作的态度，但是在与治疗师共同进行即兴演奏时，两人的音乐却很难和谐，很难合作。这时不和谐的音乐就会提示我们，治疗对象与治疗师的关系在潜意识中很可能是对立的、不谐和的，而治疗对象在交谈中表现出来的信任和合作的态度可能是一种假象，或表面现象。人本—存在主义取向的治疗师就会考虑，尽管治疗对象在表面上表现出与他人关系融洽，但在其内心深处，他的社会人际关系可能是不和谐的、对立的。而精神分析取向的治疗师则会考虑，因为治疗对象常常会把对父母的情感投射到治疗师身上，所以尽管治疗对象用积极、肯定的语言来描述他与父母的关系，在潜意识中，他与父母的关系是不和谐的、对立的。

当然，治疗对象的音乐与治疗师的音乐的关系在某种程度上就是治疗对象与治疗师的关系的一种特殊表现形式，但是二者的音乐的关系在本质上不止于此。按照格式塔（Gestalt）理论，治疗对象的音乐与治疗师的音乐的关系还可能表现出治疗对象与外部世界的关系、与他人的关系，以及治疗对象内部不同人格侧面的关系。

治疗对象与治疗团体的关系　团体治疗的最大特点就是提供一个真实的小社会环境。这个环境是应该是开放的、安全的、自由的，但又是充满人际矛盾的。每个人在这个团体环境中不断地开放自我、暴露自我，同时接收来自其他人的社会反馈，在很多情况下甚至是直接的矛盾冲突。每个人在团体中学习人际能力、沟通交流能力，同时更深刻地认识自我，改变和调整自己的行为模式，学习解决人际矛盾的方法，以获得更加和谐的人际关系。每个治疗对象都对团体中的其他成员产生影响，同时又受到其他成员的影响，因此在团体中出现的关系是一种复杂的多重关系。在以精神分析为取向的团体治疗中，对每一个成员而言，其他成员的不同人格特点、性别和年龄、职业和身份，以及外在形象等等都可能在某种程度使自己产生移情（即把自己对生活重要人物的情感投射到其他人身上），这样就形成了丰富和较为完整的移情表现。相比在一对一的个体治疗关系中对治疗师的移情关系，丰富和全面的移情关系是团体精神分析治疗独特的优势。

治疗师与治疗团体的关系　不同的团体治疗理论决定了治疗师在团体中不同的角色和关系，但是一般来说，由于团体治疗的特点在于以成员之间的互动所形成的动力作为解决矛盾和问题以及取得治疗进展的基本动力，所以关系的焦点集中在成员之间的互动关系上，而不同于在一对一的个体治疗中集中在治疗对象与治疗师之间的互动关系上。因此，治疗师通常会尽可能地从权威性形象中摆脱出来，主动退居到二线地位，尽可能让小组成员自由展现自己，并占据主导地位。存在主义取向的团体治疗主张治疗师是一个"模范成员"的角色，而T小组模式则主张治疗师应当在大部分情况下完全放弃领导角色，人为地制造出一个"空白"，让其他小组成员来填补……总之，好的治疗师与团体的关系应当是非权威性的平等关系，而不是居高临下的、领导与被领导的关系，也不是医生与病人的支配与被支配的关系。

治疗对象的音乐与团体的音乐的关系　治疗对象的音乐与团体的音乐的关系是个人与社会的关系在音乐中的体现。更重要的是，人们在社会生活中总是带着重重社会面具，努力表现自己为他人所认同和赞赏的好的一面，不会轻易展现真实的自我，但是在音乐的互动关系中，人们会无意识地抛掉虚伪的面具，真实、充分地表现出自己的人格特征，因此治疗对象的音乐与团体的音乐的关系会真实地表现出个人与社会关系的实质特性。

例如，一个支配欲望强烈的人可能在平时的人际关系中努力克制自己的冲动，尽可能让自己显得平和低调；一个充满敌意，攻击性很强的人平时也会尽量做出友善、和蔼可亲的样子，但是他们在团体即兴演奏活动中，就会不由自主地选择较大音量的乐器，并用强烈的音乐来支配别人，或者用杂乱的、破坏性的音乐来挑战和攻击别人。相反，一个社会性退缩、胆小害羞的人可能就会选择小音量的、不易引起别人注意的乐器，总是跟随别人的节奏或模式来演奏，从不表现出自己的个性特点或创造性。英国著名精神分析音乐治疗家普里斯特利（Priestley, 1994）甚至用个体即兴演奏的音乐特点来评估他的人格发展阶段（拓展视野：不同人格发展阶段的即兴演奏音乐特点）。

治疗师的音乐与团体的音乐的关系　如同治疗师与团体的关系一样，治疗师的音乐与团体的音乐的关系是平等的关系，而不是权威的关系。音乐治疗师具有较好的音乐训练背景，因而很容易在不知不觉中，或者被病人或团体成员推到音乐教师或音乐权威的位置上。而事实上音乐治疗师的职责和角色既不是音乐教师，也不是音乐的表演者，更不是音乐活动中的权威者（如指

拓展视野

不同人格发展阶段的即兴演奏音乐特点

按照普里斯特利的观点，个体在团体即兴演奏中的音乐特点表现出他的基本人格发展阶段的特点。例如，口唇期：沉醉于自己的快乐演奏而忽视他人的音乐，不与别人配合，通常选择吹奏乐器，演奏的声音像鸟的叫声，或是木琴或马林巴上愉快的滑音。肛门期：这一人格发展阶段的音乐特点是力量的对抗。个体常通过大音量的鼓声来表现自己的破坏力，或者通过突然的快速演奏或突然的结束来表现洪水般的压倒性力量。他的音乐是对团体的音乐的逆反，与别人的演奏模式非常不同。通常选择打击乐器，演奏的声音好像"野兔在遇到危险时重重撞击地面的声音"。阴茎期：音乐的个性开始形成，但是对他人的音乐依然缺乏足够的意识。生殖器期：对别人的音乐有充分的感受和感知，因而会与别人一起愉快地进行演奏。与他人的音乐时而整合，时而分离，主动与被动的角色不断地转换。在团体中，他们常常更乐于进行两个人之间的音乐对话或交流，而不是配合整个团体的音乐。

挥、领导）。因此治疗师不应该醉心于在团体音乐活动中表现自己的音乐才能，让病人或治疗对象感到相形见绌。治疗师通过自己的音乐来支持或推动团体成员的音乐表达，在必要的时候为成员的音乐提供结构基础，或者在音乐的进程遇到困难或失去方向的时候提供必要的引导。

音乐治疗的目标

从根本上来说，音乐治疗的目标是帮助治疗对象达到健康。那么什么是健康？世界卫生组织（WHO）把健康定义定为："健康是身体上、精神上和社会适应上的完好状态，而不仅仅是没有疾病和虚弱。"近年来世界卫生组织又提出了衡量健康的一些具体标志，例如精力充沛，能从容不迫地应付日常生活和工作；处事乐观，态度积极，乐于承担任务而不挑剔；善于休息，睡眠良好；应变能力强，能适应各种环境的变化；对一般感冒和传染病有一定抵抗力；体重适当，体态均称，头、臂、臀比例协调；眼睛明亮，反应敏锐，眼睑不发炎；牙齿清洁，无缺损，无疼痛，牙龈颜色正常，无出血；头发光洁，无头屑；肌肉、皮肤富有弹性，走路轻松。权威的美国韦伯斯特（Webster）大词典则将健康定义为"一种生理、智力和精神的健全状态，这是一种没有疾病和痛苦的，旺盛的康乐状态"。而布鲁夏（1989）认为无痛苦和疾病的状态实际上是个人生活中，生理、智力、情绪、行为、社会和精神等诸因素的和谐与平衡状态。

治疗师在临床上要帮助治疗对象达到的健康目标有两个：（1）解决对生活或生命具有破坏性的生理疾病，如创伤、疾患、不足、残疾、损伤、障碍、变态或其他问题。治疗师的注意力可能集中于疾病或问题的原因、症状，以及疾病对生活的影响等等。治疗的目的可能在于治疗、校正、减轻、改善或根除疾病或症状。如果某些疾病或症状是不可治愈的，治疗师则要帮助治疗对象适应自己现在的生理、智力或精神条件和状态，支持他在患病条件下获得较好的生活质量。（2）治疗师帮助治疗对象建立和保持较好的健康状态，防止疾病侵害，保持心理健康。WHO指出，在21世纪，抑郁症可能会成为人类的第一大疾病。这就是说，精神健康在未来将成为比生理健康更为严重的问题。

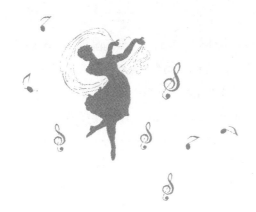

第六章

音乐治疗的干预

音乐治疗干预的方法

在临床治疗活动中，音乐治疗与其他任何一种治疗最大的区别就是音乐治疗师使用音乐作为其基本治疗工具。音乐治疗师通过音乐活动来达到治疗的目的。在治疗过程中，音乐本身的干预作用和治疗师的干预作用可能是共同起作用的，但是在**作为治疗的音乐**（music as therapy）中，音乐本身的干预作用是主要的、基本的；而在**治疗中的音乐**（music in therapy）中，治疗师的干预作用就会相对变得更加重要。无论怎样，音乐和治疗师的功能始终都像两个合作者，相互配合，共同发挥作用。

其实在治疗过程中，音乐的干预和治疗师的干预形式往往是类似的。音乐治疗师或者通过音乐的方式对治疗对象进行干预，如音乐表演、即兴演奏、聆听音乐或音乐创作等等；或者通过治疗师本人来对治疗对象进行干预，如使用语言或肢体语言等等。治疗师对于这些不同的干预媒介的使用取决于他是使用**作为治疗的音乐**的方式还是**治疗中的音乐**的方式。

音乐治疗干预的焦点可以针对治疗对象的生理、情绪、智力、行为、社会或者精神的体验，干预的媒介可以是任何音乐因素或治疗师本身。例如治疗师通过音乐的旋律、节奏、速度、和声，以及治疗师本人的行为、观念或情绪对治疗对象的身体、精力水平、感知觉、运动形态或情绪进行干预。

布鲁夏（1989, p.53）提出，音乐治疗干预的方法可以分为10类：

1. **共情**（empathy）　在治疗过程中，音乐或治疗师与治疗对象的体验同步或产生共鸣。

2. **调整**（redress）　通过对音乐体验或治疗师的语言或非语言的反应来矫正治疗对象的生理、情绪、精神、行为、社会的需要。

3. **联系**（connection）　音乐或音乐治疗师帮助病人对自己的内部和外部的体验进行对比、联想或联系。这些连接可能会在身体感觉、情绪、情感、形象、记忆、思想、态度、信念、行为、人群、物品、事件发生的环境、情境等等之间进行。

4. **表达**（expression）　音乐和音乐治疗师帮助治疗对象对自己的内部

体验进行外化、表达、宣泄、投射或记录。表达的媒介可以是音乐的、非音乐的、语言的或非语言的。

5. **沟通**（communication） 音乐和音乐治疗师帮助治疗对象与其他人分享和交换思想和情感。沟通的干预包括给予治疗对象一个媒介、对象或内容来与他人进行沟通和交换信息。

6. **反应**（interaction） 音乐和音乐治疗师帮助治疗对象对周围的环境，包括人物和事物给予适当的作为。同样，反应可能包括为治疗对象提供一个媒介，对象和内容来进行某种形式的交换和反应。反应的媒介，可能是音乐的、非音乐的、语言或非语言的。

7. **探究**（exploration） 音乐或音乐治疗师帮助治疗对象对自己的问题进行审视，发现自己的资源，对可能的选择进行评价，或选择解决方法。探究的过程可以涉及到音乐、非音乐、语言或非语言的活动和体验。

8. **影响**（influence） 音乐或音乐治疗直接的影响或引发任何治疗对象健康状态的改变。包括刺激、安定、指示、引导、建议、处理、说服、组织、引发或强化特定的治疗对象的反应等等音乐的和治疗师的干预。

9. **动机**（motivation） 音乐或音乐治疗师激发治疗对象参与治疗过程的积极性。

10. **肯定**（validation） 音乐或音乐治疗师支持、表彰、接受和鼓励治疗对象。

音乐治疗干预的方式

音乐治疗的临床应用范围广阔。在不同的场所，音乐治疗的方式、方法、形式、作用、目的都可能有所不同。例如，在对正常学生和残障学生的教育场所中的音乐治疗与在各类医院中的音乐治疗在方式、方法、形式、目的上当然会有很大的区别。另外，不同理论取向的音乐治疗也会在形式、方法、目的等方面有很大的差异。

音乐治疗的方式指音乐治疗师工作的具体场所、治疗对象的人群、工作目的或治疗的途径等。

布鲁夏（1989）将音乐治疗的方式归纳和划分为11种（见表6-1）。在这些方式中，有一些并不是严格意义上的音乐治疗，而是具有一定治疗意义地使用音乐。

表6-1 音乐治疗干预的方式

方式	例子
教育（educational）的方式	特殊音乐教育 特殊教育中的音乐治疗 成长音乐 成长音乐治疗
个别指导（instructional）的方式	适应性音乐指导 治疗性音乐指导 指导性音乐治疗 指导性音乐心理治疗
行为（behavioral）的方式	功能音乐 行为音乐治疗 行为音乐心理治疗
心理治疗（psychotherapeutic）的方式	治疗性音乐 支持性音乐心理治疗 内省性音乐心理治疗
宗教（pastoral）的方式	神灵音乐 教会咨询中的音乐
培训与督导（supervisory and training）的方式	音乐治疗的演示和角色扮演 体验式音乐治疗培训 督导性音乐心理治疗
医学（medical）的方式	医疗中的音乐 医疗中的音乐治疗
康复（healing）的方式	声音康复 音乐康复 康复音乐治疗
娱乐性（recreational）的方式	庆典音乐 治疗性音乐娱乐 娱乐性音乐治疗
活动的方式（activity practices）	音乐活动治疗 康复性音乐治疗
与其他相关艺术结合的方式（interrelated arts practices）	表达性活动治疗 创造性艺术治疗中的音乐 表达性心理治疗

教育的方式

教育的方式是指在学校、教室场所进行的集体音乐教育或集体音乐治疗的活动。例如：

特殊音乐教育（special music education）通过适应性（adaptive）或补偿性（compensatory）的方法来最大限度地促进特殊学校或普通学校中的残

障学生的音乐能力。即使用特殊教育方法和针对学生的生理、智力特点特别设计制造的乐器来教授有生理或智力障碍的学生学习音乐技能。

特殊教育中的音乐治疗（music therapy in special education）通过音乐的手段来帮助生理、智力残障的学生学习文化知识和基本生活技能。在这里，虽然学习是通过各种音乐活动来进行的，但是音乐活动的目的却是非音乐的。即通过音乐活动的形式来学习文化知识和基本生活技能，而不是学习音乐技能。

成长音乐（developmental music）用与年龄相适合的音乐活动来刺激和促进正常的婴儿或学龄前儿童的发育成长。包括通过为新生儿提供音乐刺激来稳定和改善婴儿的情绪状态，通过练习音乐来促进儿童的感知觉运动、身体协调和神经控制能力的发展。

成长音乐治疗（developmental music therapy）音乐治疗师通过各种音乐活动的体验以及治疗关系的建立，来帮助残障儿童来促进那些在某些方面或阶段中受到障碍或迟滞的生理和心理能力的发展。

个别指导的方式

个别指导的方式是指在个别授课的场所中进行的音乐技能学习课程或音乐治疗课程。所以这里的所谓"指导"特指个别授课的方式。例如：

适应性音乐指导（adaptive music instruction）通过个别授课的方式，使用适应性或补偿性的方法来促进或最大限度地提高残疾学生的音乐能力。

治疗性音乐指导（therapeutic music instruction）通过个别授课的方式，帮助非残障学生解决在学习音乐的过程中所遇到的困难和障碍。

指导性音乐治疗（instructional music therapy）通过个别授课的方式，音乐治疗师或教师使用学习音乐过程的各种体验来解决治疗对象在非音乐（如生活、生理、文化学习等）方面的各种问题或障碍。

指导性音乐心理治疗（instructional music psychotherapy）在个别授课中，音乐治疗师或教师把学习音乐过程中的各种体验作为一种心理治疗方法。

行为的方式

行为的方式包括在所有个体和集体场合中，以改变行为为目的而使用音乐或音乐治疗的方式。例如：

功能音乐（functional music） 在各种商业场所、社会场所、工作场所、教育场所或家庭场所中使用音乐来影响人的生理状态、行为和情绪等。

行为音乐治疗（behavioral music therapy） 把音乐作为一种强化物（reinforcement）来刺激、引发、促进或改善适应性行为，减少或消除不适应行为。

行为音乐心理治疗（behavioral music psychotherapy） 通过使用各种音乐体验以及在治疗中建立的治疗关系来治疗行为障碍。

心理治疗的方式

心理治疗的方式包括在所有的个体或集体场合中，以解决情绪或人际问题为目的而使用音乐或音乐治疗的方式。例如：

治疗性音乐（therapeutic music） 个体通过使用音乐来达到保持自我健康，或促进情绪、精神或生理等方面的自我成长的目的。

支持性音乐心理治疗（supportive music psychotherapy） 治疗师通过各种音乐活动的体验刺激治疗对象现有的积极资源，以促进治疗对象在情绪或人际方面的适应性或自我成长。

内省性音乐心理治疗（insight music psychotherapy） 治疗师通过各种音乐活动的体验，以及在治疗过程中建立起来的治疗关系来促使治疗对象对自身情感生活或人际问题进行内省，进而引发治疗性的心理改变。

宗教的方式

宗教的方式包括所有在宗教场所以促进宗教精神和解决与此有关的问题为目的而使用音乐或音乐治疗的方式。例如：

神灵音乐（inspirational music） 通过音乐来激发宗教精神的体验，促进宗教冥想、祷告和崇拜活动。

教会咨询中的音乐（music in pastoral counseling） 通过各种音乐体验来帮助治疗对象获得精神上的内省，促进与神的关系，以达到情绪调整和成长的目的。

培训与督导的方式

包括所有在对治疗师的培训与督导的过程中使用音乐或音乐治疗的方式。例如：

音乐治疗的演示和角色扮演（music therapy demonstration and role-plays）教师或督导在音乐治疗学习的过程中扮演音乐治疗师的角色，而学生或者扮演治疗对象的角色，或者在一定程度上真实地参与接受治疗的过程。

体验式音乐治疗培训（experiential music therapy training） 学生通过自己真实地作为治疗对象，老师作为治疗师的实际治疗过程来学习音乐治疗。

督导性音乐心理治疗（supervisory music psychotherapy） 作为督导者的治疗师通过音乐体验和在治疗过程中建立起的关系来帮助被督导者解决在音乐治疗工作中遇到的问题。

医学的方式

包括所有在综合医院里以预防、治疗或康复为目的而使用音乐或音乐治疗的方式。例如：

医疗中的音乐（music in medicine） 在药物治疗或手术治疗之前、过程中或之后使用音乐来影响病人的生理、精神或情绪状态。

医疗中的音乐治疗（music therapy in medicine） 音乐治疗师在药物或手术治疗之前、过程中或之后，使用音乐体验以及治疗关系来影响病人的生理、精神和情绪状态，以达到帮助病人适应疾病、治疗过程和康复过程的目的。

康复的方式

包括所有以促进心理、生理和精神健康或康复为目的而使用声音、音乐或音乐治疗的方式。例如：

声音康复（sound healing） 利用声音的频率振动来促进精神和生理健康状态。

音乐康复（music healing） 利用音乐的体验来促进精神和生理健康状态。

康复音乐治疗（music therapy in healing） 利用音乐的体验以及治疗关系来促进精神和生理健康状态。

娱乐性的方式

包括所有以娱乐或休闲为目的的音乐使用和音乐治疗活动。例如：

庆典音乐（ceremonial music） 在各种正式的庆祝仪式中使用音乐，如军队或国家的庆典、运动会或颁奖仪式等等。

治疗性音乐娱乐（therapeutic music recreation） 通过音乐活动提供娱乐，发展愉悦的休闲活动，提高生活质量。

娱乐性音乐治疗（recreational music therapy） 治疗师通过音乐体验，学习音乐和与音乐有关的其他活动来帮助治疗对象发展娱乐的能力和自我实现的方法。

活动的方式

活动的方式包括所有在临床治疗中以各种活动为基本手段来达到治疗性改变的方式。例如：

音乐活动治疗（music activity therapy） 治疗师通过音乐活动和操作来帮助治疗对象学习和发展适应性的知识、能力和行为。

康复性音乐治疗（rehabilitative music therapy） 治疗师通过各种音乐体

验和在治疗中建立起来的治疗关系来帮助那些由于疾病或创伤造成生理或心理缺陷的病人，尽可能使他们的生理和心理功能恢复到以前的水平。

与其他相关艺术结合的方式

与其他相关艺术结合的方式包括所有在临床治疗中将音乐和音乐治疗方法与其他相关的艺术形式相结合的方式。例如：

表达性活动治疗（expressive activity therapy） 治疗师使用与音乐相关的其他艺术活动来帮助治疗对象获得教育或生活所需要的适应性的知识、技能和行为等。

创造性艺术治疗中的音乐（music in creative arts therapies） 治疗师在临床治疗中使用音乐体验和文学、美术、舞蹈等其他艺术形式的体验。其他艺术形式的活动可能包含在音乐体验之中，也可能配合音乐活动来使用。

表达性心理治疗（expressive psychotherapy） 治疗师使用各种表达性艺术形式，以及在治疗中建立起的治疗关系来帮助治疗对象对自己的情感和人际生活进行内省，进而达到引发某种改变的目的。

以上是布鲁夏对音乐治疗实践中存在的各种方式的分类，也是我们迄今为止见到的对音乐的临床应用和音乐治疗干预方式的最详尽的分类。上述分类是根据不同的临床人群、目的、干预方法、音乐在临床中的角色，以及治疗师与治疗对象的关系的性质来进行的。其中有一些方式并不是严格意义上的音乐治疗，而是具有一定治疗价值的音乐活动，例如特殊音乐教育、功能性音乐、庆典音乐等等。这些方式由于没有音乐治疗师参与而不能称为真正的"音乐治疗"。这就和我们平时在商店里买的保健食品一样，它们可能对健康有一定的好处，但是我们不能因此称其为"药物"。但另一方面，治疗师在音乐治疗过程中有时也会使用这些方式。

对于上述各种方式的细节我们在后面还要具体介绍。需要注意的是，在音乐治疗的临床实践中，各种方式的运用并非如此界限分明，相反，各种方式常常是相互重叠的，有时我们很难明确地区分某个治疗师的做法属于哪一种方式。但是我们作为治疗师，应该在自己的头脑中对每一种方式有清晰的概念。另外，上述音乐治疗的方式与使用场所没有必然的关系，例如在综合医院里，治疗师不仅会使用医疗音乐或医疗音乐治疗的方式，也完全可能使用康复或心理治疗的方式，甚至教育的方式。

音乐治疗干预的层次

音乐治疗有着广泛的应用领域和应用方式，同时也有着不同的干预层次。某些应用方式在某些应用领域中可能处于较浅的层次，而在另一些领域中则处于较深的层次。音乐治疗干预的层次有着不同的区分。美国著名音乐治疗家惠勒（Wheeler）和亚罗姆（Yalom, 1983）提出了三个层次的区分：支持性、活动取向的音乐治疗，再教育、内省和过程取向的音乐治疗，以及重建、分析和宣泄取向的音乐治疗。布鲁夏（1989）根据音乐干预与健康的相关程度、在临床治疗中的角色和深度，将音乐干预分为四个层次：辅助水平、加强水平、强化水平和首要水平。这两种区分方法都很重要，使我们可以从不同视角来分析音乐治疗在临床治疗中的作用。

惠勒和伍尔柏格的理论

美国著名音乐治疗家惠勒和亚罗姆（1983）及伍尔柏格（1967）根据以前的心理治疗分类体系、临床实践和研究，将音乐治疗的临床应用分为三个层次。我们可以根据治疗的需要和方法的适应性，将各种音乐治疗治疗方法技术归纳到这些不同的层次中。

支持性、活动取向的音乐治疗（supportive, activities-oriented music therapy）在这一层次，治疗的目标一般是通过各种治疗性的音乐活动，而不是通过内省或对心理的分析来达到的。支持性音乐治疗活动的目的是提供病人参与和体验治疗过程的机会，强化病人健康的行为。内省、思考和语言的心理分析等方法的使用在治疗时间上仅占一个很小的部分，治疗的重点集中在对"此时此地"的体验和可观察的行为上。活动的目标是增强正常的心理防御机制，促进正确的行为控制能力，支持健康的情感和思想，打破社会性孤立状态，提供安全感和现实社会的信息刺激，把病人置于集体的动力影响之下，并对紧张焦虑的病人起到安抚作用。治疗性的音乐活动是有严格计划组织的干预过程，目的是为病人提供情感上的支持，提供体验成功感的机会，以及缓解焦虑等其他有益的作用。在音乐活动的过程中，治疗师对病人进行指导、支持，并提供安慰和建议。不同程度的病人，从自我人格基本完整，仅仅是在紧张状态下暂时产生心理障碍的正常人，到有精神创伤、心理严重退行，或产生幻觉幻想的急慢性精神病患者，以及有器质性和情绪性症状，或有严重恐惧和焦虑的病人都可以从这一层次的音乐治疗中获益。

惠勒指出这一层次的音乐治疗有如下特点：

1. 达到治疗目标的途径是通过活动的体验，而不是通过语言的内省。

2. 为了发展适应性行为，需要对情绪和冲动进行抑制。

3. 治疗的焦点放在行为上，而不是隐蔽的内部过程或因果关系上。

4. 利用病人的积极资源。

5. 治疗师在治疗中充当积极的、高度指导性的领导角色。

6. 在治疗过程中很少需要治疗师本人对自己的情感进行内省。

再教育、内省和过程取向的音乐治疗（reeducative, insight and process-oriented music therapy） 在这一层次音乐治疗的过程中，音乐活动伴随着治疗师与病人之间的语言交流，而且语言交流越来越成为重要的组成部分。在治疗过程中，音乐活动的内容主要针对情感和思想观念来安排，并成为语言讨论过程的主题。治疗强调暴露个人的思想、情感和人际间反应方面的问题。治疗的重点集中在对"此时此地"的体验，以及治疗师与患者之间的人际反应过程。在这一层次的治疗中，病人的心理防御机制和不正常的人际行为都可能受到挑战，而治疗的目的是建立和促进正确的行为模式。

因此治疗活动的设计是强调对情感的认知、创造性地解决面临的问题，以及促使不良行为改变。但是在这一层次的治疗中并不进行对潜意识矛盾的探索。与前述支持层次相比，治疗仍然要求病人把主要精力放在自我暴露上，并主动地提高通过内省来理解自己行为的能力。认知层次的音乐治疗体验侧重于帮助病人重新建立自己的价值体系和行为模式，学习新的人际态度和责任感。

惠勒强调在这一层次的音乐治疗中，治疗对象通过学习新的问题解决方法来达到更高的适应性功能水平。

重建、分析和宣泄取向的音乐治疗（reconstructive, analytically and catharsis-oriented music therapy） 从20世纪70年代中期以来，人们逐渐注意到音乐治疗在深层心理治疗中的巨大潜力和价值，越来越多的音乐治疗师开始意识到音乐与人类潜意识活动的密切联系。音乐与潜意识活动有一个显著的共同特点，即非语言性。音乐与潜意识从本质来说都是无法用语言来描述的，正所谓"只可意会不可言传"。但它们都对人的情绪心理有巨大影响。

在这一层次，音乐治疗活动被用于发现、释放和解决那些对个人的人格发展产生消极影响的潜意识矛盾。心理学认为，人的适应性行为不是建立在思想意识之上，而是由潜意识心理活动引发的，如生活与现实中矛盾所产生的压抑等等。在这一层次的治疗中，音乐治疗活动常常被用来引发联想，以及与现在或过去经历有关的情感，患者的潜意识内容被用来重建新的心理防御机制，深化自我理解，促进自我的冲动控制能力，以及更加成熟的本能动机和内驱力，进而达到重建人格的目的。

这一层次与认知行为层次的区别在于要求病人内省的程度和质量不同，并集中在病人的过去经历（精神分析取向）或人格内部的结构或矛盾冲突（存在主义、格式塔主义取向）。心理分析和宣泄层次的治疗目的是引发对关键的潜意识矛盾的领悟，并通过在内省中对最深层的恐惧和矛盾的领悟，促使人格转变。心理分析层次的治疗通常针对心身疾病、抑郁症、人格障碍和神经症的行为症状。

这一层次要求治疗师必须接受过高级水平的训练和督导。参与这一层次治疗的病人通常是要向自己的现有人格结构进行挑战的，必须能够，并有足够的治疗动机参与这种通常为长程的治疗。

惠勒和伍尔柏格的音乐治疗干预层次理论在当时主要是针对精神病人的心理治疗而提出的，但是对于其他人群和治疗领域也有很好的借鉴和参考作用。

布鲁夏的理论

在布鲁夏的理论中，首先提出了界定音乐治疗层次的四项标准：

1. 音乐活动与治疗对象的治疗目的的关系。音乐活动是否与治疗对象的健康状况有关？音乐活动的目的就其性质来说是否是治疗性的？音乐活动或方式的目的针对治疗对象的健康需要，是直接的，还是支持、辅助性的，还是间接涉及的？是针对治疗对象健康的主要、核心的问题，还是次要、外围的问题？

    当音乐活动不针对健康问题或治疗需要时，它便不属于音乐治疗的范畴。当音乐活动的目的涉及治疗目的的外围（peripheral），或对整体治疗过程起支持作用，或只针对非核心的健康问题时，其干预水平应属于辅助水平或加强水平。当音乐活动的目的直接针对健康的核心问题或治疗需要，其干预水平应属于强化水平或首要水平。因此，治疗对象的健康问题越严重，音乐治疗在整个治疗过程中所承担的责任越大，音乐活动的干预水平就越深、越重要。

2. 音乐治疗在整个治疗计划中的角色。当音乐治疗与其他学科分担治疗中的责任时，或者音乐治疗只针对整体治疗计划中的一部分治疗目标时，其干预水平应属于加强水平。当音乐治疗活动独立承担治疗的责任，或起到主要的治疗作用时，其干预水平则应属于强化水平或首要水平。

3. 治疗关系和角色关系。我们在前面有关音乐治疗定义的章节中提到，音乐治疗必须包括三个因素：音乐、音乐治疗师和治疗对象。因此，当音乐的接受者不能被界定为"治疗对象"，或者在没有一个可以被界定为"音乐治疗师"的人在场的情况下使用音乐时，这样的活动不属于音乐治疗范畴，因而属于辅助水平。当治疗关系和角色不能界定为"治疗师—治疗对象"的关系和角色时，例如老师—学生的关系，或者这种治疗师—治疗对象的关系并不直接对治疗目的产生影响时，治疗活动应属于加强水平。当治疗关系对治疗性的改变产生直接影响时，治疗活动应属于强化水平或首要水平。

4. 治疗干预的深度。治疗对于健康问题干预到什么程度？干预的时间长度如何？如果这种干预或实施不是在一段足够长的时间内持续、系统地进行，它就不属于音乐治疗的范畴，因而属于辅助水平。如果是偶然的、无规律的治疗，或治疗干预的目标只是针对问题的表层需要进行，则应该属于加强水平。当治疗干预是在有规律、频繁的时间安排下进行，而且是针对治疗对象包括深层、潜在和浅层的治疗需要来进行的，则应属于强化水平或首要水平。

布鲁夏（1989）根据上述标准将音乐干预分为四个层次：辅助水平、加强水平、强化水平和首要水平（见表6-2）。

辅助水平（auxiliary level） 辅助水平包括所有为了非音乐目的而使用音乐的方式，但是这些使用音乐的方式无论目的、内容、方法，或音乐的提供者和消费者的关系都不能被界定为音乐治疗。在这里，接受音乐服务的个体不能被界定为"治疗对象"，音乐服务的提供者不能被界定为"音乐治疗师"，音乐的介入也不能作为治疗过程的一部分。

辅助水平的音乐活动虽然处于音乐治疗的范畴之外，但是它在很多治疗场合中都有一定的基础性作用。如治疗性音乐与心理治疗、康复、医疗等领域都有很大的关系。

加强水平（augmentative level） 加强水平包括所有使用音乐治疗来加强教育、成长、康复或医学治疗效果的方式。在这里，音乐治疗的作用就是用音乐的独特作用来加强其他的治疗方式，使之更为有效。

在这种情形下，音乐常常在治疗中直接发挥着其本身的基本作用，因而音乐在治疗中的作用常常属于"作为治疗的音乐"，而治疗师的作用是增强和加强音乐对治疗对象的直接的音乐体验。治疗师与治疗对象的治疗关系并不是促进和推动治疗进程的主要因素。在这里，音乐治疗往往融合到其他的治疗模式中，或者在音乐治疗中使用非音乐治疗的因素。

同样，音乐治疗师的角色也常常包括了其他专业的职能，如音乐家、音乐老师、管理者或者其他形式的治疗师。其角色取决于他或她工作的场所或领域。在这里，音乐治疗的目标必须适应其他治疗模式的目标，并扮演着一

层次	方式
辅助水平	特殊音乐教育
	成长音乐
	适应性音乐指导
	治疗性音乐
	神灵音乐
	音乐治疗演示和角色扮演
	功能性音乐
	治疗性音乐娱乐
	庆典音乐
加强水平	特殊教育中的音乐治疗
	指导性音乐治疗
	行为音乐治疗
	支持性音乐心理治疗
	教会咨询中的音乐
	医疗中的音乐
	声音康复
	音乐康复
	娱乐性音乐治疗
	音乐活动治疗
	表达性活动治疗
强化水平	成长音乐治疗
	指导性音乐心理治疗
	行为音乐心理治疗
	内省性音乐心理治疗
	督导性音乐心理治疗
	医疗中的音乐治疗
	康复音乐治疗
	恢复音乐治疗
	创造性艺术治疗中的音乐
	表达性心理治疗
首要水平	包括强化水平涉及的所有音乐治疗方式

表6-2　在音乐治疗的四个层次上使用音乐的方式

个重要的支持和扶助的角色，对其他治疗模式起到加强、促进、优化的作用。布鲁夏的"加强水平"与惠勒的"支持、活动水平"类似。

强化水平（intensive level）　强化水平包括在音乐治疗干预与其他治疗模式

合作的医疗团队中，音乐治疗担负着与其他治疗方式同等重要的责任，甚至起主要作用的方式。如果说在加强水平上，音乐治疗的干预需要适应和配合其他治疗模式的目标，在音乐的形式中实现其他治疗模式的目的，那么在强化水平中，音乐治疗将其他治疗模式的目的与音乐治疗的目的融合在一起，来共同满足治疗的需要。

在强化水平的音乐治疗干预中，音乐的作用更多的是"治疗中的音乐"，而非"作为治疗的音乐"，而治疗师在治疗中的作用与音乐的作用同样重要。音乐在很大程度上是起到建立和增强治疗关系的作用，而治疗师在治疗过程中的角色更侧重治疗的性质，而不是一个"音乐家"或"音乐教师"的角色。在这里，治疗师—治疗对象的关系更强调其治疗的性质，而不是音乐家—治疗对象的关系性质，因此，治疗师的交流沟通技能就显得更加重要。

在这一水平上的音乐治疗在整个治疗过程中的作用更加重要，责任更加重大，干预所针对的治疗对象的治疗需要也更加广泛全面，所以音乐治疗所涉及的领域和方面也更多。通常音乐治疗会同时面对治疗对象的几个不同的需要，如心理治疗、医疗、康复，甚至教育、成长等不同领域的需要。因此，音乐治疗师在治疗过程中所承担的责任也更加重大。

首要水平（primary level） 首要水平的音乐治疗在治疗过程中针对治疗对象的主要治疗需要，承担主要的、不可缺少的，或独立的治疗角色，其治疗目的通常是寻找造成问题和障碍的潜在原因，并引起治疗对象在生活中的广泛改变。治疗对象通过全面、密集和强化的音乐治疗干预，达到人格重建的目的。

在这一水平上的音乐治疗通常会整合不同的音乐治疗方式（如心理治疗和教育）来满足治疗对象的不同治疗需要。在这里，音乐的角色可能同时既是"作为治疗的音乐"，也是"治疗中的音乐"，因此，治疗对象—音乐的关系，以及治疗对象—治疗师的关系在治疗上的潜能得以发挥到最大限度。

首要水平的音乐治疗方式包括我们在强化水平中涉及的所有音乐治疗方式。换句话说，所有在强化水平中可能使用到的音乐治疗方式都可能成为首要水平的音乐治疗中的方式。

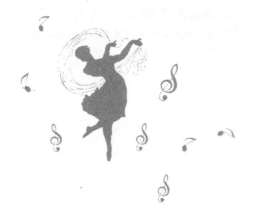

第七章

治疗中的音乐活动分类（一）

上一章我们介绍了音乐治疗干预的不同方式和层次水平。在这一章中，我们将根据上一章提到的方式和水平的原则，对音乐治疗在不同应用领域中的运用进行详细的分类描述（见表7-1）。与上一章一样，我们这里介绍的分类描述仍然主要根据布鲁夏的理论。

表7-1 治疗中的音乐活动分类

方式	辅助水平	加强水平	强化水平	首要水平
教育的方式	特殊音乐教育、成长音乐	特殊教育中的音乐治疗	成长音乐治疗	
个别指导的方式	适应性音乐指导、治疗性音乐指导	指导性音乐治疗	指导性音乐心理治疗	
行为的方式	功能音乐	行为音乐治疗	行为音乐心理治疗	
心理治疗的方式	治疗性音乐	支持性音乐心理治疗	内省性音乐心理治疗	内省性音乐心理治疗
宗教的方式	神灵音乐	教会咨询中的音乐		
督导和培训的方式	音乐治疗的演示和角色扮演	体验式音乐治疗培训	督导性音乐心理治疗	督导性音乐心理治疗
医学的方式	功能音乐和治疗性音乐	医疗中的音乐	医疗中的音乐治疗	医疗中的音乐治疗
康复的方式	声音康复第一类型	声音康复第二类型、音乐康复（包括音乐电疗及音乐电针灸）	康复音乐治疗	
娱乐性的方式	庆典音乐、治疗性音乐娱乐	娱乐性音乐治疗		
活动的方式		音乐活动治疗	恢复音乐治疗	
与其他相关艺术结合的方式		表达性活动治疗	创造性艺术治疗中的音乐、表达性心理治疗	创造性艺术治疗中的音乐、表达性心理治疗

需要说明的是：（1）以上的分类并不是绝对的。在临床实践中，很多音乐治疗的方式之间的界限并不是泾渭分明的，它们常常重叠在一起，你中有我，我中有你；（2）这些分类并没有任何价值的区分，我们不能说某一类型的音乐治疗干预方式比另一类型的方式更为有效。一切取决于是否能够较好地满足治疗的需要，运用于适当的治疗场所和治疗人群，以及治疗师的正确操作。

教育的方式

教育方式的音乐治疗主要是指在学校中针对残障学生的教育问题进行的音乐干预。以下所有方式的目标都聚焦在特殊教育中的学习（包括文化学习和音乐学习）和成长发育的目的。

特殊音乐教育

在"特殊音乐教育"中，音乐教师或治疗师使用适应性或补偿性的教育方法来帮助和促进学校里的残疾学生学习音乐。特殊设计的课程的目的是让残疾学生能够最大限度地学习基本音乐知识和技能，以及能够成功参与学校的音乐合奏合唱。在西方国家，法律要求要让残疾儿童尽可能地回归主流社会（mainstream），因此所有公立的普通学校都要接受残疾学生，并为他们提供必要的特殊教育课程（这种理念现在也正在逐步为我国的特殊教育工作者所接受）。在西方国家，特殊音乐教育主要被用于普通学校中能够胜任大部分课堂音乐活动，但需要某些特殊指导的残疾学生，同样也适用于那些专门为残疾学生开设的特殊教育学校或课堂。实践证明，在一定的特殊辅导的帮助下，有相当一部分残疾学生是可以成功掌握很多音乐知识和技能的。

"特殊音乐教育"的方法属于辅助水平，其性质介于音乐教育和音乐治疗之间，但是因为它的目的是教育，而不是治疗，我们并不把它列在音乐治疗的范畴之内。在这里，学习音乐知识和技能是特殊音乐教育的最终目的，而不是达到治疗目的的手段。

另外，学生和老师之间的关系属于师生关系，因而是不具有任何治疗性的关系。在现实中，很多特殊教育机构的教师看到学生在生理和智力上承受着各种各样的困难，因而不满足于传统的教育方式和仅仅以学习音乐为目的，转而尝试学习和使用音乐治疗的方法来帮助学生更好地发展生理和智力方面的能力。这时教师的角色就已经开始向治疗师的角色转化，音乐活动的性质也就开始向"特殊教育中的音乐治疗"转化了。

有关"特殊音乐教育"的文献可参阅：Nocera（1979），Graham & Beers（1980），Edwards（1981）。

特殊教育中的音乐治疗

在"特殊教育中的音乐治疗"中，教师或治疗师使用音乐的手段来帮助残疾学生学习非音乐的知识或技能，而这些知识和技能对他们的教育和生活是很重要的。在这里，音乐的学习是第二位的，学习文化知识，以及获得生活和社会适应能力是第一位的。由于音乐在某些方面与这些知识和技能存在着联系，所以音乐成为促进这种知识和能力的获得的一种理想手段。

"特殊教育中的音乐治疗"适用于特殊教育学校。它的目标针对残疾学生的全面成长的教育问题，其目的和方法都具有治疗的性质，所以它属于音乐治疗的范畴。虽然"特殊教育中的音乐治疗"通常采用团体治疗的形式，但是治疗的目的往往是个体化的，以适合每个个体的治疗需要。特殊教育学校的教师往往需要具备关于每个学生在生理和智力方面的障碍和困难的知识，他们在帮助学生克服和超越自身在生理或智力方面困难的过程中，实际上往往起到了治疗师的某些职能，这时，他们与学生的关系实际上是一种"治疗师—学生"的关系。

"特殊教育中的音乐治疗"属于加强水平，因为音乐治疗师使音乐的干预目标适应和服从其他领域（如特殊教育）的目标，并将治疗对象需要解决的问题纳入音乐治疗框架之内。也就是说，特殊教育中的音乐治疗师在音乐的框架内解决特殊教育所需要解决的问题。

阿利（Alley, 1977）指出了音乐治疗所具有的灵活的适应性，和在教育领域中广泛的适应性特点：

音乐治疗是一个"服务空白"的填补者，一个问题的解决者，一个课程的支持者和服务者。音乐治疗永远不会说："这不是我的工作"。音乐治疗师在教育领域中的角色可以简单地定义为：（残疾）学生的一些参与接受教育的能力被忽视或拒绝了，因而他们失去了从教育中获益的机会，而音乐治疗师正是解决这一问题的专家。"

杰利森（Jellison, 1983）提出特殊教育中的音乐治疗的目的是使残疾学生在音乐治疗过程中学习到的音乐和非音乐知识和能力能够帮助他们在各种生活环境中具有更多的独立生活能力。

有关特殊教育中的音乐治疗的有关文献可参阅：Robbins & Robbins（1980），Levin et al.（1975），Purvis & Samet（1976），Lathom（1980）。

成长音乐

"成长音乐"方法使用与年龄、智力和生理发展阶段相适应的音乐活动体验来刺激和促进正常婴儿和学龄前儿童的整体身心发育成长。成长音乐的方法强调促进音乐和非音乐方面的正常发展，目标通常集中在感觉运动、知觉或认知等方面的能力，或增进亲子关系或情绪的成长。

"成长音乐"的主要特点是通过音乐活动激发儿童和家长对音乐的反应，从而 促进家长和儿童之间积极的交流和互动，并有助于儿童的全面成长。该方法的对象是正常的婴儿、学龄前儿童和幼儿园儿童。成长音乐的方式既不同于那些从小对儿童进行的强化式音乐训练（如学习钢琴、小提琴等乐器，或奥尔夫、铃木儿童音乐训练法）， 也不同于那些针对残疾婴儿和儿童进行的，以治疗为目的的音乐活动，如我们后面要提到的"成长音乐治疗"。

"成长音乐"属于辅助水平，因为这里的婴儿或儿童没有明显的健康问题，不能界定为"治疗对象"，音乐的介入也不能界定为治疗的性质。但是如果儿童的健康出现了某种问题，而治疗性的音乐干预成为治疗过程中的需要，那么音乐的介入就成为了"成长音乐治疗"。

有关"成长音乐"的文献可参阅：Mills & Murphy（1973），Witt & Steele（1984），Monti（1985）。

成长音乐治疗

与"特殊教育中的音乐治疗"旨在学习课程和文化知识不同，"成长音乐治疗"面对的是更广泛的临床治疗目标。除了针对儿童在教育方面的需要，还要针对如何帮助治疗对象实现那些在人生成长阶段中被延缓和推迟的发展目标。所以，"成长音乐治疗"可以应用于处在从婴儿到老年的任何年龄阶段，在人生的任何发展阶段和领域出现障碍的治疗对象。这些出现障碍的领域可能包括感觉运动、认知、情绪、人际关系等与生理和心理健康有关的各个方面。

与"特殊教育中的音乐治疗"不同，由于成长过程与个人历史有密切的关系，所以"成长音乐治疗"重视治疗对象的个人发展史、家庭背景、个人情感和人格发展。另外，那些对个人正常的成长发育产生影响的生理或疾病问题也必须得到充分的考虑。

英国著名音乐治疗学家朱丽叶·阿尔文（1978）在她对孤独症儿童的治疗实践中提出了患儿的三个成长阶段的理论：（1）与物体世界相联系；（2）与自我和治疗师相联系；（3）与重要的家庭成员相联系。治疗师在每一个阶段中都要运用活动式的和接受式的音乐活动体验来刺激患儿在生理、智力和社会—情感方面的发展。

"成长音乐治疗"的方法属于"强化水平"的音乐治疗范畴，因为该方法面对的是治疗对象的广泛的各种治疗性需要。在这里，治疗对象的需要是首要考虑的因素，而治疗的目标和治疗的过程应符合治疗对象的需要。音乐治疗师这时通常承担着与其他治疗专业同样重要的责任和角色。

有关"成长音乐治疗"的有关文献请参阅：Alvin（1976, 1978），Nordoff & Robbins（1971, 1977, 1982），Boxill（1985），以及Orff（1980）。

个别指导的方式

"个别指导的方式"与"教育的方式"类似，都强调通过学习，并以音乐或非音乐的目的来衡量其干预水平。他们的区别在于，在"个别指导的方式"中，干预的形式是个别的，而不是集体的。这一区别表面看起来仅仅是一种形式上的差别，但是，当音乐的干预越是从单纯教育的目的向广泛成长的目的延伸，干预的水平层次越是向深层次的强化水平伸展，"个别指导的方式"就比"教育的方式"具有了更多的心理治疗性质。

适应性音乐指导

在"适应性音乐指导"的方法中，教师或治疗师使用适应性或补偿的方式来促进和加强残疾学生的个别音乐学习课程。这一方法的目的与"特殊音乐教育"类似，其不同点在于"适应性音乐指导"更强调掌握器乐或声乐技能，而"特殊音乐教育"则更强调课堂中的一般音乐知识学习。因此，与"特殊音乐教育"一样，"适应性音乐指导"也属于辅助水平，不属于音乐治疗的范畴。

有关"适应性音乐指导"的文献可参阅：Krout（1983），Cassity（1977），Levinson & Bruscia（1983）。

治疗性音乐指导

在"治疗性音乐指导"中，音乐教师或治疗师针对正常学生在音乐学习过程或音乐的表现力方面遇到的障碍或问题进行治疗性干预。在这里，干预的焦点是音乐学习，目标是消除音乐学习过程中的障碍。由于"治疗性音乐指导"的目标是在音乐本身，而不是非音乐的，所以属于"辅助水平"。

关于"治疗性音乐指导"的文献可以参阅：Ostwald（1968）。他在由格斯顿主编的《Music in Therapy》一书中的"The Music Lesson"一章中描述了私人音乐教师如何在教学中充当一个导师、聆听者、教练和治疗者的角色。

指导性音乐治疗

在"指导性音乐治疗"中，音乐教师或治疗师在个体音乐课程中，通过音乐学习过程中的体验,针对治疗对象的问题进行治疗性的干预。在这里，音乐学习的目的是第二位的，而治疗的目的才是第一位的。"指导性音乐治疗"通常在私人的音乐课程或学校中的个别音乐课程中进行。

"指导性音乐治疗"的目标通常针对学生的各种行为控制能力或生理能力，因而属于加强水平。

"指导性音乐治疗"的有关文献可以参阅：Steele（1977）和Elliott et al.,（1982）。前者介绍了在个体音乐课程中使用行为主义的方法，而后者提出了在以生理康复为目的的个体音乐课程中选择乐器的原则标准。

指导性音乐心理治疗

"指导性音乐心理治疗"是通过个体音乐课程的形式来进行的个体心理治疗。伍尔柏格指出其"治疗的目的在大部分时候是再教育性的，但是也可能是支持性或重建性（reconstructive，指人格的重建）的。"在个体的音乐课程中具有心理治疗性质的因素包括以表达或交流为目的的各种音乐媒介、学习过程中的结构性、音乐的练习或表演的性质、治疗师—治疗对象的关系等等（Wolberg, 1967）。

"指导性音乐治疗"是一种强化水平的治疗干预，因为对比前面涉及的音乐干预，它的治疗目标不仅仅在于帮助治疗对象发展适应性的能力，还针对治疗对象的情感生活的外在和内在的层面，所使用的方法和技术的范围也更为广泛。在这里，"治疗中的音乐"与"作为治疗的音乐"同等重要，"治疗师—治疗对象的关系"与"治疗对象—音乐的关系"也同等重要（Bruscia, 1989）。

一个有关"指导性音乐心理治疗"的极好的例子是弗罗伦斯·泰森（Florence Tyson）在1981年针对社区中的精神病人所做的工作。她建立了一套用音乐指导方法进行心理治疗的技术。她在治疗中根据精神科医生的转介，为病人提供个别音乐指导课程，而这些课程的内容实际上是与精神科的治疗，特别是心理动力取向的治疗紧密配合的。病人在个别的音乐课程中学习歌唱和演奏乐器。泰森（1982）介绍了她的典型的声乐歌唱的课程：

"使用指导歌唱的音乐治疗的课程实际上并不像一个学习歌唱的课堂。所有方法的目的都是要尽量减少可能涉及的歌唱专业技术的难度，而更强调在尽可能短的时间内最大限度地增加自我表达的自由度。大部分治疗课程都包括了语言和音乐的互动，以及对病人的音乐反应的精神分析；很少有治疗课程完全是语言的，或完全是音乐的，但是这仍然是可能的。嗓音的练习非常灵活，治疗要时刻注意病人的承受能力；有些病人对反复的音阶练习非常喜欢，而另一些病人则很反感（P.10）。"

另外，希尔兹（shields）和罗宾斯（Robbins）同样介绍了一个在个别声乐指导课程中结合语言的心理治疗的案例。治疗过程包括对病人在声乐练习中的嗓音进行心理分析，以及解决通过歌唱暴露出来的潜意识矛盾冲突（Shields & Robbins, 1980）。

行为的方式

"行为的方式"是音乐治疗中最常用的方式之一。这种方式的特点是通过音乐对人的广泛的行为产生影响，其中包括聆听音乐或参与音乐活动所直接引起的可观察的外部行为反应。在这里，音乐的作用在于增加、减少、改善或强化某些特定的"靶目标行为"。就行为主义的音乐治疗而言，治疗师最关心的靶目标行为就是那些对个体的适应性、教育和成长产生重要影响的行为。

与其他方式相比，"行为的方式"的显著特点是以经验为基础，并依赖于有明确方向性的临床治疗的研究和评估。

需要指出的是，其他音乐干预的方式，例如医疗、心理治疗或活动式的治疗的方式也可能具有行为主义取向，或使用"行为的方式"的方法（见表8-1）。

功能音乐

"功能音乐"是通过音乐来影响人的生理状态、行为、情绪、态度等等。它通常应用在工业、商业、教育或家庭的场所，属于辅助水平。

另外，一些对音乐增强学习效率和改善教育环境的研究认为，聆听背景音乐可以帮助建立一个愉悦和放松的气氛，刺激整个大脑的活力，从而帮助创造出一个有活力的状态。音乐被用来平衡、和谐和使左右脑半球的活动同步（Halpern, 1985, Ostrander & Schroeder, 1979）。

这些音乐干预的目的并不直接针对特定的健康问题，音乐的提供者和消

表8-1 功能音乐的类型
拉多齐和博伊尔（Radocy & Boyle, 1979）归纳了如下的"功能音乐"类型：
1. 通过使用音乐来增加工作场所中的警觉性、有效性、创造性、士气和安全。
2. 通过使用音乐来减轻各种场合中的紧张、疲劳、单调、抑郁或孤独感。
3. 通过使用音乐来控制在如医院、诊所、机场等公共场所中人们的情绪状态。
4. 通过使用音乐来营造工作或娱乐场所中的交流气氛。
5. 通过使用音乐来遮盖环境中的噪音或不想要的声音。
6. 在某种产品的销售过程中使用音乐来营造一种可以描绘或反映产品特点的气氛。
7. 通过使用音乐来鼓励消费行为。
8. 在广播电台或电视台的广告中通过使用音乐来使产品更加受欢迎或容易记忆。
9. 通过使用音乐来增强其他形式的宣传效果。
10. 通过使用音乐来增强电影或电视节目中。

费者的关系，以及干预的目标都不具有治疗性质，所以功能音乐不属于音乐治疗的范畴。

行为音乐治疗

在"行为音乐治疗"中，治疗师使用音乐来增加或改善适应性行为（正确的行为），消除或减少非适应性行为（不正确的行为）。音乐可能被作为积极或消极的强化物，被作为其他强化物的条件，或引起一个行为的前因或信号等等（Hanser, 1987）。

"行为音乐治疗"针对的是对人的适应性和教育成长产生障碍和干扰影响的不良行为，并被用于影响行为，属于音乐治疗的范畴。

相对强化水平的行为治疗方式，"行为音乐治疗"的目的和方法有较大的局限性。它的目的聚焦在治疗对象的特定的、可观察的外部行为，而不太强调治疗对象的特定的内部过程和潜在的问题原因，因此从评估到治疗，以及疗效的评价都具有一定的局限性，属于加强水平。

"行为音乐治疗"从方法、治疗的程序都限定在对行为的管理和改变，而不强调通过音乐的体验进入人的内部心理体验和活动，并达到深层次的领悟。音乐和治疗师的强化作用被认为是治疗中最重要的因素，而不可直接观察的治疗对象—音乐的关系和治疗对象—治疗师的关系不会被作为治疗干预的重要工具加以利用。

"行为音乐治疗"的方法流派在20世纪80年代之前一直是美国音乐治疗的主流，直到现在仍然有许多音乐治疗师在临床中大量使用"行为音乐治疗"的方法技术，因此文献非常之多。马德森（Madsen, 1981）提出了行为音乐治疗用于治疗智力发展障碍病人的五个步骤：观察（observe）、确定（pinpiont）、记录（record）、结果（consequate）和评价（evaluate）。斯梯尔（Steele, 1977）在一个社区音乐学校使用"行为音乐治疗"进行个体和集体治疗。另外还可以参阅Saperston（1980），Wolfe（1980）和Dorow（1975）。

行为音乐心理治疗

在"行为音乐心理治疗"中，治疗师使用音乐针对广泛的行为问题，如焦虑、恐怖症、性功能障碍、心身疾病、物质滥用等进行治疗。常用的行为和认知方法有系统脱敏（systematic desensitization）、果断训练（assertiveness）、再建构（reframing），以及对抗（countering）等等。

"行为音乐心理治疗"属于强化水平，而不是加强水平，原因如下：首先，它作为一种心理治疗方法，针对更加广泛的，给治疗对象带来情绪困扰的行为，包括不适当行为和非适应性的行为。

另外，相比"行为音乐治疗"而言，"行为音乐心理治疗"更具有治疗的广度和深度。它不仅针对特定具体的行为问题，而且针对包括外部和内部的问题和现象。它不是仅仅把音乐作为行为的强化物或伴随物，而是作为促进更广泛的行为或认知改变的技术。音乐的角色可以是"治疗中的音乐"或"作为治疗的音乐"。

"行为音乐心理治疗"具有足够多的方法和目标，足以成为一种独立和基本的治疗方式。此外，在行为音乐心理治疗中，治疗对象—音乐，以及治疗对象—治疗师的关系会必然地建立，这时音乐的作用就不仅仅是作为一种强化物了。由于"行为音乐心理治疗"的内容和过程属于再教育或人格重建，因此它属于强化水平（Wolberg, 1967）。

"行为音乐心理治疗"包括：使用音乐促进下的放松训练与想象来缓解焦虑（Winslow, 1986）；运用学习理论和行为分析的音乐治疗评价模式

（Hanser, 1984）；在心理治疗中使用音乐放松减压（Hanser, 1985）；以及对恐怖症的治疗（Eifert et al., 1988）。需要注意的是，在生理和医学治疗中运用行为音乐心理治疗的研究报告很多，然而行为音乐心理治疗的方法和模式的系统发展却并不是很成熟（Bruscia, 1989）。

心理治疗的方式

一般来讲，"音乐心理治疗"的方式主要是针对治疗对象的情绪和人际生活问题。心理治疗的目的是增强自我意识和内省、情感的宣泄、解决矛盾情感、认知的问题解决、思想、情感、态度、价值观、行为等的模式的改变，更深入地讲，是包括解决潜意识矛盾在内的人格改变。

心理治疗可能针对明显和外部的问题，也可能针对潜在和内部的问题。在这里，除了音乐的体验之外，语言的技巧也发挥着重要的作用，另外，治疗对象—治疗师的关系也是推动治疗性改变的重要条件和工具。

通常，音乐心理治疗的方法会隶属于某一种心理治疗理论模式。最常见的理论模式有心理动力学派、存在主义—人本主义学派、格式塔学派，以及认知和行为学派。

另外，一些其他方式中的方法也属于心理治疗范畴，如：指导性音乐心理治疗、督导性音乐心理治疗，以及表达性心理治疗等。

治疗性音乐

"治疗性音乐"指个体为保持自己在情绪、精神和生理方面的健康而使用音乐，以达到个人成长和自我实现的目的。这里的音乐包括集体或个人的音乐表演、聆听、学习、创作或即兴演奏。个体可能通过某些途径接受一些指导，如书籍、讲座、专家指导，但这些音乐活动不属于音乐治疗的范畴，因为它不是治疗过程的一部分，并不存在治疗对象—治疗师的关系。

"治疗性音乐"在情绪方面的使用包括：个人通过使用音乐活动来释放情绪、缓解紧张焦虑、自我安慰、排解孤独、发展自我评价、建立与他人的交流或协调等等；在精神方面的使用包括：个人通过使用音乐来增强自己的注意力、记忆力、感觉或创造力等；在生理方面的使用包括：个人使用音乐来放松身体、控制疼痛、支持治疗性锻炼、增强身体运动机能、增强体育活动能力等等。

"治疗性音乐"属于辅助水平，在这里不存在治疗对象—治疗师的关系，因而不属于音乐治疗的范畴。但是与"功能性音乐"不同，它的目的又是与健康有关的。有关"治疗性音乐"的文献可以参阅莫尔·菲什曼（Merle-Fishman, 1985）的著作《音乐与你同在》（The Music Within You）。

支持性音乐心理治疗

在"支持性音乐心理治疗"中，治疗师在治疗对象本身存在的积极资源的基础上，通过音乐的体验来刺激或支持治疗对象的情绪适应能力或个人成长。

伍尔柏格（1967）提出："支持性治疗的目标是尽快让病人在情绪方面达到平衡，改善症状，从而尽可能恢复他的正常功能水平。治疗师努力加强病人的防御功能，并较好地完善其自我控制机制。同时还要努力减少外部环境中可能引发焦虑紧张的有害因素。在这里，尽管治疗的结果可能会在某种程度使人格成熟，从而病人的人格结构可能产生一定的转变，但治疗师并不有意识地改变病人的人格结构（p.71）。"

"支持性音乐心理治疗"可以应用于个体、夫妻、家庭和团体治疗，主要应用于（1）针对急性精神科病人或物质滥用人群的短期恢复治疗项目，（2）针对慢性精神科病人或监狱囚犯的，支持性和保持性的长程治疗项目，（3）针对创伤、疾病或失去亲人的个体、配偶或家庭进行的危机干预或心理咨询，（4）针对准备进入较深层心理治疗的病人，或在深层心理治疗过程中需要一段缓和期的病人，（5）随机组成的工作坊。

"支持性音乐心理治疗"的干预深度以及所引起的改变是有限的，属于加强水平。

内省性音乐心理治疗

在"内省性音乐心理治疗"中，音乐治疗师通过音乐体验，以及在治疗过程中建立起来的治疗关系，引导治疗对象对自己的内心情感生活进行内省，并引发所期待的改变。治疗的焦点可能是紧张、焦虑、情感矛盾、破坏性的行为和态度、非理性，以及人际关系问题。

"内省性音乐心理治疗"可以在个体、配偶、家庭或团体的治疗中使用。惠勒（1988）认为：这种方法主要针对"那些不是很严重的疾病，或不很严重的人格解体问题的人群，包括物质滥用、情绪障碍、神经性焦虑障碍、情境性障碍或人格障碍。被诊断为精神分裂症和器质性障碍的病人对这种治疗的反应不理想……"（Wheeler, 1988, p.47）。此外，"内省性音乐心理治疗"对于希望发展和提高自己的情感生活的正常人群也非常适合。

"内省性音乐心理治疗"属于强化水平。在这里，音乐的角色可以是"作为治疗的音乐"或"治疗中的音乐"。治疗对象—治疗师的关系是产生治疗性改变的重要工具。治疗过程中的冲突，如阻抗、移情、反移情等反应，会在治疗过程中根据治疗师的理论流派取向获得不同方式的解决。虽然治疗对象的问题通常出现在明显的意识层次的水平上，但是原因通常处于潜意识水平，需要进行深入的探索（Bruscia, 1989）。

惠勒（1983）根据是否需要进入并解决潜意识领域的问题，提出了在内省性音乐心理治疗中的两个不同层次的概念：**再教育**和**人格重建**的区别。

惠勒提出，**再教育**的目标包括行为的改变、环境的适应、目标的调整和自我实现。在这里，治疗性的改变很少达到个体对潜意识矛盾的解决所需要的深度。不过，治疗对象可以达到对自身问题的充分控制和把握；并确定自己解决问题的潜能；对周围环境中有可能改变的因素进行调整，对不可能改变的因素进行适应；调整自己的目标，使之合理化，并尽可能易于操作和实现；巩固合理的适应性自我防御机制，并改变非适应性的自我防御机制（Wolgerg, 1967, p.103）。因为在这里，导致问题的最直接的原因被呈现出来，所以再教育的心理治疗应该属于强化水平（Bruscia, 1989）。

相反，**人格重建**的目标在于发现和确定治疗对象的潜意识矛盾冲突，并使其深层人格结构产生改变。根据布鲁夏的观点，人格重建属于首要水平。

有关"内省性音乐心理治疗"的文献很多，其中包括很多不同的音乐治疗方法技术：歌曲写作和歌曲讨论（Ellis, 1981; Heimlich, 1984; Murphy, 1983; Bailey, 1984; Bruscia, 1988）、音乐想象（Bonny, 1978; Goldberg et al., 1988; Jarvis, 1988; Nolan, 1983; Summer, 1988）、音乐学习和表演（Tyson, 1981）、音乐心理剧（Moreno, 1980）、即兴演奏（Priestley, 1975, 1980; Odell, 1988; Stephens, 1983; Bruscia, 1987a）。

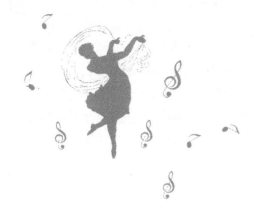

第八章

治疗中的音乐活动分类
（二）

宗教的方式

西方教会里的牧师，以及其他宗教组织的神职人员在很多时候也担负着和心理咨询与治疗同样的功能，即解决和缓解人的精神困惑和痛苦，所以我们在这里暂且将pastoral（教会、牧师）译做宗教。我们知道，很多人在遇到困难和痛苦时不是寻求心理咨询和心理治疗师的帮助，而是借助宗教的方式来获得宽慰和缓解。而且我们也看到，宗教的各种活动往往是不能离开音乐的。这些情况在中国和外国都是一样的。另外音乐治疗的起源往往也与宗教有着密切的联系。

宗教的方式包括所有与教会或寺庙有关的使用音乐或音乐治疗的方式。其中"神灵音乐"属于辅助水平，"教会咨询中的音乐"属于加强水平。两种方法的目的都是促进和增强宗教精神，而有时则是以解决某些个人的问题为目的。

神灵音乐

"神灵音乐"也可以称做是"宗教音乐"，指使用音乐来激发宗教的情感体验，促进宗教冥想，以及加强祈祷和祷告活动。神灵音乐的形式可以是团体或个体的，包括聆听、演奏演唱和音乐创作等。拉多齐和博伊尔指出：

在宗教活动中的音乐表现出如下功能：有些时候是以特定的方式来引发宗教仪式的开始。在另一些时候，宁静的管风琴演奏帮助营造肃穆和崇敬的气氛。宗教仪式中的歌唱可以将教徒凝聚在一起，唱诗班的圣歌则反映了宗教的信仰和价值观，并将这些信念和价值观与每一个祷告者的体验连接起来。特定的宗教意识总是伴随着特定的音乐。当然，特定的音乐也使得婚礼、葬礼，以及特定的宗教节日的气氛和意义得到极大的增强（1979, p.243）。

在中国的佛教和道教的仪式活动中，我们也可以看到音乐的安抚和慰藉作用，以及营造庄严肃穆的气氛的作用，但是音乐显得远不如在西方宗教中那么重要和使用广泛。尽管"神灵音乐"也常常具有某些精神成长的治疗性意义，并导致一些行为或情绪的改变，但是它不属于音乐治疗的范畴，因为在这里不存在治疗师—治疗对象的关系，同时音乐的目的也不是针对与健康有关的治疗性改变。

教会咨询中的音乐

在西方的教会机构里，牧师经常担任着心理咨询师的作用。教徒在遇到情感和心理的困难和困惑时会向牧师袒露心声，并在牧师的引导下，通过宗教的理念和方式得到缓解或解决。在这种咨询过程中，牧师有时会使用宗教音乐作为工具来强化和促进咨询者的精神体验，帮助咨询者在音乐的体验中得到精神的升华。有很多牧师甚至接受过音乐治疗的系统训练，把音乐治疗的方法应用到教会的咨询工作中去。这时，牧师的角色就同时具有了音乐治疗师的功能。在"教会咨询中的音乐"中，牧师、咨询师或音乐治疗师通过音乐来帮助治疗对象获得精神上的内省，增强与神的关系，从而促进情感情绪的成长和适应性。

由于在这里音乐针对个体的情感和精神需要，同时建立了治疗师—治疗对象的关系，因此它属于音乐治疗的范畴。在治疗干预的层次和方法上，它与"支持性音乐心理治疗"非常相像，因而属于加强水平。

督导和培训的方式

在音乐治疗的学习过程中，学生不只是学习书本上的知识，更重要的是要在实践中操作和体验音乐治疗的全部过程。由于音乐治疗是一门操作性很强的应用学科，学生需要不断地在课堂或实习场所锻炼自己的临床治疗的操作能力。另外，由于治疗师—治疗对象的关系是音乐治疗中的重要工具，所以治疗师本人作为治疗过程中的工具之一，需要经过较为全面的心理训练，尽可能解决自身在心理、情绪或人格方面的问题，并通过这一过程获得音乐治疗的自身体验。因此，在音乐治疗师的培训和督导过程中，需要有专门针对学生的音乐治疗方法。这些方法的目标是教授音乐治疗的方法技术和对学生进行音乐治疗的督导。

音乐治疗的演示和角色扮演

对非音乐治疗专业人士或正在学习和培训过程中的音乐治疗专业的学生来说，音乐治疗过程的演示是非常有效和重要的教学方式。教师或督导在学生参与的情况下，通过充当治疗师的角色来演示音乐治疗的过程和技术方法。学生被要求扮演某一种类型的治疗对象，或者真实地表现自己。教师可能会在任何必要的时候打断治疗过程而进行指导或评价，因此，治疗过程或治疗体验可能随时被中断。

这种演示和角色扮演的方式的目的完全是为了教学，并没有实际的治疗目的，另外其过程不是一个系统的、时间充分的治疗过程，并且这个过程中的"治疗师—治疗对象"关系并不是真正意义上的治疗关系，因此属于辅助水平。

体验式音乐治疗培训

"体验式音乐治疗培训"是学生为了接受教育、个人培训或个人成长的目的，通过真实地作为治疗对象，经过一段足够长的时间，有计划地系统体验音乐治疗的过程。这个过程是音乐治疗师的教育培训必不可少的一部分。体验式音乐治疗培训可以由导师、督导或其他学生进行引导，但是不包括音乐治疗专业课程设置中的临床实习课和毕业实习，因为在这些临床实践中，学生是作为治疗师的角色，对真正的病人进行工作的。

在"体验式音乐治疗培训"中，学生并不是在进行角色扮演，而是真实地作为治疗对象，系统地参与音乐治疗的过程。对学生的治疗是音乐治疗师训练和培养中非常重要的一部分，因此绝大多数音乐治疗的教育科目中都有专门针对学生的治疗要求。这不仅仅是为了让学生自身有较深刻的系统的音乐治疗内心体验，从而理解整个音乐治疗在内心发生的过程，更重要的是学生作为未来的音乐治疗师，在试图解决别人的问题之前，首先要解决自己的问题，否则就可能在未来的工作中带着自己的问题去帮助别人，其结果往往不但不能有效地帮助别人，反而会给治疗对象造成新的伤害，所以治疗师本人的个人成长、成熟和人格、心理健康是至关重要的。

当然，由于体验式音乐治疗培训通常是由老师、督导，甚至是其他学生来进行的，尽管学生是真实地接受音乐治疗，但是这里产生的治疗关系不是真正意义上的治疗师—治疗对象的关系，所以治疗的深度是有限的。通常不会过深地涉及个人隐私。如果在这个过程中引发或触及了重要的问题，导师就会建议学生到校外的正式心理咨询或心理治疗机构接受治疗。

在"体验式音乐治疗培训"中有不同的方法，例如美国著名音乐治疗学家，时任世界音乐治疗联合会主席汉泽尔（Hanser, 1985）为音乐治疗硕士学生设计了每周一次，为期两年的团体治疗方法。英国著名精神分析学派音乐治疗学家普里斯特利（1975）创造了名为"治疗关系训练"（intertherapy）的方法，在一名督导的现场指导下，由两名学生相互进行音乐治疗的练习。他们轮流担任治疗师和治疗对象，而督导会在必要的时候介入治疗。布鲁夏（1987）创造了"实验性即兴演奏治疗"（experimental improvisation therapy），通过音乐及舞蹈的即兴表演来探索体验团体治疗中领导角色的动力关系。

督导性音乐心理治疗

在"督导性音乐心理治疗"中，作为治疗师的督导通过音乐体验和治疗关系，对被督导者可能影响职业生涯的个人问题进行治疗。也就是说，通过音乐治疗的方式来发现和解决被督导者在临床实践中遇到的与病人之间的反移情问题。

考虑到干预的深度和范围，以及治疗关系在其中的重要性，督导性音乐心理治疗属于强化水平甚至首要水平，但是其治疗目的与其说是人格重建，不如说是再教育。

有关"督导性音乐治疗"的文献可参阅Hanser（1985）， Priestley（1975）， Bruscia（1987）， Clark（1987）和Stephens（1984, 1987）。

医学的方式

医学的方式包括所有在综合医院环境条件下，使用音乐或音乐治疗来促进、支持和增强医学治疗的疗效。

医疗中的音乐

在"医疗中的音乐"中，音乐被用来对病人在医学治疗之前、治疗中或治疗后的生理、精神或情绪状态产生影响。这种影响包括帮助病人对即将进

表8-2 医疗中的音乐的目标

根据斯坦德利（Standley, 1986）的归类，在医疗中使用音乐的目标包括：

1. 缓解手术前的焦虑，减少使用麻醉药的剂量。
2. 缓解局部麻醉手术过程中的焦虑，掩盖手术室中可能引起焦虑的声音。
3. 帮助唤醒手术后的病人。
4. 减少手术后病人的疼痛、不适感和副作用。
5. 减少病人在如肾透析等长时间的治疗过程中的不适感。
6. 缓解烧伤治疗过程中的疼痛和焦虑。
7. 缓解癌症治疗过程中的疼痛和焦虑。
8. 帮助早产婴儿和患病婴儿减轻疼痛和紧张焦虑，促进体重增加，缩短住院时间。
9. 缓解病人在牙科治疗、人工流产等手术过程中的疼痛和焦虑。
10. 通过转移注意力、调节呼吸、和减少疼痛来辅助孕妇产前所进行的拉马兹（Lamaze）无痛分娩训练。
11. 促进产妇在分娩后的恢复。
12. 帮助有呼吸问题的病人调节呼吸，增强肺部功能。
13. 引导和促进脑中风、烧伤、整形外科，以及脑瘫病人在物理治疗过程中的关节活动、运动能力、肌力和步态的训练。
14. 为由于长期住院而造成成长发育迟滞和退行的儿童提供感官刺激和学习活动。
15. 增强昏睡病人、脑损伤病人和早产新生儿的感知觉和反应。
16. 缓解如烧伤、器官移植和传染病人由于在单调的医院环境下长期感官刺激不足而造成的抑郁和焦虑。
17. 使用音乐生物反馈技术减少癫痫病人的发病频率。
18. 使用音乐生物反馈技术降低心血管疾病患者的血压、心律、紧张荷尔蒙水平，以及肌肉紧张度。
19. 使用行为矫治和生物反馈技术减少偏头痛的发作频率。
20. 使用音乐生物反馈技术促进循环系统不良病人的血液循环。
21. 增强癌症患者和艾滋病患者的免疫系统。

行的医学治疗做好精神或生理方面的准备，促进和增强医学治疗的效果，以及音乐直接对生理状态产生影响。

医疗中的音乐治疗

在"医疗中的音乐治疗"中，治疗师利用音乐的体验和治疗中建立起来的关系作为工具，来帮助病人获得对自己的疾病和治疗过程、康复过程的较好的掌控。在这里，治疗的长期目标在于生理心理的康复，而短期治疗目标通常是（1）改善病人的生理状态，（2）帮助病人建立适应性的生活方式，进而帮助病人更好地康复，或更好地适应自己的健康状态。当然，最后的短期治疗目标还包括认知、情绪和行为的改变。

因此，"医疗中的音乐治疗"除包括"医疗中的音乐"的治疗目标以外，往往还包含了心理治疗的目标。甚至有时候会把焦点完全放在生理疾病患者的心理治疗需要上（见表8-3）。

在治疗中使用音乐与音乐治疗的一个重要区别就在于病人—治疗师的关系不同。在"医疗中的音乐治疗"中，病人与治疗师的关系是治疗过程的中心，而病人与音乐的关系相对次要一些。而"医疗中的音乐"恰恰相反，病人与音乐的关系充当着关键的角色。

表8-3　医疗中的音乐治疗的目标

斯坦德利（1986）归纳了如下几种"医疗中的音乐治疗"的目标：

1. 缓解病人及其家属亲友对疾病和创伤的紧张、心理创伤和恐惧心理。
2. 消除死亡、残废和疤痕带来的消极情绪。
3. 解决病人与其亲友之间的人际矛盾冲突。
4. 促进病人在面临治疗选择时的决断能力。
5. 缓解疾病所引起的，以及在治疗过程和恢复期出现的抑郁、焦虑、紧张和失眠等症状。
6. 在病人中建立和促进集体的相互支持系统。
7. 促进积极和健康的生活态度。

表8-3中的治疗目标也适用于艾滋病患者（Maranto, 1988）。就其治疗目标和干预的深度而言，"医疗中的音乐治疗"属于强化水平。

有关"医疗中的音乐治疗"的文献可以参阅：癌症病人的音乐治疗（Bailey, 1983, 1984）；儿童在手术之前的音乐治疗干预（Chetta, 1981）；烧伤病人的音乐治疗干预（Christenberry, 1979）；在小儿科中使用音乐治疗（Fagen , 1982; McDonnell, 1984）；对患不治之症的病人进行音乐治疗干预（Munro，1984），以及对其他各种生理疾病患者进行音乐治疗干预（Schwankowsky & Guthrie, 1982）。

康复的方式

"康复"的方式包括所有利用音乐,以及音乐的各种因素(如频率振动、声音等)促进健康复原的方式。在这里,"健康"意味着一种包括思想、身体和精神的整体的谐和状态。而"康复"则意味着一个包括思想、身体和精神自我修复的过程。这里可能涉及在治疗师帮助支持下的自我康复,或者通过治疗关系的体验过程中逐渐的改变达到痊愈。康复的方式与医疗的方式的区别在于:(1)康复的方式强调促进个体的自我修复功能,而医疗的方式则强调治疗师的干预功能;(2)医疗的方式主要在综合医院进行,而康复的方式则更多地在家中或专门的心理治疗诊所或音乐治疗诊所中进行。

利用声音的振动或声音本身的某些特性对人体进行治疗的观念是音乐治疗发展早期的主流思想。那时首先尝试用音乐来治疗疾病的主要是医生,而医生从他们传统的思维模式出发,更多地是想了解音乐的物理属性对人体生理属性的影响。

声音康复

"声音康复"的方法利用声音的频率振动或声音形式来促进情绪、生理、精神的和谐健康。根据麦克莱伦(McClellan, 1988),声音康复可以分为两种类型:

第一种类型,病人接受某种仪器所发出的声音或振动。例如(1)电子辐射(radionics)——使用振动频率来削弱或打破疾病细胞分子的连接;(2)声波(cymatics)——在体内使用基音及其和声所引起的共振;(3)超声波(ultrasonics)——使用高频的声波扫描身体以及内部器官,以便进行医学诊断。

这种类型的声音康复不属于音乐治疗的范畴,因为这些方法是由医生或其他专门的医学技师操作,而不是由音乐治疗师来操作,这时病人直接与声音发生联系,而不是治疗师,最后,这些声音振动本质不是音乐。

第二种类型,病人以调节身体健康为目的,参与一种发声练习。例如(1)通过呼吸和发声练习释放自己的自然嗓音,进而消除紧张,以及在情绪、生理、和精神方面的自我压抑及障碍;(2)通过哼唱不同的音高、元音,并利用共鸣引起内脏器官以及内分泌的反应来达到调节和恢复健康的目的。宗教仪式的祷告中，信徒不断地念诵某些咒语，其原理和功能也与此类似。

在第二种类型中，治疗师一开始引导和促进病人通过发声进行自我痊愈的过程，但是可能会在适当的时机使用自己的嗓音直接参与治疗过程。这时，治疗师的角色就更接近音乐治疗师的角色。当病人所发出的嗓音仅仅是简单的单音或音程时，他的声音还只是属于"前音乐"的阶段，当病人的嗓音能够形成音乐的形式的时候，应该说治疗就进入了音乐治疗的范畴，这时，第二种类型中的方法属于加强水平。

关于这种方法可以参阅索克洛夫（Sokolov）的方法（Bruscia, 1987a）。

音乐康复

"音乐康复"是利用音乐体验来达到情绪、生理、精神复原和健康的目的。在这里，音乐体验是一个非常宽泛的概念，既包括了被动接受式的音乐体验，也包括主动参与式的音乐体验。参与式的音乐体验既包括传统的音乐活动（如歌唱、演奏乐器、即兴演奏等），也包括前面介绍过的诸如呼吸练习、嗓音练习、哼鸣（toning）和念诵（chanting）的练习。接受式的音乐体验包括聆听音乐、与音乐同步（entrain to music）、与音乐共鸣、音乐想象、音乐放松等。这里所说的音乐也可以是音乐的振动、音乐的电流信号等。

这些方法技术的共同特点是把音乐作为治疗的基本手段（作为治疗的音乐），因此治疗对象与音乐的关系是治疗的基本关系，而治疗对象与治疗师的关系则是次要的关系。

在最近10~20年中，有关康复音乐的研究文献很多，也涌现出很多不同的方法技术。有关文献可以参考：Halpern（1978, 1985）， Diamond（1981, 1983），Lingerman（1983），Beaulieu（1987），Rudhyar（1982），Hamel（1979），Garfield（1987），Waston & Drury（1987）和McClellan（1988）。

康复音乐治疗

"康复音乐治疗"是通过音乐体验和在治疗过程中建立起来的治疗关系

来促进生理、精神、心理的自我康复和健康。也就是说，治疗对象在治疗师的引导和帮助下，通过对各种音乐的体验以及与治疗师之间的动力关系达到自我痊愈和促进身心健康的过程。在这里治疗师的角色是为治疗对象提供支持和促进，而不是通常意义上的干预。治疗师的目的是通过自己提供的支持和引导，以及音乐的作用，协助和促进治疗对象完成自身的痊愈过程。治疗师非常重视发挥治疗对象的自我痊愈潜能和音乐的影响力量，而尽量避免外在强加的因素和力量。因此，"康复音乐治疗"更强调治疗对象与音乐的关系，而治疗师与治疗对象的关系则更多地是通过音乐来实现的。

"康复音乐治疗"最好的例子就是"音乐引导想象"（guided imagery and music, 简称GIM）。GIM的方法是美国著名音乐治疗家邦妮（1978）从音乐联想的基础上发展出来的一种深层次的音乐心理治疗方法。治疗师首先通过肌肉放松训练引导治疗对象进入一种意识的"转换状态"（altered state），然后在特别针对治疗对象的情绪状态、问题和治疗目的所选用的音乐组合系列的背景下，通过对话引导治疗对象产生各种各样的想象，包括视觉、听觉、触觉、嗅觉等各种感官的自由联想。通过自由联想，推动治疗深入自己的内心世界，体验自己丰富而又复杂的情感世界，释放被压抑的情绪情感，从而达到认识自己、宣泄情绪和心理康复的目的。GIM以个体治疗的形式为主。

另一个重要的"康复音乐治疗"的流派是保罗·鲁道夫（Paul Nordoff）和克莱夫·罗宾斯（Clive Robbins）创立的"创造性音乐治疗"（creative music therapy）。它是以音乐即兴演奏为主要手段，针对残疾儿童的个体治疗方法。这一方法的核心观念是治疗对象通过即兴乐器演奏的方式，唤起和使用自己的内部力量，而不是通过外部干预来达到治愈或康复的目的。音乐作为治愈的基本媒介，激发治疗对象的内部资源。在创造性音乐治疗中，残疾儿童把自己内部的冲动转化为合理的音乐活动，并使其处于意识的控制之中。儿童通过音乐活动发现自己以及对周围世界的最深层的感受，消除恐惧、压抑和不健康的自我控制，体验自我的自由表达和人际互动的感受，发现新的自我，改变旧的自我，增强自信和独立，从而逐渐地改善内部自我的健康状态。儿童通过音乐活动，以及与治疗师的良好关系来学习如何在现实生活世界中与他人相处（Bruscia, 1987a）。

鲁道夫和罗宾斯指出治疗师的功能是：（1）尊重和接受治疗对象；（2）利用在音乐活动中建立起来的各种治疗关系进行工作；（3）创造有助于激发治疗对象的内部资源的音乐；（4）持续地发展治疗对象的自我音乐生活（Bruscia, 1987）。

通过以上的例子，我们可以看出，"康复音乐治疗"属于强化水平。

娱乐性的方式

娱乐性的方式包括以娱乐和业余生活为目的的音乐和音乐活动。

庆典音乐

"庆典音乐"是指所有在各种节日庆祝活动、体育活动、军队仪式活动、历史事件纪念活动等较正式的社会活动中使用的音乐。这些音乐的目的是唤起对国家的热爱、对历史事件的追忆、体育活动的竞争热情、节日欢乐的气氛，以及军人的气势等情绪和情感。

所有这些音乐的目的都是唤起、激发或增强某种特定的情绪和情感。虽然这些音乐可能实际上会对人的生理或精神产生某种影响，但由于使用音乐的目的不是治疗或健康，因而属于辅助水平，不属于音乐治疗的范畴。

治疗性音乐娱乐

在"治疗性音乐娱乐"中，音乐活动的目的是娱乐身心、丰富业余生活、全面增进生活质量。这类音乐活动在客观上会对人的生理健康和精神健康产生很多益处，但是由于其直接目的在于娱乐而非健康，活动过程中不存在治疗干预，并且没有明显的治疗师—治疗对象的关系，因而也属于辅助水平，不属于音乐治疗的范畴。

治疗性音乐娱乐的例子很多，我们常常在街头看到的老人们的"大秧歌"、很多业余的乐队、合唱团，甚至大家喜闻乐见的"卡拉OK"都可以归到这一类。

治疗性音乐娱乐的方式可以在学校、医院、社区中心以及其他各种机构中广泛使用。它可以对治疗产生积极的辅助作用。

娱乐性音乐治疗

在"娱乐性音乐治疗"中，治疗师通过音乐或音乐学习的过程来帮助治疗对象发展其业余生活的技巧和能力，并通过业余生活音乐活动来达到自我实现的目的。这种音乐治疗的方式在表面上似乎与音乐教育或音乐技能的学习没有什么区别，但是当学习技能的目的具有了治疗的意义时，也就是说，当提高和增强治疗对象在业余生活中的音乐能力成为治疗目标的一个重要组成部分，而且学习音乐技能成为治疗对象的一个强烈的愿望（这种现象在临床治疗中十分常见）时，学习音乐技能就成为了音乐治疗的一个非常重要和有力的方式。因此，娱乐性音乐治疗的方式属于加强水平的音乐治疗范畴。

有关"娱乐性音乐治疗"的文献，请参阅Wolberg（1967）。

活动的方式

"活动的方式"包括所有以音乐活动作为基本或主要手段和工具的治疗过程。这里的"音乐活动"包括音乐活动以及音乐与其他艺术相结合的娱乐、教育等活动。

需要注意的是，"活动的方式"中的方法常常与下列方法类似或相同："特殊教育中的音乐治疗"、"成长音乐治疗"、"表达性活动治疗"，以及"行为音乐治疗"。

音乐活动治疗

在"音乐活动治疗"中，治疗师通过各种音乐活动或音乐学习来帮助治疗对象发展适应性行为、能力和知识。这些音乐活动的设计和选择是特别要求治疗对象在参与过程中必须学习或练习治疗计划中所制定的社会适应性目标的。例如，如果一个治疗对象需要发展自己的粗大肌肉运动技能，音乐活动就可能是在即兴演奏或录制的音乐背景下按照节奏的行走训练。当然，这一活动在锻炼粗大肌肉运动的目标技能的同时，也会锻炼其他一些能力，例如注意力的分配、完成任务所需要的警觉性、节奏的感受，以及听觉—运动的协调等等。

在"音乐活动治疗"中，"任务分解"（task analysis）和"技能分解"（skill analysis）是音乐活动治疗师的核心工作。在"任务分解"中，一个活动被分解成若干个非常小的动作或部分，每一个分解动作或部分都作为单独的练习目标。例如，演奏手鼓可能包括如下分解动作：寻找手鼓，找到手鼓，拿起手鼓，放到一只手中，举起另一只手，敲击鼓面等等。

在"技能分解"中，要确定一个活动所需要的知识或技能。例如，敲击鼓面需要握拿手鼓，眼—手配合，一只手的协调动作，以及另一只手的稳定等等。

"音乐活动治疗"的基本目标是通过在社会、情绪情感、认知、感知觉和感觉运动等方面的知识和技能的获得和提高来促进治疗对象的适应性行为（见表8-4）。

表8-4 音乐活动治疗的工作目标

洛德（Lord, 1971）提出了音乐活动治疗的目标：

1. 对权威或指令的承受力；
2. 对于社会或失败情景的回避行为；
3. 达到成功目标的方法；
4. 注意力集中的能力；
5. 自我形象；
6. 社会关系中的被动状态和无责任感；
7. 人与人之间的意识、责任感和情绪表达能力。

尽管音乐活动治疗的目标很广泛，但是它仍然属于加强水平，而不是强化水平。因为这种方法是以能力为取向，而不是以内省为取向，更多的是针对治疗对象的适应性功能的需要，而不是情绪的需要，因而不需要去发现治疗对象的人格或人生经历方面的问题。惠勒（1983）认为：音乐活动治疗的方法实际上可以看做是治疗师通过严格的组织设计来抑制治疗对象的内部冲动，以促进个体的社会适应性行为的方法，而不是探索个体的本能和内部冲动的治疗方法。

音乐活动治疗与心理治疗的最大区别在于：音乐活动治疗并不强调发现治疗对象的个人生活，促进个体对自己的情感世界的了解和内省，宣泄情绪或解决潜在内心矛盾和潜意识中的矛盾冲突。因而，音乐治疗师在这里具有更多的权威性，以便指导治疗对象通过活动促进自己的生物和社会适应性行为（Bruscia, 1989）。

恢复音乐治疗

"恢复音乐治疗"是治疗师通过使用音乐体验和治疗关系来帮助那些由于疾病或伤害造成残障的病人恢复以前的各种功能。该方法的目的在于恢复曾经具有的能力，而不是发展或学习新的能力。该方法在干预的广度和深度上都超过音乐活动治疗，因为它不但针对生理方面的需要，还针对在恢复过程中出现的情绪和适应性方面的需要，其中可能包括语言治疗、职业治疗、物理治疗和心理治疗的目标。

在治疗过程中，"恢复音乐治疗"可以成为基本的治疗手段，属于强化水平。

有关"恢复音乐治疗"的资料可以参阅Ruth Bright（1972, 1981）。

与其他相关艺术结合的方式

"与其他相关艺术结合的方式"包括所有在临床音乐治疗中，音乐体验与其他艺术形式的体验相结合的应用。

表达性活动治疗

在"表达性活动治疗"中，治疗师通过与其他相关艺术治疗结合的活动方式，来帮助治疗对象获得教育和成长所需要的适应性知识、技能或行为。在这里治疗师设计或选择的活动要求治疗对象学习或锻炼有关的能力，并在艺术活动中获得愉悦的体验。当这种活动是由音乐治疗师实施的时候，通常会更加侧重音乐的因素，但是其他的艺术形式仍然是重要的组成部分。表达性活动治疗属于加强水平。有关表达性活动治疗的文献请参阅Bitcon（1976），以及Herman和Smith（1988）。

创造性艺术治疗中的音乐

"创造性艺术治疗中的音乐"的方法属于强化水平或首要水平，有两种方式。第一种，音乐治疗师帮助治疗对象参与某种综合的艺术治疗活动，例如歌曲写作、随音乐进行绘画或运动等等，以其中某一种艺术形式作为主要、基本的体验形式，而其他艺术形式作为辅助、附加或支持的形式。例如，在歌曲写作中，治疗师根据治疗对象的需要、治疗目的或治疗对象的潜能来决定将重点放在音乐旋律上，还是放在歌词上。

第二种，音乐治疗师与其他艺术治疗师，例如绘画、运动、舞蹈、戏剧或诗歌治疗师等合作，来为治疗对象提供分开的或综合的艺术治疗体验。也就是说，治疗对象可以接受先后不同的艺术治疗，也可以接受由两个不同的艺术治疗师联合实施的治疗活动。有关文献可参阅Bruscia（1987a）的音乐与舞蹈相结合的"实验性即兴治疗"（experimental improvisation therapy），Free, Tuerk & Tinkleman（1986），Pulliam et al.（1988），以及Clark-Schock（1988）。

表达性心理治疗

在"表达性心理治疗"中，治疗师通过各种艺术表达性的方式以及治疗关系来帮助治疗对象对自我的情感生活进行内省，并引发所期待的改变，属于强化水平或首要水平。治疗师选择最有利于治疗对象的情感表达、创造性、情感探索，以及问题解决的各种艺术表达形式。

伊夫琳·海姆利希（Evelyn Heimlich）创造了一种针对儿童的音乐心理治疗方法，称为"类语言治疗"（paraverbal therapy）。她在这种非传统方法中非常具有创造性地将语言、音乐以及音乐的各种因素、运动、心理剧、笑剧、绘画等各种艺术形式有机地融合在一起，帮助治疗对象进行表达、交流，并达到治疗的目的。

有关文献可以参阅Naitove（1980, 1984），Grinnell（in Bruscia, 1987a），Lewis（1987），Moreno（1988），McNiff（1981, 1988）。

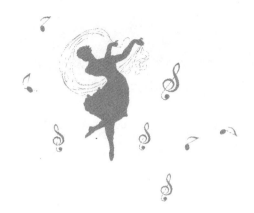

第九章

音乐治疗的方法技术

音乐治疗的形式

音乐治疗的形式分为和集体治疗和个体治疗两种。治疗师根据治疗的目的、病人的生理心理条件和治疗的环境条件，选择不同的治疗形式。

个体音乐治疗是指一个治疗师与一个病人一对一的个体治疗形式。在个体治疗中，治疗师与病人的关系至关重要，往往决定了治疗的成败。这里的医患关系应该建立在共情、理解、信任和支持的基础上。治疗师与病人应该是平等合作的关系，共同积极参与治疗过程，帮助病人达到治疗目的，而不是普通医患关系中那种医生与病人的关系，这是个体音乐治疗中医患关系的关键所在。同时，移情与反移情的现象也是个体治疗中至关重要的。恰当处理移情关系可以增加医患之间的理解和共情，使医患关系更加和谐，从而建立起巩固的治疗联盟。处理不当则会导致治疗失败，造成病人更大的精神创伤。

就个体音乐治疗的目的而言，适用较深层的心理分析与治疗，它为病人提供了一个开放和暴露自己内心深处的情感和情结，甚至隐私的安全环境。治疗师与病人共同探讨、分析、挖掘和理解病人的内心深层世界，以及潜意识矛盾。因此个体治疗是音乐精神分析学派常常采用的方法。当然有些病人由于生理条件或心理因素的限制不能参加集体治疗，也会被安排在个体治疗中。

集体音乐治疗的目的与个体治疗不同。如果说个体治疗是强调治疗师与病人之间的关系，那么集体治疗则强调的是小组成员之间的动力关系。集体治疗的特点在于为病人提供一个"小社会"的环境，病人在集体的音乐活动中与其他成员以及治疗师形成多层次、互动的治疗关系。每个成员的行为和心理都受到其他成员的影响，并同时影响着其他成员。在这一集体环境中，有社会行为障碍的病人可以通过音乐活动和音乐交流学习来促进自己的社会交往和沟通能力，学习理解和接受他人的情感和行为，病人可以在这一环境中逐渐调整自己的社会角色，建立起集体意识和社会现实感，控制不良的社会行为，强化社会接受的行为。

组织集体治疗小组时应考虑到治疗目的和病人条件。例如以促进社会交往能力为目的的小组应由约三分之二以上社交消极的病人和约三分之一社交积极的病人组成。消极的病人过多会使小组死气沉沉，活动难以开展；积极病人过多使消极病人更加退缩，失去安全感。组织这种小组应注意病人特点的多样性。这种小组称为"异质小组"。

但是在组织以心理治疗为目的的小组（如精神创伤、孤独老年人等）则要注意病人特点的一致性。同类病人在一起可以相互交流情感体验，学习和了解以其他成员的经历，反过来增加对自我的了解和体验。小组成员在一起相互支持、理解、倾诉，分担彼此痛苦，从而获得安全感和认同感，并从其他成员的经验中学习应对打击和痛苦的方法。如果有非同类的病人介入则会破坏这种安全感和认同感，妨碍感情宣泄和内心暴露。这种小组被称为"同质小组"。

小组以8～12人为宜。人数过多容易失去控制，治疗师也不易给每一成员以足够的注意。人数过少则缺乏足够的交流，也难以形成丰富的人格特征类型。座位应安排成一个圆圈，使每一成员，包括治疗师都有一个平等的位置。

在集体治疗中，最重要的是充分调动小组成员之间的互动反应，避免每一个成员都仅仅与治疗师发生反应。小组成员之间的动力关系远远比治疗师和个体成员之间的动力关系更为重要（见图9-1）。

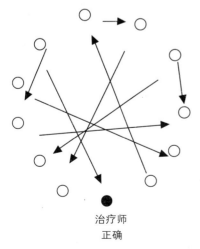
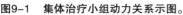
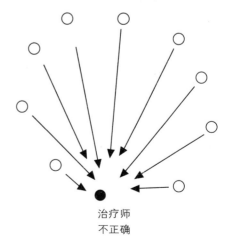

治疗师
正确

治疗师
不正确

图9-1 集体治疗小组动力关系示图。

音乐治疗的技术

音乐治疗的方法虽然很多，但是大致可以分为三种：接受式、再创造式和即兴演奏式。**接受式音乐治疗**（receptive music therapy）的方法是通过聆听音乐的过程来达到治疗的目的；**再创造式音乐治疗**（recreative music therapy）的方法是通过主动参与演唱、演奏现有的音乐作品，根据治疗的需要对现有的作品进行改变的各种音乐活动（包括演唱、演奏、创作等）来达到治疗的目的；**即兴演奏式音乐治疗**（improvisational music therapy）方法是通过在特定的乐器上随心所欲地即兴演奏音乐的活动来达到治疗的目的。

接受式音乐治疗

接受式音乐治疗的中心是聆听音乐以及由聆听音乐所引起的各种生理心理体验。接受式的音乐治疗方法很多，这里只简单地介绍其中几种：

歌曲讨论 这是最常用的方法之一，多用于集体治疗中。可以由治疗师或治疗对象选择歌曲，在聆听之后对音乐以及歌词的含义进行讨论。此方法的目的在于：（1）引发小组成员之间的语言和情感交流。治疗师以选择歌曲的方式来确定讨论的主题和讨论的方向；治疗对象选择的歌曲则透露出其想法和情感状态，以及与其他小组成员分享想法和情感的意愿。这些都是引发和促进语言交流的好的契机。（2）帮助治疗对象识别不正常的思维和行为。治疗对象由于心理或情绪障碍以及人格的扭曲，常常对歌词的含义有不正常的理解或认识误区。通过小组讨论，治疗师与其他成员可以对不正常思维进行澄清和纠正。（3）治疗对象对某一种音乐风格、形式，或某一首歌曲或乐曲的喜爱和认同往往反映出他的深层心理需要或人格结构特点，因此治疗师通过深入分析、体验和探讨治疗对象提供的歌曲或乐曲，可以了解和发现病人的深层心理需要和问题。

> **案例**
>
> 在一次小组治疗中，治疗师要求每一位病人提供一首自己最喜爱的歌曲或乐曲供大家欣赏和讨论。一位年轻的女性成员提供了一首美国著名男性歌

手保罗·西蒙（Paul Simon）的歌曲《Scarborough Fair》，她表示自己并不懂英文，听不懂歌词，只是特别喜爱歌手的嗓音和音乐的旋律。她说歌手的嗓音明亮柔和，音乐旋律温柔抒情，让她感到很亲切。治疗师随即开始询问她和父亲的关系。她立即开始流泪，说自己从小没得到父爱，爸爸从来都不肯抱抱自己。治疗师进一步问她心目中理想的父亲应该是什么样子？她说自己从小就一直幻想有一个温柔、亲切、爱自己的爸爸。治疗师又问道：就好像这首歌曲给你带来的这种感觉吗？她点点头，失声痛哭……

从这个例子可以看到，治疗师在歌曲讨论中可以很快地触及病人很深的内心创伤和深层心理需要。

歌曲讨论的方法既可以在较浅的支持层次的干预中使用，即引导治疗对象简单地讨论对歌曲的音乐欣赏体验；也可以在认知层次的干预中使用，即引导病人对歌曲中表达的思想观念进行讨论，以达到改变错误认知的目的；该方法也可以在深层次的精神分析干预中使用，即通过对音乐体验的讨论来发掘治疗对象的潜意识情感矛盾。

音乐回忆 治疗师要求治疗对象选择一首或数首歌曲或乐曲在小组中播放。这些歌曲或乐曲都是他在自己的生活历史中有着特别意义的。此方法的目的在于引发音乐所伴随的情感和回忆。在现代社会中，音乐是如此地深入社会的各个领域，以致几乎每个人在其重要生活经历中都会伴随着特定的音乐回忆。一首抗战歌曲可以立即引发一位经过抗日战争时代的老人对当时生活经历的生动回忆；同样，一首文革歌曲会把人们带回到文化大革命中的风风雨雨中。在听这些音乐时，丰富的生活事件往往会立即鲜明地浮现在脑海中，并出现相关的情绪反应。在集体治疗中运用此方法时，小组成员互相倾诉自己的往事，宣泄自己的情感，互相支持和安抚，以促进相互理解和情感沟通。

在个体治疗中，治疗师通过音乐回忆来达到探索和了解治疗对象的生活历史和情感事件的目的。例如，治疗师要求新来的治疗对象按照自己成长阶段的顺序，选择与每一人生阶段相联系的一段音乐，形成"个人音乐历史"。通过这些音乐，治疗师可以在较短时间里了解到治疗对象较为完整的成长史和情感发展史。

在使用语言的传统心理治疗中，病人对往事的回忆，特别是早期经历往往冷静、理智，缺乏细节和情感色彩，尤其处于阻抗阶段的病人更是如此。在临床治疗中常常可以看到，治疗对象在讲述一些童年创伤经历（例如因某些过错而受到父母责打）时，常常是冷静而不带情绪色彩的，甚至可能是笑着叙述的。也就是说，病人对于早期经历的记忆与当时的情感体验是分离的。而与治疗师或小组成员分享了自己童年时代所喜爱的歌曲时，治疗对象往往容易回到童年的记忆和过去的情感体验中去，形成心理退行状态。这样就可以使他或她的童年情感体验与童年的记忆重新结合在一起，从而把当时事件中的情感体验释放出来。

例如，对五六十岁左右的人来说，《让我们荡起双桨》这首歌曲可以很好地帮助他们回到自己童年或青少年时代的回忆中去，激发起他们对于当时的很多生活场景和事件的回忆，以及与之相关的各种情绪体验。因此，音乐回忆的特点就在于它的生动和富于感情色彩，较少遇到阻抗，可以使治疗师较为容易地了解到事件对病人的深层心理影响和意义。

这种方法对于老年病人，特别是老年痴呆症的病人最为常用。治疗师利用音乐对记忆的刺激作用来引发和改善病人的记忆，延缓记忆力衰退的过程。在老年痴呆症的临床治疗中有一个有趣的现象：当治疗师问病人是否听过一首在他的年轻时代最流行的歌曲（如20世纪60年代的电影《洪湖赤卫队》的插曲《洪湖水浪打浪》）时，他说自己没有听过。但是当治疗师开始为他演唱这首歌曲时，病人会跟着一起唱，而且连歌词都唱得很清楚。唱完之后再问他有没有听过这首歌，他仍然回答从未听过。这个现象说明病人对这首歌曲的记忆是存留的，而且可以通过音乐激发出来。治疗师就会不断地利用音乐的刺激作用来引发病人的记忆，帮助他恢复与这首歌曲有关的各种记忆，包括音乐的（旋律、歌词）和非音乐的（歌手的名字、相关电影的名称以及故事情节、当时的社会背景、治疗对象当时的有关生活事件细节等）记忆。经过一段时间的治疗，我们会发现病人的记忆力得到明显改善。

音乐同步 治疗师使用录制好的音乐或即兴演奏音乐来与治疗对象的生理、心理状态同步。当治疗对象与音乐产生共鸣后，治疗师逐渐地改变音乐，把治疗对象的生理、心理和情绪状态向预期的方向引导，以达到治疗目的。例如，治疗师给抑郁患者播放或演奏与他的情绪状态一致的，缓慢忧伤的音乐，当治疗对象的情绪与音乐的情绪发生共鸣后，逐渐改变音乐的情绪色彩。可以先使用缓慢忧伤的音乐，然后使用较为明朗抒情的音乐，然后使用节奏较为明确稳定、情绪较为积极的音乐，然后再使用节奏欢快、情绪积极振奋的音乐。而对于躁狂或焦虑的治疗对象则可以安排相反顺序的音乐。

音乐对人的情绪影响是非常有力的，只要能真正做到使音乐与治疗对象同步，绝大多数治疗对象的情绪会很快与音乐情绪发生共鸣，并跟随着音乐的改变而改变自身的生理、心理状态。这里需要注意的是使用的音乐风格必须是治疗对象所喜爱的，至少是能接受的。另外还要注意，不能主观地认为某一种音乐就一定会引起某一种情绪。要注意到治疗对象对音乐反应的特异性，例如一位女性治疗对象在童年时，父亲常常带她到舞场，自己沉醉于跳舞，而置她于不顾。这种特殊的生活经历使她对欢快的圆舞曲节奏产生厌恶的情感和被遗弃的恐惧反应。在治疗开始前，应通过对治疗对象的音乐史的了解，尽可能多地掌握音乐反应的特异性。

音乐想象 治疗对象在特别编制的音乐的背景下产生自发的自由想象。这种想象通常是生动的视觉联想，有时会伴随着强烈的情绪反应，想象不会是无意义的，它往往与治疗对象的深层内心世界和潜意识矛盾有关。治疗师可以给予治疗对象导向性的指导语，例如："想象你走在一条小路上…… 你看到了一座房子，这是你小时候住过的房子……"。治疗师也可以不给予治疗对象明确的联想指导语，而是说："请你仔细地体验音乐，看看音乐会给你带来什么样的画面？"在个体治疗中，治疗师与治疗对象在音乐想象的过程中可以保持语言交流，随时了解治疗对象想象的内容和当时的情绪状态，并在需要的时候对治疗对象的想象进行引导和推动。在集体治疗中，治疗师不与治疗对象保持语言交流，在音乐结束后，治疗对象向治疗师报告想象的内容，双方共同探讨想象内容的意义，帮助治疗对象了解自我，体验自己的内心情感世界。

音乐想象的方法可以分为引导性的（directive）和非引导性（nondirective）的两种：

引导性音乐想象的特点是治疗师始终引导和控制着音乐想象的全过程，包括对音乐的选择、想象情景的设定，以及想象进程的发展，而治疗对象基本上是跟随治疗师的引导进行想象。想象的内容通常是美好的大自然情景和良好的自我体验（高峰体验）。这种方法通常在较浅层次上进行干预，目的在于减轻消极的心理和生理体验，增强积极的心理和生理体验，以达到减轻或消除焦虑、紧张或抑郁，建立和强化安全感、放松感和良好的自我体验的目的。在这种情况下，治疗师并不面对或触及治疗对象的内心痛苦情绪或矛盾冲突。

引导性音乐想象通常被运用在单纯的音乐放松训练，或深层次心理治疗的开始阶段（稳定化阶段），目的是帮助治疗对象增强对内心痛苦的承受能力和自我的力量。在这种情况下，治疗师一般选择美好抒情并富于情景描绘特点的音乐。音乐的结构不宜复杂，要特别避免选择有激烈的发展和矛盾冲突的交响乐作品。

非引导性音乐想象的特点是治疗师不对治疗对象的想象进行引导，而是把想象的主动权交给治疗对象，让治疗对象进行自由联想，而治疗师通过对音乐的选择来控制想象内容的方向。在这里治疗师的任务是跟随治疗对象想象的方向，推动和深化治疗对象的想象深度和情绪反应。这种方法通常被运用在深层次的心理治疗过程中。治疗对象在受到音乐情绪的影响而产生的，丰富而富于情绪色彩的想象中体验、发泄和挖掘丰富而又复杂的内心世界和潜意识心理活动，以达到宣泄痛苦情绪，认识自我和人格成长的目的。在这种情况下，治疗师通常选择结构复杂，充满矛盾冲突和复杂的情绪特点的交响乐作品。

美国的邦妮博士在非指导性音乐想象的方法的基础上发展出了一套以使用音乐想象为手段的，完整系统的治疗方法，称为"音乐引导想象"（GIM）。这一方法是目前音乐心理治疗中最复杂也最强有力的方法。由于这种方法涉及的心理层次很深，在使用不当的情况下可能会给治疗对象造成很大的心理伤害，因此在美国只有受过专门训练，并获得专门执照的治疗师才允许使用，即使专业的音乐治疗师也不例外。在第十一章中对GIM方法有更详细的介绍。

其他 还有一些音乐聆听的方法被用于普通综合医院的临床实践中。例如，为治疗对象播放音乐以提高痛阈和耐痛阈，减轻外科手术过程、分娩过程以及手术愈合期的疼痛；用音乐促进人体的放松，缓解紧张状态，在音乐背景下进行放松训练；以及在生物反馈放松训练中用音乐作为强化刺激信号，或音乐系统脱敏等，也属于接受式疗法。在中国，一些研究者将音乐的声波变化转换成电频的变化，研制出音乐电疗仪和音乐电针灸仪，克服了在传统的电疗和电针灸中身体产生适应效应的问题，取得了较好的疗效。这种方法可以理解为接受式音乐治疗与物理治疗和针灸治疗的结合。

再创造式音乐治疗

再创造式音乐治疗强调让治疗对象不仅仅聆听，而更重要的是亲身参与各种音乐活动。此方法通常包括演唱演奏和音乐技能学习两类。音乐的演奏演唱并不要求治疗对象受过任何音乐训练，或具有任何音乐技能。相反，再创造式的音乐治疗方法正是为那些没有任何音乐技能的治疗对象设计的。当然，在集体治疗小组中，有某种音乐技能的治疗对象会使集体的音乐表演大为增色，但这不是必需的。根据治疗目的和所依据的理论不同，音乐演奏演唱的治疗活动可以是非音乐性的，即活动的目的不在于音乐，演奏演唱出来的音乐是否好听无关紧要，也可以是音乐性的，即活动的目的在于音乐，要求治疗对象的演奏演唱好听，具有相对较高的艺术性。同样，根据治疗的目的不同，音乐技能的学习的目的可以是以非音乐的，也可以是音乐的。音乐技能学习通常以个体治疗的方式进行，而演奏演唱虽然可以用于个体，但更多地用于集体治疗。

无论是演奏演唱还是技能学习，当音乐活动的目的是非音乐的时，也就是**以过程为取向**（process orientation）时，治疗的中心在于音乐活动的过程，即治疗对象在演奏演唱和技能学习过程中表现出的行为和相互间的反应。在集体音乐演奏演唱时，治疗对象必须克制自己的反集体行为，学习和适应在集体活动中充当适当的角色，并努力与他人合作。

案例

一个治疗对象在生活中常表现出反社会行为，拒绝与他人合作，热衷于表现自我。在集体的音乐演奏中，他常用打击乐器演奏出不正确的节奏或速度来与集体对抗，使音乐难以进行下去。后来治疗师有目的地安排演奏他最喜爱的乐曲，而他则成为小组中最热心要把乐曲演奏好的人，努力地按照音乐本身的要求去做，认真地演奏，并指出别人演奏中的不正确之处。经过一段时间后，他在生活中的反社会行为明显减少，与其他成员的关系也大为融洽。

有些治疗对象退缩孤独，害怕和回避与他人交往。经过一段时间的集体音乐演奏活动后，他们逐渐开始融入集体生活，与他人的交往大大增加。

当音乐活动是以音乐为目的时，也就是**以结果为取向**（result orientation）时，治疗的中心则集中在音乐行为的结果。治疗对象克服自身的生理或心理障碍，努力学习音乐技能，最终获得音乐上的成功。

案例

某少年因生理缺陷产生严重的自卑心理，在学校拒绝与同学交往，拒绝任何形式的集体活动。他的智力发展也因自卑的心态和长期抑郁而受到抑制。当音乐治疗师发现他具有很好的音乐天赋后决定教他演奏吉他。经过一年多的学习，他很快成为了一个出色的小吉他手，多次在校内和校外的演出中大获成功，成为同学们倾慕的对象。从此他的自卑心理被解除，建立起了正常的自信心，人际关系也正常了。

学习音乐技能的过程与生活中其他学习过程一样，是一个不断解决问题、克服困难和获得成功经验的过程。它们的区别在于学习音乐技能的过程同时也是伴随着愉悦体验的过程，因此可以增强治疗对象的学习动机和承受挫折的能力。治疗对象最终会把自己在学习音乐过程中获得的成功经验泛化到日常生活中去。

另外，治疗对象在演唱演奏中获得的成功感可以有效地提高治疗对象的自我评价，增强治疗对象的自尊心。这一点对于那些长期住院的治疗对象、智障儿童、严重残疾的病人和精神病院的病人尤为重要。

美国纽约州立大学的鲁道夫和罗宾斯创立了被称为"创造性音乐治疗"的方法，并提出了"音乐儿童"的观点。他们认为每一个正常的儿童实际上都具备了一定程度的各种音乐能力。当一名儿童表现出对某种音乐能力的缺乏时，就意味着他在生理或心理的某些方面出现了问题。为了治愈或解决这些生理或心理方面的问题，音乐治疗师训练儿童这一方面的音乐技能，当儿童的音乐能力恢复并发展了，他的生理或心理问题也就随之解决了。

在创造性音乐治疗中，儿童有针对性地学习演奏乐器歌唱，学习并提高音乐感受力，学习音乐创作及表演音乐剧等音乐活动。这是一种以音乐为目的的集体治疗形式，在美国很受欢迎，成为音乐治疗中的一个重要流派。

关于鲁道夫－罗宾斯的"创造性音乐治疗"，在第十一章有详细的介绍。

即兴演奏式音乐治疗

即兴演奏的治疗方法在欧美国家十分普遍。在有些欧洲国家，音乐治疗就等于即兴演奏式音乐治疗。

即兴演奏采用的乐器多为简单的，无需学习训练即可演奏的节奏性和旋律性打击乐器，如各种不同的鼓、三角铁、铃鼓、木琴、铝板琴等。治疗师多用钢琴或吉他参与演奏。

在集体即兴演奏中，先安排治疗对象坐成一个圆圈，各种乐器置于圆圈的中间，让治疗对象先试一试每一种乐器，使他们了解和熟悉每种乐器的音色和演奏方法。然后让他们自由选择乐器。治疗对象对乐器的选择反映出他的人格特征、在人际关系中的角色和他准备在这次演奏活动中所占有的地位。例如退缩的治疗对象通常选择音量小，不易引起人们注意的乐器，而支配欲或攻击性较强的治疗对象通常选择体积大、音量大的乐器。有情感表达欲望的治疗对象则多选择旋律性乐器等等。

演奏通常由一名志愿者开始，其他成员可以在任何时刻进入演奏，甚至根本不演奏。治疗师根据治疗目的可以参加或不参加演奏，但大部分情况下是参加的。大家虽然是随心所欲地演奏，但音响效果却迫使每一个人自觉或不自觉地不断调整自己的节奏、速度、音量或旋律，以在整个音乐中找到和确立自己的位置和角色。这使每一个成员在社会和人际关系中的行为特征和人格特点生动地表露出来。例如，支配欲强的人通常用大音量的鼓声来左右整个团体的音乐的速度和节奏；而依赖性强的人则总是追随别人提供的音乐模式；有反社会行为倾向的人总是不断地试图破坏和改变大家已经建立起来的音乐模式等等。

即兴演奏可以是标题性的，即由治疗师或治疗对象先确定一个主题，然后大家按照自己对主题的理解或思路进行演奏；也可以是无标题的，即完全无主题的自由演奏。但也可以是先无标题的演奏，然后大家根据自己的感受给音乐确定一个标题。

即兴演奏的结果可能是和谐动听的，也可能是杂乱无章的，这反映出整个治疗小组的人际关系状态。多数情况下，规律是这样的：和谐——杂乱——新的和谐。在刚开始的几次合奏时，每一成员都保持着社交礼貌，较为克制自己的个性而表现出彬彬有礼的态度，表现出各自友好的一面，在演奏时则较为克制自己的冲动和个人表现欲，注意与其他人的配合，因此音乐听起来较为谐和。在后来的演奏中，个人特点和个性，以及人际关系矛盾就逐渐显露出来，音乐开始变得杂乱无章。而杂乱无章的音乐效果是每一个成员所不乐于见到的，于是大家不得不逐渐改变自己的行为特点，以适应他人，最后达到重新和谐。

每次合奏之后都由治疗师引导进行讨论，每个人都说出自己演奏的感受和对他人演奏的感觉，这样每个人在小组中的行为表现都得到及时直接的反馈。这是一个学习适应社会生活和人际关系的很好的机会和环境，每个人都在这个环境中学习如何在社会中寻找和确立一个为他人所接受的地位和角色，学习如何改变自己不适当的社会行为，与他人和谐地相处。

在即兴演奏的个体治疗中，治疗目的主要是建立起良好的治疗关系，以及帮助治疗对象用自发随意的演奏来抒发和宣泄自己的情感。在这里治疗师可以与治疗对象共同即兴演奏音乐。与集体的即兴演奏一样，演奏可以是标题性的（如，"我的童年"、"我的妈妈"、"悲伤"等等）、无标题的

（即没有任何主题，随心所欲地即兴发挥），或先非标题，然后确定标题的（在一段无标题的即兴演奏之后，让治疗对象为刚才演奏的音乐起一个名字）。治疗师在演奏中应始终处于辅助、引导、支持、启发的角色，不应喧宾夺主。通过两人之间一段时间的合奏练习，治疗对象逐渐建立起对治疗师的信任，治疗师进一步为治疗对象提供一个安全的宣泄内心情感的环境，即使这种情感是不正常或非理性的，治疗师也应予以接纳、理解。

在每次演奏之后都要进行讨论，帮助治疗对象澄清和确定在音乐中表现出的情感。在良好的治疗关系确定后，治疗师在理解的基础上对治疗对象的情感进行分析指导，以达到治疗目的。

即兴演奏的音乐治疗方法分为很多不同的流派。有以精神分析为取向的流派，以人本主义—存在主义为取向的流派，还有以格式塔为取向的流派等等。每一种流派都有各自不同的评估方法、治疗设计和不同操作模式，以及对演奏中呈现出的音乐现象进行分析的不同方法（见表9-1）。

表9-1 目前主要的即兴演奏音乐治疗流派

流派	创始人	适用人群	理论取向
创造性音乐治疗（Creative Music Therapy）	美国音乐家鲁道夫和美国特殊教育家罗宾斯	残疾儿童，儿童精神病人，以及成年住院病人。	人本主义、存在主义
自由即兴演奏治疗（Free Improvisation Therapy）	英国音乐治疗家朱丽叶·阿尔文	残疾儿童，儿童精神病人，以及成年神经症病人。	精神分析
精神分析音乐治疗（Analytical Music Therapy）	英国音乐治疗家M. 普里斯特利	成年精神病人，成年神经症病人，正常成年人，夫妻，囚犯，以及心理治疗专业的学生。	精神分析
实验性即兴演奏治疗（Experimental Improvisation Therapy）	美国音乐治疗家K.布鲁夏和赖尔登（Riordan）	残疾儿童，残疾成年人，正常成年人，以及心理治疗专业的学生。	存在主义、塔维斯托克（Tavistock）和T小组
奥尔夫即兴演奏模式（Orff Improvisation Model）	德国音乐教育学家奥尔夫和音乐治疗家莱雷尔—卡勒（Lehrer-Carle）	残疾儿童，儿童精神病人，以及成年精神病人。	存在主义

（待续）

表9-1 目前主要的即兴演奏音乐治疗流派（续）

流派	创始人	适用人群	理论取向
类语言治疗模式（Paraverbal Therapy Modal）	海姆利希，麦克唐奈（McDonnell），和惠勒	儿童精神病人，残疾儿童，情感剥夺的儿童，住院儿童以及家长。	精神分析
比喻性即兴演奏治疗（Metaphoric Improvisation Therapy）	卡奇（S.Katsh），梅里（C.Merie）和菲什曼（Fishman）	正常和神经症的成年人，以及治疗专业学生。	格式塔理论，心理互动精神分析和发展心理学理论
成年即兴演奏治疗（Adult Improvisational Therapy）	斯蒂芬斯（G.Stephens）	成年精神病人，正常成年人，治疗专业的成年人和学生。	格式塔理论
音乐心理剧模式（Musical Psychodrama Model）	莫雷诺（J.Moreno）	正常和神经症的成年人，成年精神病人，残疾儿童，残疾成年人，毒品和酒精依赖者，囚犯，以及违法者。	心理剧
综合即兴演奏治疗（Integrative Improvisation Therapy）	辛普金斯（P.Simpkins）	儿童精神病人，残疾儿童，成年精神病人。	精神分析
人声即兴演唱治疗模式（Vocal Improvisation Therapy Model）	索克洛夫（L.Sokolov）	成年医学病人，成年精神病人，成年疼痛病人，成年心理危机病人，产妇和正常成年人。	格式塔，精神分析等
成长治疗性过程（Developmental Therapeutic Process）	格林内尔（Grinnell）	儿童精神病人。	认知发展理论
即兴演奏评估（Improvisation Assessment Profiles）	布鲁夏	正常成年人，成年神经症病人，成年精神病人，残疾成年人，正常儿童，儿童精神病人，残疾儿童。	

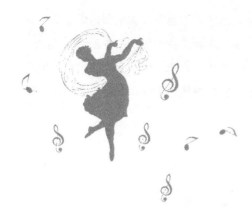

第十章

音乐教育领域的音乐治疗模式

音乐治疗的发展由于受到心理学、医学、教育学、文化和音乐等多种因素的影响，逐渐形成了繁多的流派。总的来说，我们可以把音乐治疗的流派分为三大类：音乐教育领域的音乐治疗模式；音乐心理治疗的模式；医学领域的音乐治疗模式（表10-1）。本章主要介绍从音乐教育发展出来的音乐治疗模式。

表10-1 不同的音乐治疗模式

模式	重要流派
音乐教育领域的音乐治疗模式	奥尔夫音乐治疗 达尔克洛兹音乐治疗 科达伊音乐治疗 Kindermusik音乐治疗
心理治疗领域的音乐治疗模式	邦妮的音乐引导想象 鲁道夫—罗宾斯音乐治疗 心理动力学流派的音乐治疗 行为学派的音乐治疗
医学领域的音乐治疗模式	神经学音乐治疗 生物医学音乐治疗 保健音乐治疗

奥尔夫音乐治疗

奥尔夫音乐教学法由德国著名音乐家卡尔·奥尔夫（Carl Orff；见图10-1）于1926年创立。奥尔夫音乐教学法主要是针对儿童音乐教育设计的。在奥尔夫音乐教学法中，最初主要使用人类最自然的乐器——嗓音，后来逐渐又发展出了以各种打击乐器为主的一整套乐器，这些乐器是从非洲的木琴发展而来。1949年后，奥尔夫音乐教学法的课程在奥地利萨尔斯堡广播电台上进行教学，取得了巨大的成功。1950年之后的10年中，奥尔夫音乐教学课程得到了很大发展，并传播到国外，特别是美国和加拿大。1968年，美国奥尔夫协会成立。现在在北美国家，奥尔夫音乐教学法为广大音乐教育工作者所接受，并广泛地用于儿童的音乐教育实践中。

奥尔夫本人并没有有意识地将他的音乐教育方法与音乐治疗相结合，也就是说，奥尔夫的音乐教育方法主要是针对正常儿童人群，而不是针对有特殊问题的儿童人群。但是在1962年在美国Toronto大学的一次演讲中，他说：奥尔夫教学法在包括音乐治疗在内的新领域的发展使我现在格外忙碌。

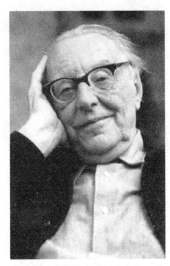

1962年，萨尔斯堡的奥尔夫机构的主任威廉·凯勒（Wilhelm Keller）开始把奥尔夫的方法应用到有各种障碍的儿童人群，例如有情绪、智力和生理障碍的儿童，不久又应用到有先天愚型、脑瘫、智力发展障碍等严重残疾的青少年人群（Lehrer-Carle, 1971）。

图10-1 德国著名音乐家卡尔·奥尔夫。

尽管奥尔夫本人一开始时可能并没有意识到这种未来的发展，但他的方法中很多原则都与很多领域的音乐治疗原则相吻合。第一个将奥尔夫音乐教学法与音乐治疗相结合的文献是朱迪思·贝文（Judith Bevans, 1969）的报告。她根据奥尔夫"所有儿童都在不同的水平上有能力进行创造和表达他们自己"的观点，在盲人儿童学校使用奥尔夫方法。此后在很多治疗领域中，奥尔夫教学法与音乐治疗的融合越来越普遍（Darrow, 2004）。最重要的有关出版物当属盖特伍德·奥尔夫（Gerturd Orff）的著作《奥尔夫音乐治疗法：活动推动儿童的发展》（The Orff Music Therapy: Active Furthering of the Development of the Child, 1974），《奥尔夫音乐治疗的核心概念》（Key Concepts in the Orff Music Therapy, 1989），以及卡罗尔·比特康（Carol Bitcon）的《相同与差别：临床与教育中奥尔夫方法的应用》（Alike and Different: The Clinical and Educational Uses of Orff- Schulwerk, 2000）。

基本理念

奥尔夫的核心理念基于两个假设：（1）每一个人都有能力参与音乐；（2）在学校教室中使用的音乐在本质上必须是音乐的基本要素。不论有能力还是无能力的儿童都能够参与奥尔夫法的合奏。这种合奏可以是以说话、歌唱、乐器演奏或舞蹈的形式。教师必须充当引导的角色，把孩子安排在一个他可以胜任的演奏位置（Shamrock, 1986; Warner, 1991）。

奥尔夫教学的核心是音乐的基本要素，这些要素存在于说话、舞蹈和运动。奥尔夫认为，像原始部落文化中的音乐一样，课堂中的音乐也不应该是独立存在的。这些音乐不应当是被写成乐谱，然后严格地按照乐谱去演奏。相反，它应该是一个在即兴中充满变化的过程（Rudaitis,1995; Warner, 1991）。

奥尔夫音乐教学法的一个潜在的原理是从声音到符号的进程（the progression from sound to symbol）。奥尔夫相信，音乐学习的进程与儿童的语言获得是平行的，因此他的音乐教育方法是以此为前提的。当儿童学习语言的时候，我们为他们提供了学习语言的必要条件：语言交流，对他们的交流意图加以肯定，对内容进行形象的解释等等。而在奥尔夫的教育模式里，儿童在能够用语言表述他们的体验之前要参与各种音乐创造活动（Wry, 1981）。最初，儿童学习音乐的声音和词语（探索和模仿），然后开始通过和声和语句的形式来掌握这些乐音和词语（即兴演奏与创造），只有儿童真正掌握这些乐音的使用后，才逐渐引导他们学习乐谱或课文。当儿童更加习惯于阅读之后，老师最后才要求他们创造音乐或写作文章（Bitcon, 2000; Orff, 1963）。通过这个从声音到符号的进程，儿童逐渐地建立起音乐的概念。

节奏是所有儿童进一步学习音乐的基础，而且是所有音乐要素中的力量和整合的因素。而节奏又存在于说话，舞蹈和运动之中。儿童的语言从说话（问答、吟诵）发展到旋律（五声音阶到七声音阶），说话从无节拍到有节拍。儿童的运动概念的发展分为三个方面：节奏性的运动，自由/说明性（interpretive）的运动，和伴奏（accompaniment）的运动。伴奏的运动是奥尔夫教学过程的统合因素。儿童开始使用无音高的乐器，跟随着有音高的乐器来伴随他们的说话、歌唱和运动等活动。这种伴奏的能力引导儿童最终发展到对传统和声的理解。在整个过程中，运动都成为一个持续的，从简单的加花装饰到固定节奏的伴奏模式（Morin, 1996; Warner, 1991）。

科拉列·斯内尔（Coralie Snell）将奥尔夫的基本观点总结如下（Snell, 1980）：

1. 教育应该根据每个人的特殊需要、能力和潜力，为每个个体提供全面发展的机会和体验。

2. 创造力是所有人类的先天特点。

3. 每个人都有表达的潜能，都可以在适当的刺激条件下做出反应。

4. 愉快的体验会增强任何一种学习过程，并为学习过程提供持续的动力。

5. 与普通的学习一样，音乐的学习应该成为参与的体验的结果，而参与的体验又会引发学习过程。

6. 音乐对人的成长是至关重要的。

7. 对乐理的学习应直接产生于参与奥尔夫音乐学习的体验之上。

8. 儿童学习音乐的最好途径是通过重复过去的，在人性的本能中获得音乐性的过程。

9. 团体的形式是重要的，而每一个个体在团体中都有独特的作用。

临床应用

奥尔夫的音乐教育理念与音乐治疗的很多方法是吻合的，其中最重要的共同点就是多重感官的方法。奥尔夫认为促进儿童的学习过程应该通过几种不同的感官通道，如说话、歌唱、运动和演奏乐器。乐器可以在触觉、视觉、听觉或运动知觉的层次上为儿童提供刺激。儿童可以对乐器的形状、重量、颜色、音色，以及演奏时为了引发声音所必需的动作产生反应（Orff, 1974）。

在奥尔夫音乐治疗中，音乐被视为具有社会和交流的功能。参与奥尔夫合奏或合唱活动可以给儿童提供一种作为参与者，成为集体的一员，以及活动所需的自我身份感。治疗活动作为一种刺激，引发对集体音乐活动的归属感和成就感（Orff, 1974）。在集体音乐活动中，儿童与同伴相互合作，可以增加他们的人际互动反应能力。

奥尔夫组合乐器可以起到不同的交流作用。乐器在儿童与治疗师之间既可以起到连接的作用，也可以起到隔离的作用。儿童可以有意识地通过演奏乐器来与治疗师交流，也可以用乐器在自己与治疗师之间制造一个"安全"

的距离。因此交流可以在儿童与乐器之间，儿童与治疗师之间，儿童与儿童之间进行（Clowell et al., 2004）。

在奥尔夫音乐治疗中很关键的一点就是，治疗师必须知道儿童目前的功能水平如何？知道儿童能够做什么，需要做什么？治疗师必须具有灵活性，既能够使音乐治疗活动适应儿童的现有能力，又能够使工作朝着已经建立的治疗目标进行。伴随着儿童成长过程的音乐学习过程必须是个体化的，而且与儿童的承受能力和进程相适应。在奥尔夫音乐治疗中，学习的过程被描述为紧张与释放的交替过程，包括"新鲜的"与"熟悉的"材料精心的结合，同时避免刻板的程式化。材料的改变是在治疗中，以及各次治疗之间唤起兴趣的要点（Orff, 1974）。

卡罗尔·比特康提出了奥尔夫音乐治疗在临床中的原则（Bitcon, 2000）：

1. 成功体验必须体现在每一次治疗中。治疗的气氛应该是积极的、无威胁的，并创造一个鼓励冒险的气氛，儿童应乐意在持续的和最大的鼓励下进行新的尝试。

2. 在治疗中，开放式的材料应该尽可能地在各个水平上使用。尽管治疗师可能在头脑中有一个具体的目标，但是他必须要允许儿童的反应出现变化。根据儿童能力水平的不同，治疗师施加控制的程度应是不同的。

3. 在集体治疗中，材料的使用必须与每个个体的能力相适应。治疗师应能够发展性地使用适当的材料来保证儿童的成功。

4. 适应性、灵活性、敏感性，对于残障症状的知识及其治疗需要、幽默感和对病人的尊重都是必须具备的。

奥尔夫教学法强调音乐发展的四个方面：

探索 儿童探索声音和运动领域内的可能性。给儿童提供音乐刺激，并给予他们尝试操作音乐的自由。

模仿 模仿指发展出以下方面的基本技能：说话、身体拍击、运动、歌唱和演奏乐器。老师或治疗师向儿童展示某种演奏模式，然后要求儿童模仿。模仿应首先通过身体拍击，如拍手、跺脚、打响指、轻拍等进行，然后转到有音高或无音高的打击乐器上，如木琴、钟琴、钢片琴等。还可以使用录音机。根据情况不同，探索和模仿可以同时使用或交替使用。

即兴　当儿童能够模仿音乐的模式之后，治疗师开始介绍即兴演奏。即兴演奏在强调拍击身体等模仿技术的同时，提供尝试新的演奏模式的机会。在集体即兴演奏中，儿童可以根据自己的能力，在即兴演奏的任何技能水平上参与即兴演奏。治疗师或老师引导即兴演奏的结构，并鼓励儿童转变自己以前学习到的节奏或音高模式。这种转变可以通过问答的形式，或独奏与合奏的回旋曲形式。

创造　在这一阶段，集体演奏将前面的三个阶段中出现的材料融合起来。鼓励儿童在回旋、主题、变奏或小型套曲的形式中创造他们自己的作品。音乐的内容可以来自那些对儿童有意义的素材，并通过奥尔夫教学法中核心的方法：说话、歌唱、运动和乐器演奏表现出来（Shamrock, 1986）。

通过这个过程，奥尔夫教学法不但教授音乐能力，还教授审美的感觉。儿童学习通过音乐的方式来深入地思考、反应和表达自己。在这里，音乐的反应包括感知觉的意识、审美的体验、技能的提高，以及即兴演奏。奥尔夫的活动刺激儿童的听觉、触觉、视觉、动觉等各种感官，儿童有机会使用他们的整个身体来表达、创造和想象。在奥尔夫的活动中，儿童通过参与说话、歌唱、运动和器乐演奏的活动，获得了对音乐和非音乐概念的理解（Banks, 1982; Thormas, 1980）。

奥尔夫认为，这个音乐的创造过程应该适于全世界的音乐教育。他的一个基本前提就是这种音乐学习的过程是基于不同文化自身的说话以及传统的歌唱，包括节奏，谚语、童谣、游戏和歌曲。奥尔夫教学法以过程为取向，而不是以结果为动机（Shamrock, 1986）。也就是说，在音乐演奏演唱的过程中发生了什么比音乐的效果更为重要，这一点与追求非音乐目标的音乐治疗的宗旨完全吻合。

表10-2列举了部分音乐治疗的目标与常见的奥尔夫方法的应用：

表10-2　靶行为的奥尔夫方法应用		
目标领域	具体行为	奥尔夫方法的应用
社会	遵循指令 依次活动	模仿、独奏或合奏， 固定节奏，有节奏的舞蹈
交流	言语的使用 提问和回答的能力	吟诵（chant），固定语言（speech ostinatos），呼叫与回应的活动
运动	运动模仿 握紧	身体的拍击模仿或固定身体拍击 手持鼓槌的姿势与使用
认知	聆听技能 分辨人名	记忆合奏合唱中的声部

达尔克洛兹音乐治疗

达尔克洛兹音乐教学体系是由瑞士音乐家达尔克洛兹（Émile-Henri Jaques-Dalcroze）创立的。它的基本出发点反映了教育的一个基本理念：每一个儿童都应当受到免费和适当的教育。这一理念落实到音乐教育的实践中就是：音乐教育应当是为每一个儿童提供的，而不只是为少数天才或有音乐潜能的儿童设计的。

基本理念

达尔克洛兹音乐教育注重这样一个理念：精神、身体和情绪是所有学习的基础。米德（Mead, 1994）总结了达尔克洛兹音乐教育法的四个基本前提：

1. 音乐律动操唤醒身体、听觉、视觉和头脑里的想象。

2. 视唱练耳、即兴演奏和音乐律动体操结合在一起可以增强表达性的音乐感，和智力的理解能力。

3. 音乐可以通过说话、姿态和运动来体验。同样也可以通过时间、空间和力量来体验。

4. 人类最好的学习途径是通过感官。音乐教育应当通过触觉、动觉、听觉和视觉来进行。

达尔克洛兹的方法可以被称为"音乐律动操"（eurhythmics），其中包含三个组成部分。第一个组成部分是视唱练耳。达尔克洛兹相信学生必须首先熟练掌握聆听的技能，并发展出"内心听觉"。音乐家必需能够听到他们所写的，能够写出他们所听到的。乐谱如果不在演奏或想象中转化为声音，就是毫无意义的。视唱练耳是建立在法国的固定音高的体系上的。而达尔克洛兹的视唱练耳的独特之处则是它总是与节奏和运动相结合（Frego, 2004）。

第二个组成部分就是即兴演奏。即兴演奏的能力是通过各种方式组合逐渐发展出来的。教师对学生的指导可能是通过用钢琴来伴随学生的即兴的运动，让学生对语言指令做出本能的反应，或改变音乐的特点。或者反过来，学生在其他人的钢琴、鼓或歌曲的伴奏下进行即兴的运动。学生不久就会学会用在乐器上即兴演奏音乐的方式来进行自我表达。这种自发的表演活动方式是为增强学生的反应时间和交流的准确程度而设计的（Mead, 1994）。

最后一个组成部分是律动音乐操本身。它被认为是达尔克洛兹方法的核心，也是达尔克洛兹方法中最后发展出来的部分。但是它与节奏视唱练耳和即兴演奏同样重要，而不是比前两者更重要。它包含了两层意思：（1）人类能够通过运动的对称、平衡和节奏的准确感，体验到音乐中的对称、平衡和节奏的准确感。（2）节奏视唱练耳、即兴演奏和律动音乐操是相互依存的，必须同时教授。这三个方面的训练相互强化，形成一个完整和平衡的音乐教学体系。现代音乐教育工作者和音乐治疗师往往更加认同律动音乐操。

典型的达尔克洛兹课堂包括一些智力和肌肉运动知觉方面的游戏和活动。在课堂里，老师让学生通过身体的方式来聆听音乐并对音乐刺激做出反应，以达到产生身体感觉和意识的目的。身体的感觉又进一步作为情绪和更为丰富的体验反馈到大脑。通常达尔克洛兹的课堂以"迅速反应游戏"（quick reaction game）开始。学生跟随着即兴演奏的音乐行走，对即兴演奏的音乐不断变化的速度、音量和乐句进行反应。通过这种活动，学生开始理解如何通过调整自己的力量、身体重心等身体的运动变化来把"音乐躯体化"（physicalize the music）。教师通过这些活动来教授诸如律动、拍子、节奏、节奏的分化、乐句、小节，以及曲式的形式等音乐基本元素。

在中级的达尔克洛兹课堂教学中，教师教授复节奏、复节拍、卡侬，以及紧张、放松、呼吸、指挥、对位、弱拍起音和强拍起音等。整个课堂教学强调深入的创造性。所有的课堂都是集体教学，学生在集体的活动中相互反应，并发展出通过音乐和运动的形式进行非语言交流的技能。

达尔克洛兹教学中的高潮体验是一种被称为"造型性动作"（plastique）的形式。造型性动作包括在原先的节奏体验基础上发展出来的一种松散的舞蹈技能，这种舞蹈技能既是身体的，也是音乐的表达能力。老师要求学生跟随音乐自发地创造出一个与音乐互动的舞蹈小品。

现代西方国家的音乐教育在很多方面都受到达尔克洛兹教学方法的影响。音乐教师更多地强调学生通过活动进行学习。学习过程中较少教授，而更多地强调体验。达尔克洛兹的原理是强调通过可观察到的运动所展示出来的学生的音乐行为和音乐表达。现代西方国家的音乐教育受到达尔克洛兹影响的另一个方面是更加重视个体化教学。教师应该为所有学生提供适合的音乐体验。鼓励学生通过即兴演奏来增强音乐的创造性和想象力。音乐课堂以学生为中心，学生主动地聆听音乐，对音乐进行思考和分析，并主动地创造音乐。

达尔克洛兹教学法的原理在很多教学条件下都是简单易行的（Johnson, 1993）。由于达尔克洛兹的活动可以适应各种学生的水平和能力，不同年龄学生组成的课堂变得流行起来。音乐教学成为创造性的、灵活的、给予与接受（give-and-take）互换的模式。教学中重视自发的创造能力，而老师则应具有灵活和创造性的人格，能够轻松地跟据课堂上随时出现的情况和机会来进行教学，而不是死板地遵循一个事先制订好的教学大纲。

达尔克洛兹认为他的方法是通过音乐律动操来发展学生对音乐的理解，并帮助学生发展迅速对节奏做出反应的能力。发展肌肉的节奏和神经的感受性最终会促进对时间、时值、强度和乐句的精细的辨别能力。通过节奏的运动，学生会学会以音乐的方式进行自我思考和表达。最初达尔克洛兹的理念更多的针对传统意义上的音乐家教育，但是很快就延伸到了儿童的早期音乐教育，以及那些有特殊需要的儿童的教育（Campbell, 1991）。

达尔克洛兹相信，学习过程应该包括直接的感官体验，因此他提倡肌肉运动知觉的学习。通过运动，学习成为可以观察到的体验。各种音乐体验，包括运动、歌唱、即兴演奏、阅读乐谱与音乐写作，以及乐器演奏，都会促进音乐的学习（Johnson, 1993）。此外，达尔克洛兹还认为，达到健康的途径是通过精神、身体和感官的平衡来达到的，很多人发现，人可以通过综合演练来提高精细技能，首先是真实的身体练习，然后是想象肌肉运动知觉的运动练习，然后再回到真实的身体运动，让肌肉运动知觉演练的过程转化到真正的身体运动中去（Abramson, 1980）。

达尔克洛兹特别强调以儿童为中心的学习。他对于儿童的自然发育有着特别的兴趣，并发展出了一套适合不同年龄和能力的音乐教育策略，分为初级、中级和高级。

临床应用

达尔克洛兹的很多音乐教育原理都可以应用到音乐治疗中来。音乐治疗之父格斯顿（Gaston）认为节奏是"音乐的组织者和推动者"。这一观点与达尔克洛兹的音乐律动操的理念十分接近。音乐治疗师可以结合使用达尔克洛兹方法中的音乐律动操来鼓励病人进行运动和表达自我，从而达到治疗的目的。此外还可以学习达尔克洛兹教授节奏的方法，并应用到对残疾儿童的训练中去。达尔克洛兹本人就曾经把他的方法应用于有视觉障碍的儿童。我们前面提到的达尔克洛兹课堂教学中的游戏活动可以运用于运动困难的儿童和成年人的治疗（Frego et al., 2004）。

达尔克洛兹提倡把音乐作为整体的儿童教育的工具来使用，这一理念也与音乐治疗的理念十分接近。著名的鲁道夫—罗宾斯音乐治疗流派的即兴演奏技巧也运用了达尔克洛兹的即兴演奏方法。而达尔克洛兹对音乐节奏的强调则与神经音乐治疗（neurological music therapy）的原理一脉相承。

一些音乐治疗师报告了他们在临床治疗中运用达尔克洛兹方法的情况。一些音乐治疗师在针对一些HIV呈阳性，以及患与艾滋病有关的疾病的病人的生理、情绪和社会需要时使用音乐律动操的方法。

弗雷戈（Frego, 1995）介绍了在治疗中使用达尔克洛兹音乐运动疗法缓解痛苦和增强病人对治疗的责任感的报告。在治疗中使用音乐律动操的目的是：（1）增强病人对身体的自我意识，发展其空间意识；（2）促进病人的感知和精神状态；（3）促进病人的创造性和想象力；（4）让病人带着艾滋病的问题融合到集体之中，与其他病友建立语言和身体的接触；（5）为病人提供放松训练，在一定程度上恢复对自我生活的控制能力。

案例

奈尔是一个48岁妇女，患有乳房癌，她的手术成功了，但是由于失去了乳房，她表现出强烈的自卑感和难以接受自己的身体。奈尔参加了一个为期8周的达尔克洛兹音乐律动操课程。这个课程的参加者包括16名癌症手术后的幸存者及其看护者。在课程中，治疗师带领成员们进行以各种节奏和运动为基础的活动。他们通过诸如行走、拍手和即兴演奏乐器来发现自己的节奏和速度，进而发展出一种运动的语汇能力，并通过演奏乐器来表现音乐节奏和各种音乐因素，同时与其他参与者一起解决在音乐中遇到的问题，即如何通过运动来表达音乐。每次在音乐达到高潮的时候，"造型性动作"帮助参与者对大脑和躯体进行整合，进而创造出一个集体的即兴运动来表达音乐的因素和人的情感。治疗师要求奈尔定期将自己的体验写下来，并与治疗师分享她的体验。

弗雷戈的治疗从放松训练开始，然后在音乐的伴随下进行运动练习。然后病人进行创造性的"造型性动作"（一种松散的舞蹈动作设计）。最后以伴随音乐的放松练习结束。他的研究结果显示，"音乐运动治疗能够为病人提供一种具有安全感和支持性的集体环境，从而支持病人发展社会支持，帮助他们面对他们的未来，具有创造性地应对疼痛和恐惧。"另外，病人还能够保持一定的独立生活能力，并对他们的情绪进行处理（Frego, 1995）。

希本（Hibben, 1984, 1991）报告了一个针对儿童的学习障碍、情绪紊乱或智力发展障碍的达尔克洛兹的音乐律动操项目的效果。研究者建立了治疗的几个目标：（1）增强儿童的注意力和聆听能力；（2）帮助儿童增加他们对身体各部分的关系的自我意识，学习身体的空间运动控制能力；（3）促进同伴之间的相互接受和感激；（4）提供自我表达的机会。通过音乐和运动的游戏，儿童对各种新的想法进行探索，最终提高了他们的自我感觉和自我评价。

斯瓦戈（Swaiko, 1974）在针对听力障碍儿童使用音乐律动操的方法中，强调儿童的呼吸和身体控制、听觉训练、语言发展、创造性的表达和心理健康的基本功能。她在治疗中特别针对儿童的创造性和自发的表达。而儿童则是通过语言、舞蹈或节奏的即兴演奏时的身体运动来达到上述目标的。她认为儿童可以通过音乐律动操来发展他们的语言能力。低年级的儿童可以参加诸如非正式的节奏乐器乐队，动物模仿，简单的歌曲创作等活动。青春期之前的儿童可以通过人声的对比，确定乐器的音色，来发展对音高、音强、音色以及旋律声音方向的理解能力（Frego, 2004）。

案例

凯琳是一个6岁的女孩子，患有孤独症，表现出典型的症状，如有规律的前后摇摆，厌恶大的声音，对他人的亲近表现出强烈的负性反应等等。麦克是一位受过达尔克洛兹方法训练的执业音乐治疗师，他设计了一个互动式的干预计划来改善凯琳的行为和与周围其他人的关系。开始时，麦克根据凯琳的动作节奏和速度在钢琴上以小的音量即兴演奏，然后他逐渐地改变速度，或快一点或慢一点，并仔细地观察凯琳对音乐刺激变化的反应。当凯琳能够随着音乐速度的变化起伏反应后，麦克开始或停止即兴演奏，或用不同的速度和力度演奏。一旦麦克停止演奏，凯琳就停止了摇摆。在进一步的互动中，麦克拿着一根有弹性的棍子，自己握着一端，让凯琳握着另一端。用录音机播放麦克根据凯琳喜欢的速度即兴演奏的音乐，麦克和凯琳根据音乐的节奏刺激一起摇摆、舞蹈和互动。随着治疗的进行，凯琳逐渐能够摆脱自身的摇摆，而根据音乐节奏的刺激与其他同伴进行互动了。

总而言之，达尔克洛兹的方法对于音乐治疗来说是一个非常有价值的方法，所有的人无论能力如何，都能够而且应该通过歌唱、演奏、聆听、分析、即兴演奏，以及创作来体验音乐。达尔克洛兹在其早期工作中就曾针对视力障碍的儿童进行工作，通过音乐和运动来教授他们音乐能力，同时增强他们的自信心和定向能力。通过对身体、情绪和音乐的整合，人们可以更好地理解自我。

科达伊音乐治疗

　　科达伊音乐教学法是由匈牙利作曲家、音乐学家和音乐教育家科达伊（Zoltán Kodály, 1882-1960）创建的。科达伊强调音乐学习应该从生命的早期就通过直接的体验和接触来开始。他说："常常一个单独的体验就会打开一生通向音乐的年轻的心灵。而这个体验不能留给偶然的运气，学校有责任提供它。"科达伊痛心地看到匈牙利普遍缺少文化和音乐教育，他为自己确立了一个目标：音乐扫盲。他说："可以想象，一个人如果不识字，怎么可能获得任何文化知识？同样，不会识谱，怎么可能学习音乐？"（Hoffer, 1993）因此他认为提高音乐文化的系统的音乐教育应该包括读谱、写谱和聆听音乐："学校里的音乐教育不应该是痛苦的折磨，而应该是儿童的享乐，要给他们灌输对音乐的渴望，这种渴望应该持续一生。"（美国科达伊教育组织，OAKE，1965）

　　科达伊的方法基于四个关键因素：歌唱、民间音乐、视唱练耳和首调唱名。他认为第一个因素——歌唱是教授、学习和理解音乐的最基本的因素。他认为发展自然的歌唱声音是关键，因为它使儿童可以产生自我的音乐表达，并训练内部的音乐听觉。通过歌唱，个体可以发出自己独特的声音，而这个独特的声音可以促进学习的过程，并产生强烈的自我成就感和满足感（OAKE, 1965）。

　　第二个关键因素——使用民间音乐。科达伊教学法使用的绝大多数音乐都来源于匈牙利民间音乐。他总是让他的学生受到他认为最好的音乐资源的熏陶，如真正的民间音乐、儿童的歌曲和游戏，以及辨别作曲家的练习（Choksy, 1999）。他认为音乐的国际化首先要属于自己的人民，正确地使用自己的语言。要想理解别人，首先要理解自己（Hoffer, 1993）。

　　第三个和第四个关键因素——视唱练耳和首调唱名是科达伊用来发展音高和听觉分辨力的两个方法。首调唱名是来自英国的合唱方法，代表着相对音高，而视唱练耳则代表着绝对音高。视唱练耳会促进内部听觉的能力，使儿童能够在不用大声唱出来的情况下在头脑中产生音高的感觉。另外，科达伊运用由约翰·柯温（John Curwen）所设计的音高手势，用不同的手势来代表不同的音高。这种手势的方法代表了空间和音符之间的关系，促进对音程和视觉、嗓音歌唱之间关系的理解。另外，在视唱练耳中的记谱中使用一种速记方法，使记谱变得更加容易和快捷。在儿童理解了手势的含义之后，他们开始在五声音阶的民间歌曲中使用这些手势（Choksy，1999；Hoffer，1993）。儿童在学习音乐的初级阶段广泛地使用五声音阶的音乐，可以使他们在学习大小调音乐体系时感到更加容易和自然。

教学程序

科达伊认为，要让儿童喜爱音乐，必须先获得对音乐的深刻理解和知识。如果课程的设置遵循"声音先于符号"的概念，通过一个系列的过程，每次只进行一个步骤，那么课程中讲授的内容、概念以及音乐技能的发展对学生而言会更有意义。下面是科达伊教学法必须遵守的四个步骤：

准备（prepare） 教师通过包含需要学习的新内容的新歌曲来让儿童对新的内容进行准备。教师通过音乐活动让儿童积极参与，让儿童首先获得对新的音乐活动的第一手体验。这些音乐活动包括背诵歌曲，大声或小声地歌唱，用手拍打节奏，用脚踏拍子，加快或减慢地歌唱，玩歌唱的游戏等。这一阶段在儿童掌握歌曲的核心后即可结束。

意识化（make conscious） 教师为儿童提供通过新的歌曲在意识层次上学习新的音乐概念的机会。教师会提出一些特定的问题来引发儿童发现旋律和节奏方面出现的新的因素。当儿童能够回答这些问题时，教师就会通过手势或在五线谱上的音符来表示这些新的音乐因素。

强化（reinforce） 在强化阶段，教师复习在第一阶段学习到的一些技能。从在准备阶段中所学习到的歌曲中对一些新的音乐因素进行确认，然后儿童开始通过乐谱、节奏型和视唱练耳来学习唱谱。此外，儿童还可以把歌曲中包含新的音乐因素的段落标记出来，从而在练习中接触更多的音乐因素。

评估（assess） 最后一个阶段是让儿童试唱新的歌曲乐谱，以便让新的旋律和节奏因素在儿童的头脑中内化和记忆。儿童将学习到的新的旋律变化和节奏动机运用到其他的音乐活动或环境中去，例如即兴演奏或音乐创作。以上四个阶段不断重复，直到儿童掌握新学习的旋律和节奏因素为止。教师对每一个已经学会的旋律变化都进行新的节奏变化。这样做的目的在于让儿童获得更深刻的音乐知识，并把它们深植于大脑中（Boshkoff, 1991, Choksy, 1999）。

当教师在教授音乐的概念和技能时，必须考虑到对歌曲的选择。应该考虑到旋律型或节奏型是否可能被经常使用，以及它们在歌曲中的位置。歌曲所包含的音乐因素应该在第一阶段就能接触到，而不是在中间或结束的阶段。另外，新的音乐因素应该在歌曲中得到不断的重复。最后，选择的歌曲应该简单、可重复，以便保持学习过程的容易性（Brownell et al., 2004）。

临床应用

科达伊理论中最有价值的原则就是，音乐应该是为了所有的儿童而创造。这一原则由以下五个基本目标组成：

1. 每一个儿童所天生的音乐能力应该尽可能得到最充分的发展。

2. 音乐语言应该像说话中的语言一样让儿童容易理解，能够阅读，并可以用音乐的语汇进行创造。

3. 民歌和音乐的传统应该遗传给孩子们。

4. 世界上最好的音乐应该能够让所有的孩子接受和适合他们。

5. 音乐对人类的生存发展是必须的，而不应被认为是无足轻重、可有可无的。

科达伊所表述的这些原则是针对音乐教育的，但是同样也适于音乐治疗。科达伊的最重要的信念，音乐应该是为了所有的人而创造，与音乐治疗之父格斯顿（1968）的"所有的人类都有审美的表达和体验的需要"是非常接近的。这一理念对于那些在学校领域中工作，需要把音乐课程进行改变以适于特殊儿童的音乐治疗师尤为重要。科达伊的大部分理念和方法都适于特殊教育领域。斯特朗（Strong, 1983）认为："虽然科达伊从来没有直接谈到过特殊教育，但是科达伊的方法可能是实现他让音乐属于每一个人，包括让音乐文化进入特殊儿童人群的伟大理想的最好方法。"

莱瑟姆（Lathom, 1974）认为，科达伊的基于多重感官体验的方法可能是提供给残疾儿童的最方便和有效的方法。而在智力水平上对音乐的理解可能一直要等到儿童在生理发育方面达到能够演奏音乐的程度后才能够加以考虑。在这种方法里，使用柯温的手势体系，用身体动作来表示音高的做法为儿童提供了额外的感觉刺激模式。另外，科达伊教学法还运用视觉辅助材料帮助残疾儿童学习音乐和非音乐技能。例如，通过手势、感觉板（felt board）和图片等来表现词汇内容的辅助材料，可以提供学习内容的视觉表象。这些视觉辅助材料提供额外的感官刺激模式，并在治疗中以图像的形式来呈现治疗的内容。斯特朗（1983）在论述特殊教育领域中科达伊教学法的应用时指出：

由于在特殊儿童的大脑中，可能有某一正常的学习通道被阻塞或功能障碍，科达伊教学法通过视觉、听觉、触觉感官的途径使得音乐学习更加可行。这一方法基于任务分解（task analysis）渐进的理念，儿童必须能够轻松舒服地完成每一步骤，然后才能进入下一个步骤。科达伊强调以重复和简单化的音乐特性来促进音乐学习过程的重要性。在对各种学习障碍或智力障碍的音乐治疗中，治疗师必须允许音乐不断地重复，以便学生的不适当行为或反应能有充分的表现机会。音乐治疗师还要根据音乐的相似性对治疗中使用的材料进行排序，以便为特殊儿童提供成功体验的机会。这些可预期的和循序渐进的音乐能够为特殊儿童提供安全感和自如感。由于这一方法更重视结果的质量，而不是数量，学习的进度和音乐材料呈现的速度是根据每一个学生或班级的学习特点而制定的。（strong, 1983, p.4）

科达伊教学法是根据他"音乐应当是为所有人创造的"的前提而为匈牙利的儿童建立的。但是全世界的音乐教育工作者都可以使用他的原则。同样，音乐治疗师也可以在他们的临床实践中借鉴科达伊教学法的灵活性和适应性。

下面是一些音乐治疗师在临床治疗中运用科达伊方法的例子（Brownell et al., 2004）：

案例

8岁的女孩布兰达患有痉挛性脑麻痹，并伴有语言能力缺陷。音乐治疗师利用科达伊方法来帮助她获得表达性语言能力。布兰达在使用语言表达思想方面有困难，所以治疗师要求她为一首歌曲填词。当她完成这个要求后，治疗师又要求她为这首歌曲创造新的歌词。治疗师将她创造的歌词按照一定的节奏组织起来，并用可视的方式呈现出来，然后把她的歌词填入曲调中。治疗师进而要求布兰达按照治疗师所提供的节奏把歌曲唱出来。治疗师按照这种方式在后来的治疗中使用更多的歌曲填词。布兰达的语言发音和语调方面的能力得到逐步的发展。

案例

佩姬是一个特殊教育学校的音乐治疗师，她接受过科达伊教学法的训练，并在她的治疗工作中应用科达伊的方法。她设计了一些旨在增加大肌肉群运动能力的干预活动。这些设计包括在黑板上用脚、手、腿的图片来表示需要使用的身体部位，然后教学生把这些身体部位当做打击乐器来进行节奏表演。这样的干预方法可以发展学生的自我身体意识、平衡能力、灵活性和力量。

案例

大卫是一名9岁的男孩，患有中度智力发展障碍。大卫被安排在一个普通的音乐课堂班里，老师尝试让他参与班上的音乐教学进程，但是有一定的困难，因为他不能够像其他同学那样阅读节奏谱。老师运用科达伊的"节奏仪式"的方法来教他学会四分音符与八分音符的关系。老师让大卫有节奏地行走，同时嘴里发出"ta"的声音；而让他在跑步的时候自己发出"ti-ti"的声音。当大卫掌握了这个练习后，老师把"ta"和"ti-ti"这两个音节的字母写在黑板上，并要求他按照老师指示黑板上的音节反复地行走或者跑步。然后老师用常规的音符记号代替音符的字母，并在大卫行走和跑步的时候使用手鼓。逐渐地，大卫能够辨别四分音符和八分音符的乐谱记号以及它们的时值，并能较好地参与班上的音乐课程了。

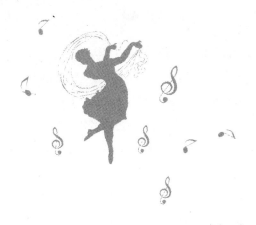

第十一章

心理治疗领域中的音乐
治疗模式

音乐引导想象

音乐引导想象（Guided Imagery and Music; GIM）是由美国著名音乐治疗家邦妮（见图11-1）创立的（拓展视野：GIM的历史和发展）。按照美国音乐与联想协会（Association for Music and Imagery; AMI）定义：GIM是一个"以音乐为中心，对意识进行探索，用特定排列组合的古典音乐来持续地刺激和保持内心体验的动力的一种方法。"（AMI, 2000）GIM的理念基于人本主义和超个体心理学（transpersonal psychology）的理论，强调个体的自我意识和音乐对自我（ego）发展的影响。在GIM中使用西方古典音乐组合来帮助治疗对象进入自我的内部体验，继而更加关注内部体验，最终达到治疗的目的。音乐在这里为体验提供了结构和方向，促进情绪情感的释放和高峰体验（Bonny & Pahnke, 1972）。音乐的使用以治疗为目的，作为刺激物促进潜意识活动的释放。这些潜意识活动包括与治疗对象现在和过去经历有关的联想、情绪和思想活动。音乐的各种因素，如乐曲的形式、音量、音色和节奏为体验提供了可预知的结构，因此为治疗对象提供了安全感，反过来这种可预知性和安全感又促使治疗对象面对自己的情绪困扰和潜意识活动，而面对潜意识矛盾又促进了情绪的释放和对自我内心的理解，最终导致行为的改变（Burn & Woolrich, 2004）。

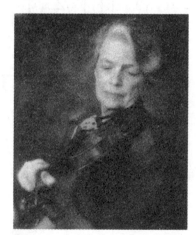

图11-1 美国著名音乐治疗家邦妮。

基本理念

GIM 方法是根植在人本主义和超个体心理学理论基础之上的。这些心理学方法的目的在于增强个体对自我的体验和了解。

人本主义心理学理论 人本主义心理学的早期理论基于著名心理学家马斯洛（Abraham Maslow）所提出的"自我实现的金字塔"理论。这个理论认为，每个人的需要是从基础的生理需要逐步地发展到复杂的自我实现的高层次需

GIM 的历史和发展

在20世纪70年代，美国马里兰州精神病研究中心进行了一项研究，研究者试图通过使用一种被称为"LSD"①的药物在毒品依赖者身上制造出一种类似使用毒品时的高峰体验，以便用它来代替毒品。音乐治疗家邦妮博士从自己演奏小提琴时的高峰体验获得了灵感，尝试用音乐与放松相结合的方法来增强LSD产生的高峰体验。因此，在LSD的治疗过程中就开始使用了音乐。实验者们很快就注意到了音乐带来的好处：音乐可以使治疗对象的注意力范围变窄，促进注意力集中，使治疗对象的注意力更加集中在自己的体验上。

后来，LSD的实验被美国政府禁止了，于是研究者的研究焦点集中在了对音乐作用的探索上。他们研究是否音乐本身就可以引导治疗对象达到高峰体验？研究的结果证实了音乐果然可以引导治疗对象进入较深层的意识层次，并引发高峰体验。到1974年，GIM治疗所使用的音乐组合和治疗程序就基本形成了（Burn & Woolrich, 2004）。

现在在美国成立了GIM的行业协会——AMI，负责GIM治疗师的资格认证和培训项目。每一个希望成为GIM治疗师的人都必须完成初、中、高级的培训课程（每一期均为14天的封闭式训练），并阅读大量的文献，然后接受由有资格的GIM治疗师进行的25次治疗，以及具有培训师资格的GIM治疗师的25次现场督导，完成60次临床治疗实践，最后经过考核，才能获得GIM治疗师的资格。所以这是一个非常严格的培训过程，通常需要花费3～4年的时间才能完成。

要的。自我实现是一种试图达到最大的人类潜能的自发的动机体系。人本主义心理治疗试图帮助个体在体验中完成这一过程（Maslow, 1968）。"在意识的转换状态（altered stages）中聆听音乐可以引发内省式的高峰体验，进而帮助来访者达到自我实现的目的。"（AMI, 2003）

超个体心理学理论 超个体心理学是人本主义心理学的延伸，它的目标在于帮助治疗对象获得对自我的更广阔的感知。在超个体心理学治疗过程中，治疗对象被鼓励实现自己的基本需要，以及情绪、心理和精神的需要。通过这些需要的满足，治疗对象能够理解自己作为一个完整的整体，达到对自我的最佳认同和获得自我实现。在治疗中的体验促进治疗对象对自我内部的体

① LSD，学名为麦角酸二乙基酰胺，是一种强力的迷幻剂。——编者注

验，并更好地理解自我的内部世界，增强在包括超个体领域中的自我认同。这种对自我内部的探索过程可以使治疗对象变得更完整和优秀（Vaughan，1979）。

超个体心理学的一个主要目的就是促使治疗对象释放自己内部的资源。超个体心理学认为，所有治疗对象都具有天然的自愈能力和独立成长的潜力。因此治疗师不是试图解决治疗对象的问题，而仅仅是帮助他们通过内省来获得对自我的了解和认识。通过超个体心理治疗，治疗对象能够超越自我（ego）水平上的意识局限性，通过联想和梦境来体验到对自我更加完整的了解。这些联想包括神化的、原形的和象征的内部体验形式。通过这些联想，治疗对象体验现实中的自己。治疗对象能够看到自己分割的不同人格部分，并解决任何内部的矛盾，然后通过重新整合的过程进行加工，并超越自我的界限（Vaughan，1979）。

超个体心理学体验的最终目的是超越自我。治疗对象理解到自己并不是"完全孤立的，而是作为某些更大的，先天固有地联系在一起的，相互关联的事物的一部分"而存在（Vaughan，1979）。治疗对象理解自己是如何通过关系成为紧密联系在一起的这个世界的一部分的，然后他必须接受自己在这个世界中的目的和责任。一旦他们理解了自己和这个世界，他们就获得了个体自由的感觉，以及内心的方向感和责任感（Vaughan，1979）。

临床应用

音乐的功能　在GIM中，音乐的功能是推动联想体验。一些研究结果显示，音乐可以促进联想，使联想更加生动（McKinney，1990；McKinney & Tims，1995；Peach，1984；Quittner & Glueckauf，1983），并促进对联想体验的吸收（Band，1996）。但是音乐必须能够引发治疗对象所需要的适当的联想。邦妮（1972）发展出了一些包含各种情绪特点的西方古典管弦乐队作品的音乐的系列组合，专门用于GIM治疗。后来经过30多年的临床实践摸索，其他一些音乐治疗专家也发展出了他们自己的GIM音乐系列组合，从而GIM的专用音乐系列组合也变得丰富多彩。

在GIM治疗中，治疗师对音乐的选择成为关键的因素。这时的治疗情景和联想的体验是由音乐来建构的，想像体验的运动方向也是音乐引导的。而治疗师对治疗对象的需要的理解也是通过对音乐的正确选择表现出来的。选择音乐的一个重要原则就是"同步原则"（iso-principle），即对音乐片段的选择应该与治疗对象的主要情绪相匹配。所以治疗师必须确定音乐所描绘的情绪是什么？为了正确选择音乐，治疗师还必须对治疗对象的心理矛盾进行分析和共情，因此治疗师的投射和反移情也会进入治疗的情景中去（Burns & Woolrich, 2004）。

萨默（Summer, 1993）又提出了一个观点：对音乐的选择还应该遵循温尼克特（Winnicott）的"好妈妈原则"（Good Enough Mothering principle）。根据这个原则，选择过于放松，结构清晰，很少变化的音乐不会对治疗对象寻求保持安逸情绪的心态构成挑战。如果音乐具有一些结构上的不稳定性，能够引发焦虑和促进想象，就可能促使治疗对象发生某些改变。然而如果音乐的结构性过于不稳定，又会引发治疗对象过高的焦虑。萨默比喻音乐的作用应该就像一个好妈妈一样，鼓励小孩子勇敢地探索外面的世界，然后再让他回到妈妈的怀抱里（Burns & Woolrich, 2004）。

联想和情绪的功能　联想代表着由心理内部矛盾引发的各种形式的情绪情感反应（Burns & Woolrich, 2004）。戈德堡（Goldberg, 1992）提出在GIM治疗中产生的情感情绪活动是自主神经系统的唤醒造成的，而这个情绪的唤醒形成了联想的形式。随着音乐的情绪的变化，人的情绪也会发生变化，进而影响到形象的运动变化。对神经系统的刺激来源于听觉神经所传送的音乐刺激，由外耳到达耳蜗核，然后上传到达下丘脑和网状神经系统。下丘脑是边缘系统的一部分，与人的免疫系统的反应有关。关于音乐信息在大脑中的加工过程中，边缘系统的作用目前还知之甚少，但是我们已经知道在聆听音乐时所感受到的情绪是在边缘系统进行加工的。

当音乐唤醒了神经系统时，它就可能引发某些支配治疗对象的情绪，而这些情绪可能是在意识或潜意识中的。如果这些情绪是没有被意识到，或不能承受的，它就可能以联想的形式出现。在这个过程中，音乐始终构成一个环境，当治疗对象沉浸在自己的联想中时，音乐就会退后成为背景而不被意识到。而当联想的内容模糊的时候，治疗对象对音乐的意识就会增强。如果音乐不支持想象的内容，情绪的表达就可能失掉。当治疗对象的情绪发展时，联想也会随之发展（Burns & Woolrish, 2004）。

但是在GIM治疗中，也常常会出现联想并不伴随情绪体验，或联想与情绪体验不相符合的现象。例如联想到被虐待的场面，但是没有被虐待的痛苦感受，或者联想到恐怖的场面，却伴随着愉悦的情绪体验。戈德堡（1992）将这一现象解释为一种防卫策略（defensive maneuver）。防卫策略的目的是减少威胁或紧张的程度。当治疗对象感到音乐唤醒的情绪是有威胁的，不能承受的，就会出现防卫策略的现象。这时通常表现为联想的主题转向、改变，或压抑情绪反应和抑制联想所代表的意义呈现等。所以防卫策略表现为对情绪、联想或个人问题的压抑。情绪的压抑在治疗过程中常常表现为治疗对象抱怨音乐对自己有干扰。还有些联想是以卡通形式出现的，这可能意味着治疗对象在潜意识中减轻原始形象对自己的冲击力。对于自身问题的防卫策略还表现为治疗中的联想内容不连贯，相互之间无关，或频繁转换主题等等。戈德堡提供了一个案例来说明她的理论：

案例

一位21岁的男性病人在过度使用抗抑郁药物后住院治疗。这位病人无法为自己的抑郁找到任何原因。下面是一段他在治疗中的联想内容：

我躺在一棵树下，很放松。那边有一条河流，还有花朵。我的朋友也在这。有男人在跑，他们向我跑来。他们是在河的对岸。我感到了紧张。我现在是在一个公园，与我的狗在一起。我是一个小男孩。我爸爸也在这里，他问我狗到哪里去了？我默默地盯着他。

这个病人在音乐结束之前提前结束了他的联想。他不能承受有关他父亲的联想。他的父亲在几年前他的生日之前去世。而他的家庭关系不允许他表达自己的悲哀。这个病人的脆弱表现在他不能通过防卫策略来压抑或转换过于强烈的情感和联想。

治疗对象形成防卫策略的能力可能意味着自我力量和应对策略的增长。另外，当防卫策略出现时，伴随着情绪的问题可能浮现出来。戈德堡认为健康的人能够在可管理的程度上保持一定焦虑，并且可以在治疗过程中很快地消除防卫策略。相反，不健康的人不太能够形成自己的防卫策略，因而无法抗拒消极情绪的压力。治疗师根据对被治疗对象的防卫策略能力的评估来决定需要给他多少支持和结构。

通过GIM治疗过程，治疗对象学习如何控制他们的联想体验和随着音乐引发积极情感，最终获得更好的自我评价。这个过程要求治疗对象体验伴随着情绪的联想。当治疗对象的情绪得到改善，治疗中引发的联想内容也将反映出他的这些变化（Burns & Woolrich, 2004）。林克（Rinker, 1991）在她的一个案例中描述了治疗对象的联想是如何从消极和荒凉转变为积极和痊愈的。

案例

治疗对象的第一个联想是火辣辣的沙子在喉咙里。她认为这个联想与自己的家庭有关。她的家庭的教育之一就是不要表达自己的情感和内心矛盾，所以每次当她想表达自己的时候，这种喉咙里有沙子的感觉就会出现。沙子象征着她对自己情绪的压抑。在处理这个矛盾的过程中，她的联想开始改变，在痛苦的情感经历中，她像一个孩子在逐渐成长。这意味着她的自我意识变得越来越强。在一次关键的治疗中，她开始哭泣，她把眼泪想象为"被蓝色和紫色的彩虹环绕着的金色的眼泪"。治疗师看到，在一段时间的沉默后，美丽的笑容出现在她脸上。治疗对象报告说：沐浴在阳光下，想着自己所经历的一切，感觉真好。

治疗师的素质 治疗师在GIM治疗中的角色是支持和促进。他必须与治疗对象产生共情，同时为治疗对象提供治疗所需要的框架结构。邦妮（1978）认为治疗师应具备三种素质：个性、训练、投入。治疗师需要能够让治疗对象引导治疗的过程，另外很重要的是，治疗师应该能让治疗对象经历和体验强烈的情感反应。GIM治疗师可以充分地觉察到治疗对象对音乐刺激的反应，而这个觉察必须有理论的支持。治疗师必须具有音乐史、音乐理论和音乐的生理反应方面的知识（Burns & Woolrich, 2004）。治疗师还应该具有关于治疗技术、意识的转换状态、梦的分析，以及心理治疗的知识，这些对GIM的治疗都是很重要的。邦妮（1978）还主张，对于GIM 的治疗师来说，投入

（commitment）和奉献精神是很重要的。但是过度的投入又会影响治疗师的对治疗进程的判断和洞察力。

治疗的结构设置　邦妮（1978）列举了GIM治疗的四个基本部分：预备性会谈（preliminary conversation）、诱导（induction）、音乐聆听（music listening）和后期整合（postsession integration）。预备性会谈奠定治疗的基调，并为治疗师与治疗对象建立一致性提供机会。在会谈中，治疗师对治疗对象的既往史和主要问题进行评估。在第一次会谈中，治疗师还要给治疗对象解释GIM的过程和可能出现的联想体验。

在完成对治疗对象的既往史的资料搜集，并确立了治疗目标后，治疗师开始对治疗对象进行诱导。诱导包括两个内容：放松和注意力的集中。邦妮在她的GIM早期发展阶段就发现放松对于治疗对象进入联想状态极为必要。通常使用的放松方法有两种形式：肌肉渐进放松和自主放松。治疗师在预备性会谈中就应该根据同步原则确定这两种放松的方法中哪一种对治疗对象更为合适。例如，如果治疗对象在进入治疗室的时候表现出较高的焦虑状态，治疗师就应该使用对比紧张和放松的肌肉渐进放松训练的方式。如果治疗对象表现出心理防御状态，治疗师就可以使用自主放松的训练方式，让治疗对象逐渐地感到自我控制和舒服的感觉。

在肌肉渐进放松训练中，治疗师让治疗对象绷紧、保持和放松特定的肌肉群，并控制放松的过程。这个过程可以先放松脚，然后是小腿、大腿、臀部、腹部、胸部、背部、胳膊、双手、肩膀、脖子和面部。治疗师在引导时的语音应该配合绷紧、保持和放松肌肉的状态。

而在自主放松训练中治疗师使用情景想象来促进放松和注意力的集中。应该根据治疗对象的情绪状态和需要来选择情景想象的内容。例如，如果治疗对象需要增强安全感和情感支持，治疗师就可以引导他想象一个舒适和安全的自然环境（如一片美丽的草地），或能够带来安全感和舒适感的物品（如一个发出温暖光线的球体）。

在放松训练之后，治疗师为治疗对象描绘一个开放式的想象的情景。这为治疗对象的联想提供了一道"桥梁"，这道"桥梁"是为治疗对象在随后的音乐聆听时的自由联想创造一个方向或目标。同样，治疗对象的问题、情绪和精力状态在描绘开放式的想象场景前都需要加以考虑。在自主放松训练中使用的某些想象的场景和物体也可以被用做"桥梁"。如想象沿着草地中间的一条小路向前走，或仔细地端详发光的球体，看看能够看到些什么东西等等。

在"桥梁"之后，开始播放预先选择好的音乐片段组合。音乐聆听的时间通常在30～40分钟左右。在此期间，治疗对象在聆听音乐的同时向治疗师口头报告自己所联想到的内容。治疗师则支持和促进治疗对象的联想，并通过提问的方式提供各种机会，以探索联想可能带来的所有体验。这时治疗师使用基本的语言咨询技术，如反射（reflection）和共情等。无论是在音乐联想期间或之后，对联想内容都不作分析和诠释，但是治疗师必须通过对联想内容的澄清、语言鼓励和共情来保持与治疗对象的沟通联系 （Bonny，1978）。

音乐聆听联想的阶段可以有三个状态：先导（prelude）、桥梁（bridge）、核心。快速变化的联想是"先导"的联想的特点。联想的变化可能是音乐变化的反应，或者在一系列的联想中间会出现联想的稀疏（sparse imagery）或偶然出现的象征性联想。这时联想中可能出现的体验包括（但不限于）：图像的运动、电视画面、自然景色、几何图形、色彩条纹或情绪等等。

从"先导"到"桥梁"的过渡表现为治疗对象更加投入联想的过程。这个过渡可能表现为坠落、在空中飞翔，或者沿着台阶或楼梯向上或向下行走等等，另外过渡阶段的联想还可能是岩石或墙壁的裂缝、洞孔、隧道、山洞，或任何形式的开口。有些人，特别是那些抑郁的治疗对象常常会报告长时间缓慢沉重的行走，直到自己感到挫折。而治疗师也会强化和促进他的这种挫折感，因为挫折感可能导致愤怒的情绪上升浮现出来，进而成为促使治疗对象改变自身行为的动力。在"桥梁"之后，核心联想可能显现。

在音乐聆听之后，治疗师与治疗对象需要花一些时间来回顾音乐联想的体验，并探讨这些联想体验与治疗对象的需要和治疗目的有什么关系。治疗师并不提供任何对联想材料的分析和诠释，而是鼓励治疗对象找出联想材料与自己现实生活的联系。如果治疗师对联想材料进行分析和诠释，实际上就会把问题引入治疗对象的体验中去，使治疗对象感到治疗师不能与自己共情。相反，让治疗对象自己找到联想材料所包含的意义，他就会获得独立能力和自信心，并进行自我审视。

根据治疗师的理论取向不同，在音乐聆听之后的总结可能会有不同的变化方式。有些治疗师可能让治疗对象通过绘画的形式来整合在联想中的体验；其他治疗师可能运用认知治疗的方式，通过语言来整合体验。还有一些治疗师会用音乐即兴演奏或运动的方式来达到同样的目的（Burns & Woolrich, 2004）。

应用范围 由于音乐具有引发记忆和情绪的特点，以及它的非语言特质，所以以音乐聆听作为基本手段的GIM可以成为独立和有效的心理治疗手段。沃尔德（Walder, 1993）认为语言的心理治疗与GIM相结合是很有益处的。她认为在GIM中的体验和材料可以在使用语言的心理治疗过程中加以讨论，前提是这个心理治疗师必须了解如何针对联想的体验进行工作。

GIM治疗过程可以促进对内部矛盾斗争的深刻了解，但是与那些寻求自我了解和自我成长的人相比，如果治疗对象的自我非常脆弱，治疗师就需要格外地谨慎和控制。接受GIM治疗的人需要想象能力，以及区分想象和现实的能力。一般来讲，精神病人是不适合GIM治疗的。即使没有经过正式的精神科诊断，思维障碍患者在GIM的治疗过程中也不难被鉴别出来，例如联想的内容不连贯、怪诞、肤浅、华而不实等等。对于这些人，治疗师应该转介到精神科医生那里做进一步的诊断。治疗师应当知道，GIM并不是对每一个人都适合的。

鲁道夫—罗宾斯音乐治疗

鲁道夫—罗宾斯（Nordoff-Robbins）音乐治疗学派是由保罗·鲁道夫（Paul Nordoff）和克莱夫·罗宾斯（Clive Robbins）两个人共同创建的。保罗·鲁道夫是美国的一位作曲家和钢琴家，克莱夫·罗宾斯是英国的一位特殊教育专家。他们在一起合作17年，直到1975年鲁道夫逝世。罗宾斯此后主要和自己的妻子合作，直到1996年妻子逝世。

鲁道夫—罗宾斯音乐治疗是一种主动式的治疗方法，通过包括即兴演奏的创造性过程来达到治疗的目的（Bruscia, 1987）。鲁道夫—罗宾斯音乐治疗中心是这样描述他的方法的：

鲁道夫—罗宾斯音乐治疗作为创造性的音乐治疗方法基于这样一个理念：每个人都具有先天的音乐能力，这种能力可以通过这对个人成长和发展的治疗而被激发出来。这种自我实现的潜力会通过使用即兴演奏音乐最有效地被唤醒，而这种人类本能的创造力也会有助于情绪、生理和认知方面的困难得到克服。这是一个努力合作创造的形式，治疗对象在与治疗师共同创造音乐的过程中充当一个积极的角色，并在各种不同的音乐标准和特殊的乐器上进行音乐创造。因为治疗师为治疗对象提供各种既不需要特殊的技能，又可以令人满意地自我表达的乐器作为选择，所以治疗对象不需要音乐方面的学习和训练的背景（Nordoff-Robbins Center For Music Therapy, 2001）。

鲁道夫—罗宾斯音乐治疗协会或治疗中心在美国纽约、英格兰、苏格兰、丹麦、德国、日本和澳大利亚等都有分支机构，其临床治疗、研究和书籍出版都不断在发展中，已经成为世界范围内的重要音乐治疗流派。

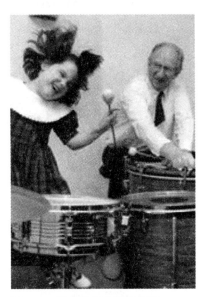

图11-2 正在治疗中的罗宾斯。

基本理念

鲁道夫和罗宾斯认为每个人都是一个音乐的自我，称为"音乐儿童"（music child）。它对音乐产生反应，产生情绪的共鸣，并反映出人格的其他方面。他们写道：

"音乐儿童"是每一个儿童天生的，具有个人特点的音乐能力。这个感念是指人类普遍的对音乐的敏感性，是对调性、节奏的运动的结构以及关系的先天遗传的复杂敏感性。同时每一个儿童对音乐的反应也是明显不同的（Nordoff & Robbins, 1977）。

鲁道夫和罗宾斯认为残疾人由于自身的条件所限制，他们的"音乐儿童"的潜能被阻滞了，但却是可以被主动的音乐创造过程所唤醒的。而被唤醒的"音乐儿童"又进一步增进个体的自我意识，使他发现治疗性体验的意义并参与其中，从而在他的音乐反应中发展交流的愿望（Nordoff & Robbins, 1977）。

鲁道夫和罗宾斯还认为，音乐的体验反映出个体的心理和成长状态（Bruscia, 1978）。个体体验情绪的自我意识、形式和顺序、速度、节奏和歌曲等的能力可以促进他的接受、认知和表达能力，个体的人格也可以因此而更加有组织（Nordoff & Robbins, 1977）。如果个体可以较好地参与到音乐的关系之中，那么他就有能力更完全地融入到他的环境之中（Turry, 1998）。

罗宾斯在1973年开始把鲁道夫—罗宾斯音乐治疗的方法与马斯洛（Abraham H. Maslow）的人本主义心理学理论联系起来。马斯洛认为治疗应该集中于个体的潜力和优势，而不是个体的不足和缺陷。罗宾斯认为马斯洛这一观点与鲁道夫—罗宾斯音乐治疗中的"成长推动"（growth-motivated）理念完全一致,同样可以达到自我实现和高峰体验。与人本主义心理学理论一样，他们都相信人的内部学习过程可以创造出自我表达，自如地做出选择，以及发现自我的优势和弱势的机会。最后，马斯洛理论认为人的勇气、勇敢、自由、自发性、整合，以及自我接受的品质是自我实现的基础，罗宾斯非常认同这一点（Aigen, Miller, Kim, Pasiali, Kwak, & Tague, 2004）。

虽然鲁道夫—罗宾斯音乐治疗方法在早期主要是针对残疾儿童的，但是很快就扩展到成年的人群中，包括综合医院、精神科医院和老年病医院。另外，有些鲁道夫—罗宾斯音乐治疗师也在正常成年人的情绪障碍恢复、个人成长等领域工作。正是由于需要在没有严重残疾的正常人群这个新的领域工作，鲁道夫—罗宾斯音乐治疗师将自己的方法与心理治疗的框架结构、理论和实践的方法相融合。结果，在鲁道夫—罗宾斯音乐治疗师们中间出现了不同的理念和流派。一些治疗师喜欢治疗过程中采用心理治疗的心理分析、内省，以及检验治疗师——治疗对象之间的医患关系等方法；但是另一些治疗师却认为鲁道夫—罗宾斯音乐治疗的特点是以音乐为中心，所以将治疗中的音乐体验转化为语言的形式是不必要甚至不正确的。"他们认为，在心理学的框架中用语言来描述治疗过程中的创造性的即兴音乐演奏会歪曲音乐反应的本质。"（Turry, 1998）为了调和这两个极端的观点，一些治疗师按照传统的心理治疗理论来解释在治疗中出现的音乐即兴演奏，一些有关鲁道夫—罗宾斯音乐治疗与语言心理治疗的关系的学术研究文章相继出现（Aigen, 1999; Brown, 1999; Pavilicevic, 1999; Streeter, 1999）。

临床应用

治疗设置　鲁道夫—罗宾斯音乐治疗的场所通常取决于病人的需要和资源的可能性。在初期，鲁道夫—罗宾斯音乐治疗方法中通常使用两个治疗师作为一个治疗小组。主要的治疗师即兴演奏钢琴或吉他来促使儿童参与到治疗性的音乐体验之中，并负责整个治疗的方向；而辅助治疗师则根据主要治疗师的目的和方向，直接引导、支持和促进儿童对音乐的反应。但是在临床实践中，每一次治疗都使用两名治疗师并不是很现实。有的时候，在针对有较严重的生理障碍，或需要较多的肢体帮助的病人的较大的集体治疗中，可能会有两个以上的治疗师，而在更多的情况下，例如对正常人群的治疗中，可能只有一个治疗师进行工作。

　　根据治疗的需要，治疗对象可能参加个体治疗或集体治疗，也可以二者同时参加。对于那些病情严重、没有语言交流能力，或行为很可能影响集体治疗中其他成员的治疗对象，个体治疗可能较为适合。另一方面，显示出较强的音乐能力和天赋的治疗对象也适合参加个体治疗，以便获得更多的关注和更充分地获益。一些治疗对象在个体治疗中发展各种必要的能力，为未来的集体治疗做准备，但并不是所有的治疗对象最终都要参与集体治疗（Aigen, Miller, Kim, Paisali, Kwak, & Tague, 2004）。

　　集体治疗更适合那些需要其他同伴的支持或示范作用的治疗对象。集体治疗可以作为个体治疗的补充，使治疗对象获得或增强交流能力及独立性。当治疗对象显示出集体治疗中必要的交流行为后，在集体治疗中可能获得显著的治疗进展。如果治疗对象在个体治疗中显示出稳定，并需要增强社会性刺激时，则可能从集体治疗中获益（Bruscia, 1987）。对很多治疗对象来说，在集体的环境中创造音乐提供了重要的交流体验，这种交流体验可能是无法从其他途径获得的。

在鲁道夫—罗宾斯音乐治疗中，治疗师通常使用钢琴或吉他，所以使用这两种乐器的能力对治疗师是很重要的，它直接影响到治疗的效果。在传统的鲁道夫—罗宾斯音乐治疗中主要只使用钢琴，但是到20世纪90年代后，很多鲁道夫—罗宾斯音乐治疗师开始使用吉他作为主要乐器。另外，治疗师的声乐能力也是非常重要的。治疗师的嗓音可以作为一种乐器，也可以作为歌唱。当治疗师的嗓音作为乐器的时候，它可以是对钢琴或吉他的一种补充。

治疗对象使用各种乐器，而这些乐器均不需要专门的训练即可自如地演奏。这些乐器包括各种大小不同的鼓、钹、锣，以及各种大小不同的木琴或铝板琴等等。也会使用一些为残疾人设计的特殊乐器。治疗对象的嗓音也可以作为一个非常方便的乐器，可以唱旋律，也可以唱歌词。舞蹈或运动也是一种非常有用的自我表达方式，治疗对象可以在治疗师的音乐伴奏下随心所欲地动作或舞蹈。当治疗对象对流行音乐有特别的喜爱时，流行音乐中常用的电吉他、键盘、架子鼓等乐器也可能被用到。

治疗过程　无论是即兴演奏还是按照乐谱演奏音乐，治疗师都是使用音乐的各种要素来达到临床治疗的目的。例如旋律的整体结构、不谐和和声的程度及风格、音乐的抑扬顿挫、音乐的风格和调式，甚至音乐治疗师的嗓音音色和对治疗对象的触摸，这些无一不被治疗师利用来达到通过音乐与治疗对象交流，引导治疗对象参与音乐体验，并且通过演奏音乐来为治疗对象提供成长挑战的机会（Turry, 1998）。虽然即兴演奏是鲁道夫—罗宾斯音乐治疗的基本方法，但是事实上现有的歌曲和事先创作的音乐也常常会被使用到。

在鲁道夫—罗宾斯音乐治疗中，并没有一个事先设计好的程序或形式。在与治疗对象的音乐互动过程中，治疗师需要不断地评估治疗对象的需要。例如对于有些治疗对象需要使用有明显的律动和不谐和来提供即时的刺激，而对于另一些治疗对象却需要使用律动较少的音乐来为治疗对象提供进入的空间，"邀请"他进入音乐。治疗师需要在治疗中提供挑战，帮助治疗对象不断地拓展他们的极限，通过使用音乐的各种要素来同时提供支持和挑战。在治疗的过程中，治疗对象对治疗师的音乐发生反应，而治疗师又对治疗对象的音乐发生反应，从而在他们之间建立一个音乐的互动关系和发展方向。治疗师创造的音乐促进治疗对象的音乐表达，帮助他发展出更多和更大范围的自我表达能力。在治疗师与治疗对象之间建立起音乐交流是一个非常重要的目标。治疗师不断利用即兴演奏的音乐来配合、伴随、促进治疗对象的情绪。当配合治疗对象的情绪时，治疗师不仅仅营造出接受和信任的气氛，还要促发潜在的音乐方向和反应。意外的和不熟悉的音乐通常会被用来激发治疗对象的兴趣和想法，以达到加强他的音乐参与的目的。有时音乐还会变得具有攻击性。这个治疗过程实际上是一个不断尝试和失误的平衡过程，治疗师小心地引导治疗对象在治疗后可能发生的反应。对于那些在语言交流方面有障碍的治疗对象，引发他们在嗓音或乐器上的音乐反应是一个重要的治疗目标。治疗师要无条件地接受治疗对象的音乐，并把它视为一种潜在的音乐交流能力。

通常治疗对象会通过探索在即兴演奏中的各种节奏类型、力度变换、旋律和和声的融合，以及速度的变化来发展他们的音乐能力。治疗对象通过不断扩展自己的表达能力而建立起自信心，并增强对相互反应的意识，而这正是发现自己创造的音乐与治疗师的音乐之间关系的意识。按照罗宾斯的观点，在鲁道夫—罗宾斯音乐治疗方法中音乐是引起改变的治疗性基本媒介。但这并不是说，在治疗中完全不使用语言或语言的技巧，实际上在必要的时候使用语言也是治疗中的重要内容。治疗师常常有意识地使用语言来引导治疗对象参与音乐活动，并帮助他们通过音乐活动来解决临床所面临的问题（Aigen, Miller, Kim, Pasiali, Kwak, & Tague, 2004）。

即兴演奏的技术　因为音乐是音乐治疗中的一个主要媒介和手段，所以为了达到配合、伴随和促进治疗对象的反应的目的，临床使用的即兴演奏技术则聚焦在治疗师应该演奏什么样的音乐？应该如何演奏？

这个问题最重要的一点是治疗师的即兴演奏应该是精心运用对音乐的审美特质的体验来达到治疗的目的。审美特质是治疗过程中关键的因素，例如伴奏中的优美旋律、温暖的和声等等。

首先，无论是否残疾，所有的人都能够接受这些美的特质，通常音乐的审美水平越高，也就越能够有效地吸引听众，并提供更丰富的音乐体验。鲁道夫—罗宾斯音乐治疗的核心思想就是：治疗对象可以通过找到自己内部的创造性动力，从残疾或创伤造成的损害中恢复过来。高审美水平的音乐可以更有效地通向人的内部创造力。

其次，在鲁道夫—罗宾斯音乐治疗过程中所创造出来的音乐通常被视为治疗对象的内部生命的外化。为什么我们看到很多退缩无反应的治疗对象常常在这种治疗中对治疗师表现出很好的反应，原因正是他们会情不自禁地对治疗师的音乐产生认同，并将自我投射在其中。治疗师不断地在演奏中寻找美感，而美感正是每一个人的生命的本质，治疗师努力地将它融入音乐的形式之中。因此，治疗师的音乐的美的特质是治疗对象内心的本质的反映，治疗师与治疗对象的治疗关系也通过治疗师个人的音乐感显现出来。无论治疗对象在音乐方面是否积极参与，当治疗师的演奏是基于治疗对象的表达和反应的时候，音乐就是在互动的方式中被创造出来的（Aigen, Miller, Kim, Pasiali, Kwak, & Tague, 2004）。

最后，当我们说音乐的审美特质是临床治疗效果的关键，并不是说在鲁道夫—罗宾斯音乐治疗过程中所创造出来的音乐都是传统意义上的"美"。很多高审美水平的音乐作品可能是不谐和、刺耳、富于挑战性的。治疗师使用所有可能的音乐因素，尽可能地将它们组合，尽力反映治疗对象个人的生命体验，而治疗对象的有些体验可能恰恰需要具有挑战性的音乐。

治疗师的音乐作为治疗性的即兴演奏，应该避免表达他自己的音乐偏好、情感和习惯模式，而是反映治疗对象个人的情绪状态、功能和需要。由于临床的音乐治疗干预往往具有多重意义和体验，音乐的干预可以同时既是挑战性的又是支持性的，既是鼓励式的又是指令式的，即是领导性的又是跟随性的，既对治疗对象目前的功能水平给予支持，又能够鼓励他们的成长（Aigen, 1996）。

另外，为了达到个性化的音乐体验，治疗师的音乐不应该局限于传统音乐规则的限制，例如大小调七声音阶，I-IV-V-I的和声进行等。音乐治疗师应该熟悉各种不同的民族和地方风格，并了解各种风格可能引起的情绪反应。治疗师还应该能够非常灵活地改变自己音乐中的各种因素，如速度、力度、节拍、调性、音域、旋律以及和声，以便随时适应治疗对象的音乐或运动的改变。即兴演奏的音乐必须是渐进的，以便能够在各次治疗之间持续地发展即兴演奏的主题（Nordoff & Robbins, 1977）。但是，如果治疗的需要出现了改变，治疗师也可能需要创造新的音乐素材，或用新的方式演奏旧的音乐材料。即兴演奏既可以直接创造新的音乐，以最直接地配合治疗对象的需要，也可以结合已有的音乐或歌曲。

鲁道夫—罗宾斯音乐治疗的即兴演奏技术包括治疗师通过即兴演奏的音乐描绘治疗对象的性格特征；创造即兴演奏的音乐来配合治疗对象的情绪运动、面部表情和生理状态；治疗师观察治疗对象的运动，并用即兴的歌曲、念白来描绘治疗对象的行为、情绪或体验；用乐器或嗓音模仿治疗对象的声音等。鲁道夫和罗宾斯还描述了几种用来引发治疗对象的语言和歌唱反应的技术，包括哼唱、吹口哨、无歌词的歌唱、反复颂咏词句等（Nordoff & Robbins, 1977）。引发治疗对象的器乐反应的技术包括模仿治疗对象的音乐的节奏型，改变引导速度，独立使用与治疗对象即兴演奏的音乐无关的旋律或节奏动机，在间歇中或没有解决的音后呈现段的旋律动机或乐句，或在没有解决的调性音后使用一个和声的序列来帮助治疗对象完成音乐。

治疗目标及评估 鲁道夫—罗宾斯音乐治疗的长期目标和短期目标在于发展治疗对象个体的潜能，而不是达到某些具体的行为，以符合文化期待或普遍的"正常"标准（Nordoff & Robbins, 1992）。鲁道夫—罗宾斯音乐治疗师更重视长远的治疗目标，例如自由表达和创造性、交流能力、自信心和独立性等，而不是短期的行为目标。他们的治疗目标更注重治疗对象内心世界的成长，这与马斯洛理论的创造性、自然的学习、高峰体验、成长动机、自我实现等理念非常接近。所以，临床治疗的改变不仅仅要看治疗对象的外部行为，更要看理解能力、思想和情感等内部世界的改变（Nordoff-Robbins Center for Music Therapy, 2001）。

由于音乐是鲁道夫—罗宾斯音乐治疗的主要手段，因此治疗目标是通过音乐目标的达到来达到的。鲁道夫和罗宾斯认为，音乐的成长就是治疗性的成长（Nordoff-Robbins, 1977）。"因此，个人的自由是通过音乐的自由来实现的；人际交流的能力是通过音乐的相互反应能力来实现的；自信心是通过在音乐中的独立创造性来实现的。"（Brusica, 1987）

正是因为如此，鲁道夫—罗宾斯音乐治疗的评估和数据搜集避免使用对治疗对象的诊断的、病因学的、显著性的，甚至心理分析等传统的方式，并代之以纯粹的对治疗对象音乐交流的描述性记录。鲁道夫—罗宾斯音乐治疗师并不根据具体特定的行为来搜集资料，而是对每一次治疗都进行录像或录音，然后由主要治疗师和辅助治疗师共同回顾，并研究治疗对象的音乐和非音乐的反应、改变及音乐之间的关系等等。治疗的记录文件是按照时间顺序，以细节描述的方式来进行的，称为"治疗的索引"（indexing the session）。治疗师对录像录音的研究既有优点也有缺点。优点是可以专心地重新体验治疗对象的音乐体验，而无需像在治疗进行时那样分神去考虑自己的音乐演奏；而缺点是实际上缺失了在音乐中与治疗对象同在的体验和感觉，而这种主观感觉和体验正是整个治疗过程中最重要的因素（Aigen, Mkuller, Kim, Pasiali, Kwak, & Tague, 2004）。

鲁道夫—罗宾斯音乐治疗师还常常将治疗对象在治疗中所创造的音乐进行记谱，以便能够在以后的治疗中进行重复和发展。

鲁道夫—罗宾斯音乐治疗师除了使用上述评估方法之外，还会使用保罗·鲁道夫和克莱夫·罗宾斯制定的四种评估工具：《13类反应，评价量表I、II》（Thirteen Categories of Response, Evaluation Scales I and II）、《音乐反应量表III》（Musical Response Scale III），以及《速度—力度图标》（Tempo-Dynamic Schema）。这四种评估工具是针对长期目标制定的，并不是对每个治疗对象，或每次治疗都会使用，通常在治疗的一定阶段才会谨慎地使用。

应用范围　鲁道夫—罗宾斯音乐治疗师工作的领域非常广阔，包括残疾儿童、精神病患者、综合医院的住院病人、老年病人和寻求个人成长的成年人等。研究者通常使用定性的方法来研究鲁道夫—罗宾斯音乐治疗的疗效。鲁道夫和罗宾斯出版了一些治疗残疾儿童的个案研究的报告；艾根（Aigen, 1995）也发表了对孤独症和智力发展障碍儿童使用鲁道夫—罗宾斯音乐治疗的研究报告，他提出了把对儿童的成长治疗与心理治疗结合的模式。奥尔德里奇、古斯托夫和诺伊格鲍尔（Aldridge, Gustorff & Neugebauer, 1995）记录了对五名患有智力发展障碍的儿童为期三个月的治疗与三名不接受干预的儿童的对比研究。其他还有很多针对青少年使用鲁道夫—罗宾斯音乐治疗的研究。在李特霍尔茨（Ritholz & Turry, 1994）的研究中，报告了对一位发育迟滞并遭受性创伤的17岁少年的治疗过程。治疗师通过音乐治疗促进他与其他人的创造性的互动反应。艾根（1977）在报告中详细描述了对四位患有孤独症并伴有发展障碍的青少年的集体治疗的细节，包括如何在治疗中同时满足集体和个体的治疗需要，如何将仪式性的强迫行为转换为具有交流功能的行为，增强情绪的自我意识和人际关系等。

近期的一些研究表明鲁道夫—罗宾斯音乐治疗对成年人同样有效。石冢（Ishizuka, 1998）探究了用鲁道夫—罗宾斯音乐治疗方法来促进成年人的语言和非语言互动反应的能力。作者通过对治疗结果的分析研究，认为即使病人的语言并没有什么具体的内容或意义，即兴演奏音乐的方法仍然可以让治疗师对病人的情绪进行反应，并分享他的情绪和情感。另外，罗贝尔（Robel, 1997）报告了使用鲁道夫—罗宾斯音乐治疗方法促进神经康复病人的运动动机的研究。奥尔德里奇（1996）使用即兴演奏作为老年痴呆症的诊断工具和方法。李（Lee, 1996）报告了一个针对艾滋病的成年音乐家的治疗过程的细节。

在这个理论框架中，病人的治疗性改变被视为是双方的共同参与促成的。但是当治疗师对病人的行为和表达进行反应时，他需要对自己反应的程度和形式特别谨慎。音乐治疗师需要特别注意音乐的选择，以及音乐想象中治疗师与病人的互动对话，特别是在邦妮的GIM方法中。在即兴演奏的治疗过程中，治疗师需要特别留意自己对病人音乐的音乐反应。主体间理论的实质就是在于病人的体验是与治疗师共同形成的，这对于心理动力学派的音乐治疗也是如此。

心理动力学派的音乐治疗

心理动力音乐治疗产生的时间并不长。美国的弗罗伦斯·泰森（1965）最早开始在音乐治疗中采用心理动力的理论取向。随后不久，英国的朱丽叶·阿尔文（1975）也开始在自己的音乐治疗中使用了心理动力学派的理论。但是最引人注意的是英国的玛丽·普里斯特利（1975）的《行动中的音乐治疗》（Music Therapy in Action）的出版，该书立即引起了音乐治疗界的广泛兴趣。在英国，普里斯特利的理论被称为"精神分析音乐治疗"，很多音乐治疗师在临床上使用她的理论，并很快传到整个欧洲和北美。关于心理动力音乐治疗的流派，我们这里主要介绍两个最有影响的模式：普里斯特利的精神分析音乐治疗和阿尔文的自由即兴演奏治疗。

心理动力治疗的基本理论

精神分析理论

心理动力学派的心理学理论发源于弗洛伊德（Sigmund Freud）的"精神分析"理论，然后发展为"客体关系"理论和"自我心理学"理论，直到现代的"主体间"理论。弗洛伊德从发展的角度表述了人类意识的结构，并认为可以通过对症状的原因的理解而达到心理健康。也就是说，他认为病人可以通过治疗师对潜意识的分析的帮助达到对自我的内省，了解自己的症状的内涵和意义，从而达到治疗的目的。

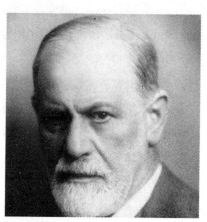

图11-3 弗洛伊德。

弗洛伊德把人的精神结构分为"本我"（id）、"自我"（ego）、和"超我"（superego）。一个孩子的心理在出生的时候是一个混沌的、未分化的本我状态。在这个阶段，人的是被"快感原则"（pleasure principle）所主导的，是聚焦在对诸如饥饿和饥渴等本能需要的满足。这时候一个婴儿的"快感原则"是追求对本能的内驱力的及时的满足。在大约两岁的时候，生活现实使得儿童的"本我"的冲动反应受到挫折，因此"本我"开始分化出"自我"。这时的"自我"努力地驯服"本我"的冲动，于是"快乐原则"不得不服从于"现实原则"（reality principle）—即考虑现实的外界周围环境的条件。这意味着通过对需要的及时满足的抑制而获得以后的更大的满足。到大约四岁的时候，父母的思想观念、价值观、禁忌、良心要求等复杂的价值体系所形成的道德标准最终内化为儿童内心的"超我"。超我对个体自身进行观察并进行评价，或者批评，责备或惩罚，造成各种痛苦的情感，或者赞扬或奖励，造成对自我评价的提高。而"自我"的功能则在于本我的本能要求的冲动和超我的道德压力与现实的要求之间寻求平衡（Moore & Fine, 1990）。

弗洛伊德把人的心理分为"意识"和"潜意识"两个不同的层次。超我把本我的内驱力冲动和一切不为超我接受的动机、需要和欲望统统地压抑下去，从而避免了面对这些冲动和欲望所引起的痛苦和焦虑。这些被压抑下去的动机、冲动和欲望久而久之就会被自己"忘掉"，从而进入潜意识。而那些能够为超我接受的思想、动机或需要则留在了意识层面上。意识与潜意识的关系就像一座浮在水上的冰山，意识好像就是露出水面的一部分，仅仅是冰山的一角，而潜意识就像藏在水下的冰山，绝大部分是不为人们所察觉的。

另外一个弗洛伊德的重要的概念是性心理阶段的理论。他认为人格的发展是由性的内驱力所驱动的。他把人格的发展分为五个阶段，每一个阶段都与人的性内驱力有关，它们是：口欲期（oral）、肛欲期（anal）、阴茎期（phallic）、潜伏期（latency）和生殖器期（genital）。弗洛伊德认为每一个时期都有其特定的人格特点，人格的发展就是按照这五个阶段的顺序进行的。但是如果某一个时期的性驱力与现实发生严重的矛盾冲突而不能顺利发展，人格的发展就会停滞在这一阶段，从而造成很多神经症的症状或人格的扭曲。

在治疗中如果出现病人在潜意识中拒绝进入自由联想的现象，被称为"阻抗"（resistance）。弗洛伊德认为出现阻抗的主要原因是逃避焦虑。精神分析的另一个重要的观念是"压抑"（repression）。压抑是指在潜意识中"忘记"可能引发焦虑反应的观念和信息，从而把它们排除在意识之外。

在精神分析的治疗中，治疗师必须尽可能地保持中立，因此病人对治疗师的态度就不是治疗师所引起的，而是反映出病人的投射，把自己对过去生活中有重要影响的人的情感转移到了治疗师身上，包括父母、兄妹以及其他家庭成员。因此病人对治疗师的感受是一种被歪曲了的现实。这种情况被称为"移情"。能够保持中立的治疗师鼓励这种移情。移情是心理动力学派的心理治疗的一个重要的特点，如果治疗师对病人的反应是由于自己的投射或移植所造成的，也就是说，治疗师把自己对生活中某些有重要影响的人的情感（无论是积极的还只消极的）投射到病人身上，这种现象被称为"反移情"。尽管弗洛伊德最初认为反移情是治疗中的一种障碍，而且应该被消除，但是现代对反移情的概念的认识有了很大的发展。保拉·海曼（Paula Heimann, 1950）第一个承认反移情是治疗师的一个有力的工具。而心理动力学派的音乐即兴演奏的过程就是治疗师与病人共同通过音乐的移情和反移情进行工作的例子（Dvorkin & Erlund, 2003）。

精神分析治疗的目标就是把存在与潜意识中的内心矛盾冲突提升到意识的层面上来。把潜意识的问题提升到意识层面来的方法包括梦的分析、记忆扫描和自由联想。在精神分析的治疗中，音乐也被认为是把潜意识的感情提升到意识层面上来的有效途径。例如潜意识音乐哼唱（Diazde Chumaceiro, 1998），聆听喜爱的音乐，或自由联想歌唱（Austin, 1996）。

客体关系理论　客体关系理论可以被视为弗洛伊德理论的延伸，它保留了弗洛伊德的大部分基本观念，不同的是把治疗的焦点从内驱力和内部矛盾转移到了人际关系领域。也就是说，治疗的焦点集中在病人的人际关系问题。治疗的过程是建立在对病人把自己内化的客体向治疗师投射的理解上的。在心理动力学理论中，所谓"客体"是指人。"内化的客体"是指外部客体的内化的镜像，也就是他人在我们内心的形象。我们每个人都会在自己内心中形成一个与自己有重要关系的人的内心形象，例如父母、配偶、兄弟姐妹等。然后我们把这种内心形象投射到他们身上。客体关系的心理动力治疗的目标就是要帮助病人意识到，他们的内化的客体关系是如何在当前的社会人际关系中重现的，而这正是他们目前的人际关系中的矛盾的来源。治疗师并不像传统的精神分析师那样扮演和参与到病人的过去的关系中去，而是聚焦在病人在成长过程中未能获得满足的需要，为他们提供补偿性的体验（Grzeda, Goldberg, & Dvorkin, 2004）。

客体关系心理动力学派治疗师将弗洛伊德的"矛盾理论"（conflict theory）转变为"匮乏理论"（deficiency theory），将症状视为最初的抚养人在孩子的成长过程中未能满足婴儿的心理需要所造成的结果。治疗师在治疗过程中的角色是通过鼓励病人的移情来理解病人的早期关系。治疗的目标是通过"替代母亲"来帮助病人体验"足够好"（good-enough）的关系体验，并以此来向病人的人际关系观念挑战。而这一目的是通过治疗师对病人的思想、情感和思虑的"支持"和"接纳"来达到的。对于心理动力音乐治疗来说，这就意味着治疗师对于病人的强烈情绪化、激烈愤怒，或不谐和的悲伤等的音乐体验的承受能力，这些对病人来说都将是新的体验。一个新的"足够好"的内化的客体可以产生安全和归属的感觉，然后进一步产生基本信任感。病人进而能够继续完成心理成长的过程（Grzeda, Goldberg, & Dvorkin, 2004）。

温尼克特（1971）提出了"过渡客体"的概念。他认为一个无生命的客体可以具有安慰作用而作为母亲的替代物，来促使病人与抚育者分离。歌曲可以起到过渡客体的功能，可以作为一种自我安慰物来使用。

自我心理学 自我心理学（self psychology）是继客体关系理论之后心理动力学派又一新的发展。这一理论被称为"剥夺模式"（deprivation model），认为病人的自我发展不足，是病人在早期阶段与和他们有重要关系的人的"自我—客体"（self-object）关系体验受到局限造成的。因此病人就会花费一生的时间来试图获得这种与他人关系的至关重要的体验（Grzeda, Goldberg, & Dvorkin, 2004）。

"自我客体体验"（selfobject experiences）有不同的形式，包括：**镜像的自我客体**（mirroring selfobjects），它是儿童对自己的活力、自大和完美等内部感觉的肯定。

理想的自我客体（idealized selfobjects），当冷静、无过错和万能的感觉发散到儿童的自我，并得以融合的时候，理想的自我客体就成为可能。

转换的自我客体（alter-ego selfobjects），有助于模式的形成和提供保持自我所需要的相似体验，并激发学习的潜能。

对立的自我客体（adversarial selfobjects），它有助于在面对抚养人的时候确立自信心，而没有对于在自我客体关系中无能感的恐惧（Wolf, 1988）。

治疗师通过使用**共情**（empathy）的方法可以提供所需要的自我—客体关系。由于病人是通过他人的眼睛来建立自我的感觉，对于病人所表达的内容，治疗师所表现出的反应应该是理解和交流。从音乐的角度来讲，治疗师的反应应该是**支持**（supportive）和**反射**（reflective）的。另外，**镜像**（mirroring）技术也是音乐演奏过程中的基本内容。治疗师需要学习如何分析病人的音乐，无论是即兴演奏还是照谱演奏乐曲，同时还要能够对比音乐治疗过程中不同时期的音乐（Isenberg-Grzeda, Goldberg, & Dvorkin, 2004）。

主体间治疗　主体间治疗（intersubjective therapy）是心理动力学派的最新发展，它的理论与精神分析的理论十分吻合。该理论认为：心理动力研究总是从主观世界的观点（无论是病人的，还是心理分析师的）出发，总是共情和内省的。该理论对心理动力定义的理解是"作为一个包括两个个体的世界之间的对话的主体间的过程，在治疗过程中得到澄清的现实就是主体间的现实。"（Stolorow, et al., 1987）

　　但是在**主体间理论**的病人—治疗师关系的概念里，传统的精神分析治疗的客观性和中立性的理论是没有立足之地的。该理论认为治疗中的节制原则会导致病人的满足感缺失，是与治疗性改变的目的相对立的。主体间治疗师在治疗中不是保持中立，而是时刻注意自己的什么样的行为会促使病人的主观世界改变（Isenberg-Grzeda, Goldberg, & Dvorkin, 2004）。治疗师应该保持"**持续的共情式询问**"（sustained empathic inquiry）态度。这种态度可以使治疗师和病人之间的主体间关系建立起来。治疗性的改变不仅仅产生在病人的内部世界，而是出现在特定的主体间关系的系统之中（Stolorow et al., 1987）。

音乐治疗中的心理动力理论概念

　　在浏览了心理动力学派的几个主要流派后，让我们来看看对于心理动力学派的音乐治疗师来说，有哪些心理动力理论可以运用在临床心理治疗上？在考虑这个问题的时候，我们首先要问我们自己：这些理论是如何帮助我们理解病人的内部世界？它是如何帮助我们理解在治疗过程中病人的内部世界的表达？它是如何帮助我们理解在治疗过程中的音乐变化？而实际上在这些理论中我们并不能够直接和清楚地找到与特定的音乐治疗方法技术相吻合的概念和观点。治疗师应该理解在临床治疗过程中所出现的现象，而不是根据某种理论观念来决定自己在治疗中的具体做法。我们可以通过一个治疗师在临床上的观念，而不是通过他的具体做法来确定他的音乐心理治疗的理论取向。心理动力音乐治疗师在临床上使用各种音乐治疗方法，例如即兴歌唱、即兴器乐演奏、歌曲创作、病人选择音乐、音乐想象，以及GIM等等，而非心理动力学派的音乐治疗师也使用同样的方法。仅仅通过简单的观察，我们不能在GIM的治疗中区分谁是超个人心理学取向，谁是心理动力取向。同样的道理，我们也不能区别心理动力学派的即兴演奏方法和其他理论学派的即兴演奏方法有什么不同。由于临床的观念是通过临床的术语和语言来表达的，所以我们可以通常可以通过使用心理动力理论概念来确定其心理动力的取向。让我们看看常见的一些可能与音乐治疗有关的概念（Isenberg-Grzeda, Goldberg, & Dvorkin, 2004）：

- **潜意识的概念**　一种不被察觉到的意识系统，但是这个不被察觉的意识对我们的行为、思想和情绪具有巨大的影响。这个概念的本质是过去影响现在的理论。

- **移情和反移情的概念**　这是心理动力理论的重要特点。指旧的关系模式在治疗环境中重现，并强调关系在改变过程中是如何成为中心点的。通过治疗过程中的移情引起治疗性的改变，也就是说，治疗过程是针对通过病人在潜意识中与治疗师的关系进行工作。因此，病人与治疗师的关系是治疗的基本过程。

- **防御与阻抗的概念**　帮助我们理解无论病人多么努力想改变，改变的过程是充满障碍的。治疗师的功能之一就是帮助病人超越阻抗。

- **语言引发内省的概念**　虽然这一观念并没有为大部分心理动力音乐治疗师所接受，但是这一概念暗示着增强自我了解和理解的重要性。

- **节制的概念**　虽然节制的概念导致病人的需要在治疗中不能得到满足，受到主体间理论模式的质疑，但是治疗师的中立性的理论还是受到大部分精神分析治疗师支持。

- **症状来源解释的概念**　有关变态或症状起源的解释是精神分析的一个重要常用概念。弗洛伊德主张将变态或症状的起源解释为潜意识冲突。而自我心理学则把起源解释为早期某种需要的满足的缺乏。无论治疗师相信那一种理论，或相信两种理论，都会对他的临床治疗产生很大影响。

与音乐有关的观念 （1）音乐可以作为自由联想的工具；（2）音乐可以作为投射的载体，成为自我分裂部分的载体；（3）音乐可以作为转移的对象；（4）音乐可以作为情绪的容器或支持环境；（5）音乐可以作为镜子；（6）音乐可以承载移情和反移情，以及主体间的反应。

精神分析音乐治疗

玛丽·普里斯特利（Mary Priestley, 1975）将她的模式解释为以即兴演奏方式，通过音乐和语言的表达来探索病人的潜意识的音乐治疗方式。治疗师与病人之间形成的治疗关系是以移情和反移情的反应形式表现出来的，而这种治疗关系也正是治疗的聚焦点。虽然她的理论是从客体关系理论中发展出来，但是她一再强调她的理论与客体关系理论的区别。她说："精神分析音乐治疗是从精神分析流派中诞生出来的，但是它又与精神分析非常不同。"（Priestley & Eschen, 2002）她强调，当治疗师和病人共同演奏音乐的时候，这是一种真正的共享的体验，是一种真正的对亲近渴望的满足感。与精神分析中的节制原则不同，这里的音乐可能象征性地代表了原始的和性的欲望（Priestley, 1975）。她强调语言的关系与音乐的关系的不同："在音乐中……，我们更加的亲近，对于病人的情感更加的敞开。我们共同地创造一个从来没有存在过的事物，又共同来聆听它。"她相信音乐治疗师即兴演奏的音乐必须反映出自己的人格才能在治疗中有效。

弗洛伊德强调精神分析师的一个重要责任是首先通过对自我的深层分析和治疗，使自己能够无偏见地感受分析材料。他坚持治疗师必须进行这样的训练，才能适合从事这项工作。同样普里斯特利和邦妮也强调对治疗师本人的这种治疗训练过程是从事这项职业的先决要求。在普里斯特利的模式里，这种训练包括两个阶段。在第一阶段，学生必须参与一个由资深音乐精神分析治疗师来进行的个人音乐精神分析的治疗系列过程。在邦妮的**GIM**模式中，对自我的系列治疗也是训练的一个基本的组成部分。这两种方法都是要让学生使用自己正在学习的方法来探索自己的内心世界。也就是说，学生应该首先通过自己的内部体验来进行学习。在音乐精神分析的训练的第二阶段，两个学生与一个老师组成一个训练小组，学生轮流交换治疗师和病人角色，老师则作为督导。这时学生并不是进行角色扮演，而是针对自己的个人生活问题进行工作。训练的焦点是语言、身体语言和音乐语言（Grzeda, Goldberg, and Dvorkin, 2004）。

自由即兴演奏音乐治疗

自由即兴演奏音乐治疗是阿尔文创立的音乐治疗方法。与普里斯特利不同，阿尔文（1975）使用心理动力治疗的术语，但是不涉及治疗关系。根据对音乐的心理效应的理解，她认为"音乐在本我、自我和超我三个不同水平上进行工作，可以激发和表现原始的本能，甚至能够有助于原是本能的释放——它可以增强自我的力量，同时可以宣泄和控制情绪。……它可以有助于特定情绪的升华，满足对完美的欲望。她进一步说："音乐可以成为一种投射的工具。它可以造成出一种状态，在这种状态中病人回顾自己的问题、困扰和压抑，并能够面对它们。""在心理治疗中，音乐的一个最基本的作用就是打破阻抗。音乐可以成为现实和非现实世界之间的一座桥梁，而病人正是被孤立在非现实世界中，或在其中避难。"尽管她对病人与音乐的关系的描述非常仔细和执著，但是却很少提到病人与治疗师的治疗关系的心理动力术语（Isenberg-Grzeda, Goldberg, and Dvorkin, 2004）。

行为学派的音乐治疗

从1949年开始，在临床治疗中应用行为主义原理的报告越来越多地出现在美国的心理学杂志上。20世纪60年代，在音乐治疗领域中应用行为主义原理的文献也开始出现，并迅速成为美国音乐治疗的主流。美国音乐治疗之父格斯顿（Gaston, 1968）呼吁在音乐治疗干预中科学地运用行为主义治疗原则。他认为音乐是人类的行为，因此对这一人类情感领域进行科学干预是必须的。吉伦德（Gilliand, 1962）认为人类对音乐刺激的反应是条件反射，明确地反映出了经典条件反射的原理。西尔斯（Sears, 1968）提出了对行为进行客观分类的模式框架，从而促进了对音乐治疗功能的理论性理解。

创刊于1964年的美国《音乐治疗杂志》是世界上最权威的音乐治疗学术期刊，致力于音乐治疗研究。克费勒尔（Gfeller, 1987）回顾了从1964～1984年20年间在《音乐治疗杂志》上发表的研究文献报告，发现这些文献显示出行为主义与音乐治疗之间的重要联系。克费勒尔发现在早期的《音乐治疗杂志》中，音乐治疗的文献报告更多地与精神分析理论有关。但是，精神分析取向的文章从1964～1979年间呈现下降趋势，而与行为主义理论有关的论文急剧增加。因此克费勒尔下结论说，行为主义和精神分析是音乐治疗专业领域中两个主导的理论取向（Standley, Johnson, Robb, Brownell, & Kim, 2004）。现在在《音乐治疗杂志》发表的大部分论文仍然具有明显的行为主义方法特点。

在1970年后，很多音乐治疗的文献都报告了操作性条件反射和经典条件反射原理在临床音乐治疗中的应用（Dorow,1975; Madsen & Madsen, 1968; McCarty, McElfresh, Rice, & Wilson, 1978）。从那以后，行为主义取向的音乐治疗作为一种基本的心理治疗方法得到了普遍接受（Standley, Johnson, Robb, Brownell, & Kim, 2004）。

时至今日，认知—行为取向成为音乐行为主义治疗的主要潮流。首先，由艾伯特·艾利斯（Albert Ellis）建立的理性情绪治疗（Rational Emotive Therapy, 简称RET）出现在文献报告之中。1987年，布赖恩特（Bryant）报告了基于RET原理的认知音乐治疗干预方法，他认为个体与音乐的关系显示了他的合理或不合理的价值观、态度和信念。因此，音乐治疗师可以通过音乐来帮助病人来发现、澄清、检验、争论和反驳不合理和谬误的观念。而艾利斯本人则发明了通过幽默的音乐来激发认知改变的方法（Ellis, 1987, 2003）。美国著名音乐治疗家萨伍特（Thaut, 1989）提出情绪调节在行为学习和改变过程中的重要角色，以及情感、认知和行为之间的重要联系。在他的方法中，音乐治疗师使用音乐感受中的情感和动机特性来改变情绪。由于情绪与学习之间有直接联系，萨伍特主张音乐影响情感和情绪的方法技术可以与传统的认知治疗—行为治疗相结合。

塞尔姆（Selm, 1991）介绍了以音乐治疗的自我调节技术为重点的，针对慢性疼痛的认知—行为治疗模式。作者主张音乐治疗师综合使用多种方法，鼓励病人获得新的知识，挑战旧的信念，并教病人练习新的自我调节技能。通过渐进放松训练和自我调节技术，例如生物反馈来对不良的躯体和情绪反应进行脱敏的方法也出现在音乐治疗的文献报告中（Davis,1992; Hanser, 1990; Nandel, 1996; McCarthy, 1992; Rider, Floyd, & Kirkpatrick, 1985; Robb, Nichols, Rutan, Bishop, & Parker, 1995; Scartelli, 1984）。

行为主义的音乐治疗方法具有操作性强，重视行为观察的客观数据作为疗效的证据等特点，更容易为医院管理机构、医疗保险公司和包括医生护士在内的其他学科治疗同行所接受，现在在美国的各种医院和医疗机构中，行为主义音乐治疗成为主流治疗模式。在美国，音乐治疗师个人无论是倾向或偏爱哪一种理论取向（心理动力、人本主义、行为主义等），掌握和熟悉行为主义音乐治疗的干预方法和行为观察评估的方法和程序都是必要的，这对顺利地融入自己所服务的医疗机构的组织结构和体系，更好地与其他医疗同事进行合作都是很重要的。

当代行为主义治疗的基本理论

近50年来，行为主义流派在心理治疗和心理学领域占有优势。从16世纪左右，西方国家的发展的思潮促进了行为主义的兴起。这时的行为主义具有以下特点：（1）崇尚对假设的实验检验，远离对权威的盲从；（2）崇尚物理主义（physicalism，一种认为所有的现象都可以用时空的术语来描述的理论），远离精神活动；（3）崇尚科学，远离神秘主义。到19世纪末，这种观点导向了实证主义的哲学思想。早期的行为主义就是实证主义的延伸，拒绝任何不能在物理上量化或测量的假设（Barrs, 1986）。

强大的行为主义运动形成了一个对人的思想和行为进行客观研究的心理学派。行为主义的重点不是对潜意识的分析，而是通过自然科学的方法研究人类行为而发展出经验的心理学理论，包括建立研究方法、规范的实验设计和对数据进行统计学分析（Baars,1986; Wilson, 2000）。行为主义的理论是建立在行为分析的科学研究的基础上的。通常人们会认为，行为主义排斥一切不能够通过客观评估进行操作定义的事物。这种看法实际上是不正确的。行为主义理论清楚地承认人的内部事件的重要性，它认为排除无法触及到的内部事件是错误的。相反，行为主义试图寻找一个内部的有结构的认知模式来作为对外部行为的解释说明（Standley et al., 2004）。

到20世纪50年代后，行为主义学者在研究、临床评估及心理治疗中开始使用系统的研究方法。在开始的时候，这种新的治疗方法被认为是新的现代学习理论在临床治疗中的应用，而随着时间流逝，行为主义治疗逐渐成为当今一个有重要影响的临床治疗取向（Standley et al., 2004）。

当代行为主义治疗可以分为三个不同流派：第一个流派是**应用行为分析**（applied behavior analysis），他的理论基于斯金纳（B. F. Skinner）的操作性条件反射，认为行为是其自身的结果的一种功能。因此治疗干预强调人的外部行为与结果的关系（Skinner 1948; 1953）。行为分析的方法技术包括强化（reinforcement）、惩罚（punishment）、消退（extinction）、奖励（contingencies）①、代币经济（token economies）和刺激控制（stimulus control）。第二个流派发展了这些方法，并把巴甫洛夫经典条件反射中的"中介刺激—反应"（mediational stimulus-response）也包括进来。巴甫洛夫及其他行为主义的理论家（E. R. Guthrie, Clark Hull, 以及Joseph Wolpe）认为中介变量（mediational variable）或干预是重要的。由于外部行为和认知的过程同样是通过学习形成的，并决定着外部的行为，因此中介变量是行为矫治的目标。其方法技术被称为**"中介刺激—反应"**方法，包括暴露疗法、系统脱敏和想象（Wheeler, 1981; Wilson, 2000）。

以行为主义的理论和研究为基础的行为主义治疗一直持续到上世纪60年代末，行为主义治疗师开始从社会、人格和发展心理学的角度探索其治疗策略。由此出现了第三个流派：Bandura的**社会学习理论**。社会学习理论认为人类既不是主动也不是被动地对环境进行反应，而是有选择地参与周围环境的互动过程（Bandura,1969）。社会学习理论的基本特点包括**替代性学习**（vicarious learning，即示范）、**象征性过程**（symbolic processes）和**自我调**

---

① 该术语在国内常被翻译为"列联"、"应变"、"权变""后效"等等，较为生涩难懂。作者翻译为奖励，以达到通俗易懂的目的。——作者注

节（self-regulation）。对于"自我调节"的认可产生了新的治疗形式：**社会—认知治疗**。这种治疗模式认为行为基于三个相互区分，但是又相互联系的调节过程：（1）外部刺激事件；（2）外部强化；和（3）认知中介过程。人对环境中发生的事件的感知和理解决定了他的行为。因此，**社会—认知治疗方法**强调人的自我导向（self-directed）行为的改变（Wilson, 2000）。

到了20世纪70年代，认知因素对行为主义治疗的影响越来越大，到80年代至90年代，情绪的改变在治疗中的角色也受到了注意。时至今日，行为主义治疗师开始对行为、认知和情绪的复杂互动关系产生了浓厚的兴趣（Standley, Johnson, Robb, Brownell, & Kim, 2004）。阿诺德·拉扎勒斯（Arnold Lazarus）注意到人类行为反应的**"激发顺序"**（firing order），例如，一个愤怒的人不经考虑（认知）便立即采取攻击（行为），而一个受到刺激的人则是不断地琢磨（认知）他所感知到的细微刺激，直到这种对刺激的感受达到足够高的程度，然后才进行攻击（行为）。治疗干预的焦点在于发现并改变这一社会、情绪、认知和行为反应的"激发顺序"，并阻断不良的事件发展的顺序（Wilson, 2000）。

行为主义音乐治疗的方法

在过去50年里，行为主义音乐治疗经过了长足的发展，形成了众多的方法技术，现在已经成为世界范围内的主要音乐治疗方法，并具有建立在大量研究基础上的独特的方法学。治疗干预的四个步骤是确定（identify）、改变（modify）、计算（count）和观察（observe）行为，或作为认知或情感的外在指标的行为。虽然大部分人在参与某个行为训练的时候，会不可避免地意识到或感受到认知或情绪的变化，但是行为主义的方法只承认通过行为观察所获得的认知或情感领域的证据。例如，罗伯（Robb, 2000）对住院儿童的行为进行了操作性反应的界定，以客观检验儿童与他们医疗环境的关系。此外，盖蒂（Ghetti, 2002）检验了在各种不同音乐条件下，一些身体严重残疾的学生可观察到的行为变化。

当研究者确定某一特定的行为之后，就要对行为的发生数量进行观察和记录。这个过程必须要在任何行为治疗干预之前完成，以便确定治疗干预的必要性，并成为后面的治疗文件记录的一部分。

　　行为主义治疗的下一步骤是在环境中使用奖励，以便对病人的行为矫正产生积极的影响。根据病人的不同情况，奖励范围可以很广。一些人认为不应该滥用奖励，他们批评说奖励实际上起到了"贿赂"的作用。这些人没有意识到，如果他们的工资突然停发了，他们很可能就会停止去上班工作，同样，他们会很注意自己孩子的成绩单，并及时夸奖孩子，以便让孩子更加努力学习。当然，治疗师同样也希望自己的病人能够独立、自觉和觉悟。但是如果病人能够自发地做到这一切，也就不需要治疗师的存在了。所以在形成新的、好的行为模式之前，有目的有选择的奖励是必须首先被建立的（Standley, Johnson, Robb, Brownell, & Kim, 2004）。

　　最后一个步骤是通过对靶行为的持续观察或干预后的测评对行为治疗干预的结果进行评价。当达到某一特定的标准，如独立和自发保持某一新的行为模式后，治疗就可以结束了。行为主义治疗师的考虑重点是尽快和有效地减轻病人的紧张、不适或挫折感，所以对治疗干预的方法技术的选择都是基于这种考虑的。行为主义治疗师的责任是在治疗干预实施之前选择靶行为，并使用可观察的方式记录这些行为，记录下的行为向期待的方向变化，才可以认为治疗是成功的。有几种科学的设计可以被用来确定哪一个或一组奖励对某个特定的病人是有效的。很多好的教材中都可以找到这种行为技术或应用行为分析的方法（Alberto & Troutman, 1995; Bergin & Garfield, 1994; Cooper et al., 1987; Madsen & Madsen, 1998）。应用行为分析是一种单一对象研究，临床治疗师可以用它来直接检验某一特定的方法技术与某一特定的病人行为的功能性关系（Hanser, 1995）。在后来的文献中，对行为主义方法的临床使用越来越普遍，而且对于临床治疗师来说，使用这些方法设计可以不需要大量的病人或被试作为大样本，以及繁琐的统计学模型（Gregory, 2002）。

　　下面我们要简单地介绍一些行为主义治疗常用的操作性反应技术（operant techniques）和认知—行为方法技术。

操作性反应技术

行为的强化技术　　行为的强化技术指培养新的行为模式，或对环境中原有的条件进行重新组织，以促进适当的行为反应。新的行为一旦出现，就必须立即给予强化反馈。这些技术包括提示、任务分解、消退、无误学习、连锁化、塑造、逐次渐近和演示。

提示（prompt）是帮助治疗对象建立新的反应的最基本的方法，它是有助于增加一个我们所期待反应出现的频率的简单的信号。例如，当一个儿童学习识别物体名称的时候，老师呈现一个球体，而儿童不能回答那是什么，老师会用嘴发出"球"的拼音的第一个音节"qi"作为提示。音乐治疗师使用音乐作为提示的信号来引发一个行为反应，或提示引发一个老年痴呆症病人的回忆。当我们所期待的反应不再需要刺激信号的时候，治疗师就会撤消提示信号。而消退（fading）则是为了让一个期待的行为能够独立存在和成为习惯的时候所使用的一个系统地撤消提示信号的过程（Standley, Johnson, Robb, Brownell, & Kim, 2004）。

任务分解（task analysis）是指把一个特定的活动按照其组成部分或顺序结构进行分解。斯坦德利（Standley, 1998）展示了对一所新生儿治疗机构里的早产婴儿使用按等级分解任务的方法逐渐增加复杂的刺激，以促进婴儿的神经承受能力的干预的效果。当各种感官刺激被系统地引进时，音乐能够帮助保持婴儿的平静状态。结果显示出适应能力的提高，预示着婴儿的神经系统更加成熟，和出院时间提前。另外，达罗（Darrow, 2000）等人的研究报告显示，任务分解的原则对听力障碍儿童的全部音乐治疗方案和课程设计都适用。

无误学习（errorless learning）是指在不出现错误的前提下尽可能快地建立一个正确的行为反应的方法。例如，一名患智力发展障碍的儿童学习使用勺子进食，他在治疗师的帮助下用勺子取食后直接送到嘴里。当病人的正确行为不断重复的时候，治疗师的帮助则一步一步被取消。在这个过程中，病人从来没有出现错误的可能，例如掉勺子，用手抓食物，把勺子放在水杯里而是不是碟子里等等。

这种方法的特点在于其设计本身决定了不会出现错误，而不是取决于治疗师给予的帮助的多少。例如，一名有行为控制障碍的儿童被安排在一个正常儿童的合唱团体里，为他制定的治疗目标是进入教室里，然后坐在为他安排的椅子上，以参加排练。那么无失误学习的训练就会设计成：在开始的时候教室里只有一把为这名儿童准备的椅子。在这名儿童能够重复无错误地坐在为他准备的椅子上之后，其他的椅子才有步骤地逐渐被放回教室。当然，放回其他椅子的顺序还取决于它们距离这把为病人安排的椅子的远近，首先会把离得远的椅子放回来，最后才把接近的椅子放回来（Standley, Johnson, Robb, Brownell, & Kim, 2004）。

连锁化（chaining）的方法是将两个或两个以上的行为反应一个一个有系统地联结在一起。每当一个新的行为被添加进来，全部过程都要反复进行练习。幼儿在学习字母表的时候就可以使用这种方法：先学习一个字母，然后再学习第二个字母，然后把两个字母连起来，依此类推。 沃尔夫和霍恩（Wolfe & Horn, 1993）使用各种顺序的链接方法，包括逆向顺序来帮助学龄前儿童记忆他们的家庭电话号码。首先在各种条件下呈现号码的顺序，然后呈现最后一个数字，如果儿童记住了最后一个数字，则再次呈现电话号码，但是省略最后两个数字，如此反复直到儿童记住整个电话号码。这个研究结果表明，逆向顺序的连锁化过程伴随着熟悉的音乐，是记忆电话号码最有效的方法。同时，在连锁化的过程中记忆有顺序的信息的训练中，在音乐条件下所需要的提示帮助次数最少。

马德森（Madsen, 1983）将**逐次渐进**（successive approximation）定义为通过逐一完成行为的元素或元素组合，越来越接近特定的目标行为。**塑造**（shaping）是系统地强化某些行为，从而越来越多地接近期望的目标。这两个方法经常与任务分解结合在一起。行为治疗师在帮助治疗对象学习新的行为时，通常从治疗对象已经具有的能力出发。作为过程中的一个步骤，每一个细化了的任务分解都是成功地接近最终目标行为的一个环节。治疗对象熟练地掌握每一个步骤之后都得到强化，直到目标行为建立（Standley Johnsonkm Robb, Brownell & Kim, 2004）。这两种方法是行为咨询中使用最广泛的方法。例如，一个遭受强奸创伤的治疗对象厌恶所有异性的性接触，包括自己爱的人在内，而她希望从这种厌恶反应中摆脱出来，那么治疗师就可以教授她的性伴侣（男方）确定性接触的**成功接近**的方法以及相应的性反应。女方不是被强迫进入任何令她反感的行为，而是按照其意愿逐步分别完成性行为的各个元素，直到最后达到期待的性接触目标（Standley, Johnson,

Robb, Brownell, & Kim, 2004）。

演示（Modeling）指治疗师向治疗对象演示所要学习的动作。治疗师的演示可以是**单独**的，或是与治疗对象的动作**同时**进行。莫尔和马西留斯（Moore & Mathenius, 1987）研究了各种不同的演示方法对8名有中度智力发展障碍的青少年学习舞蹈和演奏节奏乐器时的节拍稳定能力的效果。研究结果显示，对于乐器演奏，在**同时**演示的条件下，被试能够较好地保持稳定的节拍。但是在舞蹈的条件下没有显示出同样的作用（Standley, Johnson, Robb, Brownell, & Kim, 2004）。

积极强化（positive reinforcement）是以奖励的方式（例如社会认同、实惠的物品或喜爱的活动等）来促进期待的行为的操作反应技术。积极强化是指在一个行为反应出现之后给予奖励，以增加这一行为反应再次出现的可能性。有关使用音乐作为奖励的研究很多。有研究证明音乐比其他常用的强化物更为有效（Saperston, Chan, Morphew, & Carsrud, 1980），并比较了不同水平的音乐强化（Howlloway, 1980）。Standley（1996）对于以音乐作为强化物的效果进行了元分析（meta-analysis），她分析了98项研究，发现了高度的正向结果。在98项研究中，只有12项研究显示非音乐的强化较音乐强化更有效。结果还显示音乐强化的效果大大超过在学校中经常使用的社会性强化和实惠物品的强化。

研究文献还表明，以音乐为奖励的方法被用来矫正行为的范围很广，从提高数学成绩（Madsen & Forsythe, 1973; Miller, Dorow, & Greer, 1974; Yarbrough, Charboneau, & Wapnick, 1977）到发展语言功能（Talkington & Hall, 1970; Walker, 1972），以及注意力集中能力（Madsen & Alley, 1979）。还有其他方面的临床运用，包括使用音乐来增强缺乏吸吮能力和摄食能力的早产婴儿的吃奶水平（Standley, 2003）；使用音乐来增强婴儿的爬行能力（Holliday, 1987）；以及脑偏瘫的幼儿头部的姿态（Wolfe, 1980）；减少刻板行为（Jorgenson, 1971）；用音乐教授超常儿童的阅读（Steele, 1977）；用音乐训练听觉分辨能力（Madsen & Geringer, 1976）；用音乐强化康复病人的物理治疗中的踏自行车训练（Kendelhardt, 2003），以及训练用脚尖行走的孤独症儿童用脚跟行走（Roberts, 2002）；用音乐减少患有疝气的婴儿的哭叫（Etscheidt, 1989）；用音乐降低患有慢性头痛的病人的肌电（EMG）紧张水平（Epstein, Hersen, & Hemphill, 1974）；用音乐增强深度残疾的儿童的血管收缩（Falb, 1982）；用音乐强化老年痴呆症病人坐在椅子里的行为，减少病人的徘徊行为（Scruggs, 1991）。

强化一旦建立起来，其呈现频率就要逐渐变得稀疏，直到不再需要这些强化。强化的效果和在稀疏呈现后是否能够保持，需要通过持续的观察和行为记录来确定。约翰森和齐内尔（Johnson & Zineer, 1974）的研究报告展示了一个典型的增强专注在作业上的行为的过程。研究者对于两个年轻的男性智力发展障碍病人使用消退和代币经济相结合的方法。两位被试只要坐在自己的椅子上，并且不说话，达到一定的时间后，就会得到规定的代币。这些代币可以被用来换取聆听音乐和弹钢琴。逐渐地，获得代币的时间标准不断提高，直到最后不可能得到更多的代币。研究者们发现，被试专注在作业上的行为在该研究项目开始后就出现增加，而且当获得代币的时间标准升高，甚至不再呈现代币奖励后，他们专注在作业上的行为的水平仍然可以保持。音乐治疗必须考虑到如何将在治疗场所新学习到的技能和行为泛化到治疗以外的场所。约翰森和齐内尔的研究说明为了有利于自然强化形成，消退是必要的，并且是治疗过程的本质（Standley, Johnson, Robb, Brownell, & Kim, 2004）。

很多研究常常将音乐和社会认同的奖励结合在一起，以便增加病人成功的可能性，特别是对于那些严重残疾的病人更是如此。多罗（Dorow, 1980）报告了对一名患智力发展障碍的儿童学习服从指导的研究。她对比了社会认同的奖励和音乐奖励，发现音乐奖励更有效。同样，西得曼和弗伦奇（Silliman & French, 1993）针对训练智力发展障碍的少年学习踢足球的时候，使用音乐奖励和语言奖励。结果显示音乐比语言或二者结合更加有效。

皮墨克原则（Premack principle）是使用高呈现率的刺激来对低呈现率的行为进行强化。这种方法的优点就是强化性的活动已经高频率的存在了。托肯顿和哈尔（alkington & Hall, 1970）使用这一原则来训练21个低语言功能水平的智力发展障碍病人组成的团体。研究者将被试分为三个小组，要求他们重复一个包含200个词汇的词汇表，并记录他们正确重复的词汇数目。第一组的正确反应数目如果高于上一次，就会被允许参与5分钟自己最喜爱（高呈现率）的音乐活动。第二组则在同样的情况下被允许参与5分钟自己不太喜爱的音乐活动。第三组作为控制组不参与任何音乐活动。结果显示，参加最喜爱的音乐活动的第一组正确重复的词汇数量显著高于其他两组。可见音乐的参与是一个高度渴望的和有效的皮墨克活动。卡罗乔、莱瑟恩和卡罗乔（Carroccio, Lathon & Carroccio, 1976）的研究显示用弹吉他作为奖励有助于精神科医院的住院病人减少刻板行为。

类化条件反射强化物（generalized conditioned reinforcer）就是一种提供能够通向其他主要的或是辅助的强化物形式的强化物。例如，代币系统或点数本身并没有什么价值，但是它可以让治疗对象获得参与其他活动或奖励的权利。迪莱奥（Dileo, 1975）研究了一种**代币经济**对智力障碍的住院病人的行为影响的效果，这个方法包括了音乐奖励和非音乐奖励两种强化刺激。Dileo还使用了一种被称为**反应代价**（response-cost）的方法，在这个方法中，病人一旦表现出不被期待的行为，就会导致代币被取消。然后，通过卡方统计学分析显示，**代币经济和反应代价**的方法使病人有问题的行为逐渐地减少。

扎尔茨贝格和格林沃尔德（Salzberg & Greenwald, 1977）在一个正常的7年级（相当于我们的初中一年级）的班级里使用了**代币经济**方法。在这个研究中，学生准时上课和专注功课就可以得到代币，而得到一定量的代币就可以被邀请参加班级的聚会作为奖励。研究结果显示准时上课和专注功课的行为都得到极大地增加。因此研究者认为**代币经济**是音乐治疗师的一个绝佳的工具，可以很方便地用于对不同功能水平的治疗对象的治疗。

艾森斯坦（Eisenstein, 1974）结合音乐奖励和代币经济的方法，来促进一组三年级儿童的阅读能力。研究者让儿童们阅读卡片或书籍，并回答问题，当儿童正确回答后即可获得相应的点数，而这些点数可以被用来换取学习吉他个别课的分钟数作为奖励。结果显示获得奖励的学生的正确阅读反应显著提高。

团体奖励（group contingencies）方法可以成为强有力的行为管理工具。在人们的生活中，特别是对于青年人来说，来自同伴的压力扮演着重要的角色。所以，这一方法强调使用集体的压力来达到共同的治疗目标。汉泽尔

（Hanser, 1974）使用音乐聆听小组奖励的方法成功地减少了三个情绪不稳定的男孩扰乱课堂的行为。在这个实验中，治疗师告诉这些男孩，如果小组中的任何一个人出现不当行为，就会停止播放音乐，直到所有人能够表现出15秒钟以上的正确行为。经过几个阶段后，小组的不适当的动作行为从90%降低到13%，而不适当的语言行为从82%降低到7%。在一个类似的研究中，麦卡蒂（McCarty, 1978）使用音乐奖励的方法减少了学生在校车上的不当行为（Standley, Johnson, Robb, Brownell, & Kim, 2004）。

消极强化（negative reinforcement）是指在一个期待的行为出现后，为了提高这一行为再次出现的可能性或频率，治疗师解除或消除让病人反感的刺激或条件。例如治疗师对一个患厌食症的青少年说："你必须吃完所有饭菜才能离开病房"。在这里，令病人反感的条件是待在单调无刺激的病房，没有娱乐、书籍、电视、音乐等刺激。而这一单调的条件被解除的条件就是吃完足够量的食物。因此我们期待病人可能由于希望能够与其他病人一起从事音乐活动而增加进食行为。

自然强化物（natural reinforcement）指某一行为的结果本身即形成强化作用，这是最理想的强化物，比任何人为设计的强化物都更为有效。例如，参与音乐活动可以作为一个人为设计的有效强化物来减少某些不适当的社会行为。但是由于音乐活动本身会给人带来愉悦感、放松感和成就感，于是音乐行为的结果本身又进一步自然形成新的强化，人们就会倾向于自觉主动地参与音乐活动，而无需要其他人为设计的强化物来促进人的音乐行为。

强化呈现的模式

强化物的呈现模式可以有四种形式：即时强化、间隔强化、随机强化、组合强化。

即时强化（immediate reinforcement）就是在所期待的行为出现之后立即给予奖励强化。即时强化的优点是产生效果最快，能够最快地提高期待行为的出现频率。但是缺点是一旦奖励解除，期待行为就可能很快消退，甚至不再出现。

间隔强化（interval reinforcement）就是在期待行为出现的次数达到一个

规定的数量（如2次、3次或4次等等）后才给予奖励强化。间隔强化产生效果较即时强化慢，但是奖励刺激解除后消退的速度也较慢。

随机强化（random reinforcment）指奖励强化的呈现是不定期的、随机的、没有规律的。一个期待的行为出现后，可能给予奖励强化，也可能不给予奖励强化。这种强化呈现模式产生效果最慢，但是奖励刺激解除后消退的速度也最慢，甚至终身不消退。

组合强化（combinational reinforcement）就是将上述三种模式组合使用。为了最快地获得强化效果和最快地提高某一期待行为的发生频率，首先使用即时强化的模式。当这一期待行为的发生频率达到某个水平或相对比较稳定之后，改为间隔强化的模式。然后逐渐过渡到随机强化模式，最终完全解除强化。

行为弱化的技术

弱化某些我们不期待或不适当的行为的操作性方法技术包括差别强化、削弱、解除愉悦刺激、呈现反感刺激，以及矫枉过正。当一个被社会认为不适当的行为发生时，传统的解决办法是进行惩罚。惩罚通常是快速和有效的，但是（1）会损害一个人的自尊心；（2）弱化效果通常会随着惩罚刺激的解除逐渐消失。也就是说，当人意识到惩罚刺激完全被解除之后，对惩罚的恐惧也随之消除，然后不期待或不适当的行为有可能重新出现。（3）惩罚的方法有可能与以人为本的理念，职业道德或法律相抵触。

我们还有其他行为弱化的方法技术可供选择。这些方法弱化不适当行为的速度明显慢于使用惩罚的方法，但是它们的好处在于（1）保护了人的尊严和自尊心，并避免了逆反和对立的情绪；（2）同时学习新的适当行为作为替代。

差别强化（differentiatied reinforcement）这是一种最不具强迫性的行为弱化方法，但是与其他方法相比，它的作用也最为缓慢。在这个方法中，积极的强化物被用来增加某一适当的行为，同时另一个不适当的行为减少或受到限制。例如，学习乐器演奏的方法不但可以掌握音乐技能，学会通过音乐表达情绪，还可以有效地限制和减少很多强迫性行为。布劳内尔（Brownell，2002）通过根据治疗目标让孤独症儿童对歌曲重新填词，在让儿童学习知识内容的同时有效地减少了他们的不适当的社会行为，增强了他们的社会交往能力。

不相容反应（incompatible responses）的方法对于伴有大量不适当行为（或称为"症状"）的病人特别有用。有些患有行为障碍的儿童可能伴有捏手、乱抓或骚扰攻击其他同伴的不适当行为。治疗师强化儿童在坐在椅子上时把手放在膝盖上的适当行为，这样就可以通过强化适当行为来抑制和弱化不适当的行为，因为这两种行为是不相容的，不能同时呈现的，所以就可以用强化适当行为来代替不适当的行为（Standley, Johnson, Robb, Brownell, & Kim, 2004）。

停止（extinction）当积极强化物呈现时治疗对象持续表现出不适当的行为，则突然停止积极强化物。例如汉泽尔（1978）提供的一个例子：当学生在课堂上不适当地谈话时停止播放音乐。在治疗中，"惩罚"被定义为及时地使用或停止某一刺激以减少靶行为的发生几率。在音乐治疗的文献中，由于"惩罚"所包含的消极含义，这一名词很少出现在研究报告中，相反，在文献中描述和表达的方式更多地是使用各种方法来增加适当行为，而不是减少不适当行为。例如音乐治疗师不会使用噪音、令人反感的音乐或过大的音量来惩罚治疗对象。

反应代价（response cost）实际上是一种惩罚，即当不适当行为出现时，立即停止或减少积极强化物。这种方法可以有效地减少靶行为重新出现的机率。这种方法在临床上普遍被使用，其原因包括：（1）通常这种方法可以迅速对行为产生影响，（2）在课堂或团体治疗的条件下非常容易使用，（3）可以在其他的方法体系（例如在代币经济的方法中采取扣分的方式）中使用。反应代价是当治疗对象出现不适当行为反应时，在一个特定的时期内减少或暂停各种形式的强化物，以作为不适当行为反应的代价（Standley, Johnson, Robb, Brownell, & Kim, 2004）。

暂停（time out）指当儿童出现不当行为时，暂时禁止该儿童参与音乐活动，并将他安排在集体活动区域范围之外，让他观察和学习其他儿童的正确行为。或者也可以将强化刺激物从治疗对象所在的环境中去除。例如在针对喜爱在酒吧里与朋友一起喝酒的酗酒者的治疗中，酗酒者可以在酒吧里喝一些非酒精类的饮料，但是如果他一旦违反规定而饮用了含酒精的饮料，他的朋友就会被要求离开酒吧。

这是一种类型的惩罚。在音乐治疗师所服务的机构里通常不允许使用那些可能导致疼痛或令人不舒服的厌恶性刺激。但是这种条件反射的、非直接的厌恶性刺激因其不引起社会性的反感，则是允许的（Standley, Johnson, Robb, Brownell, & Kim, 2004）。

矫枉过正（overcorrection）通常包含了多种行为矫正的原则方法，而且也比较耗费时间。矫枉过正的基本出发点是让治疗对象学习正确、适当的行为，以替代不正确、不适当的行为。矫枉过正可以分为赔偿性矫枉过正、积极练习矫枉过正和消极练习矫枉过正。

赔偿性矫枉过正（restituational overcorrection）的方式是指当治疗对象的破坏性行为对环境造成了损害或干扰后，要求治疗对象进行赔偿或补偿，恢复或改善环境。例如当一名青少年破坏了班级教室后，要求他清扫一片狼藉的环境，并修缮被破坏的设备。他还可能被要求重新粉刷教室，在教室里安装一个新的架子，并把所有的设备都放到架子上去。

积极练习矫枉过正（positive-practice overcorrection）是要求治疗对象夸张、过度地表现正确的行为，或延长正确行为练习的时间或次数。积极练习矫枉过正就其本质而言是教育性的，所以要求相对原来的不当行为而言，这种行为练习应该是治疗者所接受和欢迎的。例如，在心理咨询的过程中，让来访者练习使用简单、坦诚的表达方式，以减少讽刺挖苦、含沙射影的不良语言表达习惯；让来访者练习使用以现实为基础的自我肯定的语言，来减少自我否定和自我伤害的语言。

消极练习矫枉过正（negative practice overcorrection）是要求治疗对象反复不断地重复不适当或不良的行为，直到其感到厌倦为止。厌倦可以导致对继续不良行为的兴趣减退或消失。如果某一不良行为是某种强烈的情绪引起的，则反复不断地引发这种情绪，直到出现厌倦，治疗对象不再对这种情绪产生反应。这种方法被称为"泛滥疗法"（flooding technique），经常被运用于治疗在长达数年的时间不能从悲伤情绪中解脱出来，从而对家庭和工作关系造成损害的治疗对象。当治疗对象表现出希望从悲伤中解脱出来，面对新的生活的时候，治疗师可能使用音乐来引发悲伤情绪，回忆创伤事件，并对引发悲伤的事件进行讨论。一旦厌倦的情绪反应出现，治疗对象就会能够面对和讨论创伤事件，不再有悲伤和强烈的情绪反应。泛滥疗法广泛地运用于对经常面对灾难场景的危机救援工作人员的心理治疗中。他们要参与一种被称为"危机事件压力治疗"的训练，在训练中不断面对各种灾难的残酷场面，最终使他们对灾难场面的反应减弱。特别是在美国的"9.11"事件时期，这种方法在救援人员、停尸房和医务人员人群中得到广泛的应用，以防止这些人员出现衰弱反应（Levenson & Acosta, 2001; Peterson, Nicolas, McGraw, Englert, & Blackman, 2002; Rowan, 2002）。

认知—行为技术

认知—行为技术（congitive-behavioral technique）通常在心理咨询中使用，咨询师把上面介绍的行为技术与认知技术结合起来，旨在改变与治疗有关的认识。心理咨询所面对的问题通常不是心理变态问题，而是在生活中对环境的反应中出现的问题。该方法的前提假设是：不适当的行为与适当的行为是通过同样的方式获得并保持的，因此可以通过同样的方式进行改变。在这一方法中，治疗师评估造成目前行为的原因，而不是过去的历史，然后根据治疗对象的行为模式和特点制定个体化的治疗方案。治疗对象并不需要在作出行为改变或新的选择之前对问题的原因有所理解。认知—行为方法包括泛滥疗法、系统脱敏、思维停止、认知重建、问题解决、成年人社会技能、自信心训练、演示、自我观察、角色扮演、愤怒管理、生物反馈、想象，以及行为激活等。

认知—行为技术对于缓解治疗对象的紧张非常有效，它可以在短时间内解决问题，从而降低了治疗的费用。研究表明，认知—行为技术适用于焦虑人群，例如恐怖症、强迫症、厌食症、性功能障碍，以及创伤后应激障碍患者（Cottraux, et al., 2000; Nathan & Gorman, 2002; Turk, Fresco & Heimber, 1999）。另外，该方法还广泛地应用于抑郁症和自杀领域（Hendricks, 2001）。研究还显示该方法与音乐配合的肌肉渐进放松训练，以及认知—行为团体治疗的干预具有更好的疗效（Scheufele, 2000; Hendricks, 2001）。

认知—行为音乐治疗文献展示了上面提到的技术。阿什达（Ashida,
2002）对老年痴呆症的病人使用熟悉的音乐作为行为的催化剂来引发病人的
记忆，并有效地减轻了抑郁症状。我们知道，对于老年痴呆症的病人来说，
抑郁是一个很难治疗的长期症状，但是老人们在听到自己熟悉的年轻时代的
歌曲音乐时，情绪状态明显好转。作者在一所老年医院为一些80~90岁高龄
的老年痴呆症病人提供音乐治疗服务的时候，曾经询问病人们是否知道《洪
湖水浪打浪》。尽管事实上这个年龄段的老人不可能不熟悉这首歌曲，病人
们仍然回答没有听过。但是当作者带领病人共同歌唱这首歌的时候发现，他
们不但能唱出这首歌的旋律，甚至还能准确地唱出大部分歌词。因此，用音
乐来引发记忆障碍患者的记忆是很有效的。亨德里克斯（Hendricks, 2001）
使用认知—行为音乐治疗来缓解青少年的抑郁症状，结果显示的认知—行为
音乐治疗比没有音乐的认知—行为疗法更为有效。他认为青少年对音乐治疗
的方法反应较好，这是因为音乐本来就是他们生活中不可分割的一部分。

通常紧张焦虑的情绪会给医学治疗过程带来困扰，并造成长期的健康问
题。医院和危机救助机构普遍运用音乐辅助放松训练来缓解紧张。普瑞斯纳
等人（Presner, 2001）报告在烧伤病人的扩创手术过程中，音乐显著地降低
了病人的疼痛。研究者先让病人聆听他们喜爱的音乐，然后进行渐进肌肉放
松，最后使用音乐想象的方法帮助病人把注意力从痛苦的手术过程中转移
开。赖利（Reilly, 2000）在白内障手术过程中使用音乐，使出血压和血清皮
质醇水平明显降低。拉斯韦尔（Lasswell, 2001）使用音乐辅助放松技术来改
善和促进妇女救助机构里受虐待女性的睡眠质量。这些被虐待的妇女由于过
于紧张，普遍存在睡眠不足的问题。这也造成了她们解决自己生活中的危机
问题的能力降低。

希利亚德（Hilliard, 2001）介绍了在心理咨询机构里使用认知—行为音
乐治疗方法治疗患有厌食症的青少年的案例。他的方法包括使用渐进肌肉放
松减轻导致"减肥"冲动的紧张，使用**认知重建**的方法来改变导致病人认为
自己"肥胖"的认知误区。克尔、沃尔什和马歇尔（**Kerr, Walsh & Marshall,**
2001）用**认知重构**的方法与音乐相结合来治疗焦虑症病人，他认为有音乐的
认知重构比没有音乐的认知重构更为有效。

在物质滥用的领域里，琼斯（Jones, 1998）的音乐治疗干预使用**歌曲创作**和**歌词分析**的方法，明显地改变了吸毒人员的情绪状态。德比多特（DeBedout, 1994）使用各种音乐活动以及**主题讨论**的方法明显地增强了被法院命令监禁的青少年的积极价值观念。

另外，认知—行为音乐治疗的方法还被应用于减轻教师的职业枯竭（burnout）（Cheek, Bradley, Parr, & Lan, 2003）。斯拉特罗夫（Slatoroff, 1994）报告了使用即兴演奏鼓的方法来帮助提高创伤幸存者的自信心和进行愤怒管理。这一方法是专门为遭到强奸、自然灾害、暴力犯罪、童年虐待，以及家庭暴力的受害者的创伤后恢复而设计的。

以上仅仅是行为主义音乐治疗在临床上使用的报告一小部分。从20世纪60年代以来，大量的有关行为主义音乐治疗的研究文献不断发表，行为主义已经形成了音乐治疗的一个主要流派。

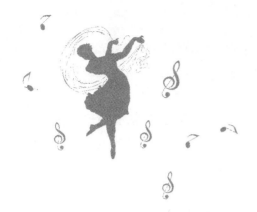

第十二章

医学领域中的音乐
治疗模式

神经学音乐治疗

神经学音乐治疗（Neurologic Music Therpay, 简称 NMT）是由迈克尔·萨伍特（Michael Thaut）博士以及科罗拉多州立大学的"音乐神经研究中心"的同事们共同发展出来的。萨伍特博士对NMT的定义是：神经学音乐治疗是"针对由于人的神经系统疾病导致的认知、感觉和运动的功能障碍，治疗性地使用音乐"（Thaut, 1999）。它是由神经康复学、神经儿科治疗、神经老年科治疗、神经发育治疗等学科中的运动感知觉训练、言语/语言训练、认知训练等建立在科学研究基础上的标准化临床方法技术组成（Clair & Pasiali, 2004）。NMT的方法成功地应用在如下几个方面：

1. 神经康复，包括脑中风和脑外伤、帕金森症、多发性硬化和舞蹈症（Huntington's disease）。

2. 神经儿科治疗，包括肌无力，或由于脑外伤或癌症引起的神经障碍。

3. 神经老年科治疗，包括阿兹海默症，以及其他老年痴呆症和舞蹈症。

4. 神经发育治疗，包括脑瘫、孤独症、严重的视力障碍或智力发展障碍。

神经学音乐治疗师在传统的音乐治疗训练之外还必须接受神经解剖学、大脑变异学、认知康复学和运动康复学的训练。 在美国，一些大学已经专门开设了神经学音乐治疗的训练课程。

NMT 包括三个不同的模式：（1）神经促进模式（Neurological Facilitation）；（2）学习和训练模式（Learning and Training Models），（3）大脑皮层可塑性模式（Cortical Plasticity Models）。神经促进模式表述了感觉信号输入的模块，包括听觉节奏性和音乐模块是如何增强运动和认知功能的。而学习和训练模式则展示了节奏运动的学习和训练与空间的结构和组织的关系，及其如何增强认知功能。大脑皮层可塑性模式解释了音乐作为一个有节奏组织的和各种声音结构的复合体，是如何驱动神经模块，又同时受到感知觉信号输入的影响的。这三个模式都说明了建立在时间结构基础上的音乐重组神经元突触的链接的功能（Thaut, 2000）。

NMT的重点是对音乐的反应是如何被转化为认知、情绪和感知觉运动的治疗性反应的。为了说明这一音乐的治疗性的转化过程，科罗拉多州立大学的"音乐神经研究中心"还发展出了一个"音乐治疗的理性和科学的传递模式"（Rational-Scientific Mediating Model，简称R-SMM）。萨伍特（2000）认为，音乐治疗只有牢牢地建立在音乐与行为功能的联系的科学理论模式上，才能被其他医疗专业的同行所普遍接受。R-SMM的理论应该能够为各个领域，各个理论流派的音乐治疗师所接受，因为音乐的传递理论是在音乐接受和音乐创造的心理和生理的科学框架中证实了音乐治疗的有效性。R-SMM是从对音乐的和非音乐的各种相关理论模式入手，研究和考察了音乐行为和感知的生理和心理基础，对比分析了音乐和非音乐反应之间的共同性，最后形成了音乐的传递理论。音乐的传递理论详细说明了音乐的情绪、认知和感知觉运动功能对正常和异常大脑的影响，为进一步的研究提供的很好的理论基础和研究假设。

标准的神经学音乐治疗包括三种形式的训练：感觉运动训练、言语和语言训练，以及认知训练。

感觉运动训练

感觉运动训练的目的是改善行走障碍，改善姿态和促进上肢运动。其治疗机制包括：听觉—脊柱神经反射的促进，感觉运动统合，节奏同步，听觉反馈，以及和语言发音有关的信息模块处理过程（Thaut, 1999b）。针对行走、姿态、胳膊和躯干训练的典型技术包括节奏听觉刺激、感觉模式加强和治疗性乐器演奏。

节奏听觉刺激（rhythmic auditory stimulation，简称RAS）是一种通过固有的节奏反复的特性来促进行走运动的方法。这种方法把音乐作为一种外部的时间指示信号来调整身体的准确运动。治疗师首先观察评估病人的行走情况，用一个节拍器或其他设备来配合病人的行走速度，然后用同样速度的音乐背景作为节奏指示信号来促进病人的行走节奏的配合。而病人则听着音乐节奏的听觉刺激进行行走练习。外部的节奏指示信号可以使运动反应规律化，使病人的运动功能得到明显的提高（Thaut, 1999b）。RAS通常专门用于中风后病人的恢复，但是在残疾儿童，衰弱的成年人，以及老年痴呆症后期病人的运动功能训练中也很有潜力。

感觉模式加强（patterned sensory enhancement，简称 PSE）是一种使用节奏、旋律、和声和力度等音乐的听觉因素来提供时间、空间和力度的感觉模式，从而构建和引导功能性的运动。PSE可以使全身或局部（如手、胳膊、躯干）的不连贯运动变得有节奏和有组织。在PSE训练中，音乐的节奏被用来整合身体运动的节奏，音乐的长度被用来引导身体运动的范围，音高被用来指示运动的方向，力度和和声被用来指示不同的运动所使用的不同的身体力量。这些音乐的模式成为一个连续的组合，并引导身体的功能运动也成为一个连续的组合，例如在要触及一个物体的时候的伸展胳膊的动作，在要抓握一个物体的时候握紧手指等等。PSE的应用范围比RAS更广泛一些。首先是因为它可以促进那些不具有节奏特点的身体运动，例如吃饭、穿衣或其他日常活动中手与胳膊的动作，以及从坐姿改变到站姿等的动作。其次，PSE可以提供各种指示信号，而不仅仅是时间（节奏）上的信号（Clair & Pasiali, 2004）。

治疗性乐器演奏（therapeutic instrumental music playing，简称 TIMP）是通过乐器演奏来促进病人参与身体训练，并刺激功能运动。在TIMP中，治疗师根据病人的治疗需要和目标选用乐器，让病人通过演奏乐器来扩大身体运动的范围，增强承受力、力量和手的功能，手指的灵活性，以及运动的协调性。在训练过程中使用伴奏音乐来为运动提供框架结构（Clair & Pasiali, 2004）。

言语和语言训练

神经学音乐治疗师在恢复、改善或保持有言语和语言方面有缺陷的病人，如老年痴呆症和帕金森综合征的病人的言语和语言能力方面有多种方法。其治疗机理包括大脑两半球的不同工作过程，模式化信息的加工过程，接受感觉的触发，以及节奏同步（Thaut, 1999b）。典型的方法有如下8种：

旋律音调治疗（melodic intonation therapy，简称 MIT）针对表达性失语症（expressive aphasia）的治疗，同时有证据证明其对言语失用症也有较好的疗效。这一方法是基于斯帕克斯和霍兰（Sparks & Holland, 1976）的理论发展起来的。其机理在于融合病人未被损害的歌唱能力来促进本能的和自发的言语能力。这一方法在开始的时候使用歌曲中的乐句的声调和韵律进行训练，然后融合为"言语的歌唱"，最终转化为日常语言特点的句子（Clair & Pasiali, 2004）。

言语刺激（speech stimulation，简称STIM）的目的在于帮助失语症病人产生非主题的言语。该方法融合歌唱、念白、押韵、音乐乐句的特点来帮助病人完成或尝试完成语句。例如当治疗师唱到一首病人耳熟能详的歌曲时，病人倾向于能够填补其中缺少的歌词（歌词填空），如在邓丽君的《月亮代表我的心》中，"你问我爱你_____，爱你有_____，你去想一想，你去____，月亮代表_____。"

节奏言语指示信号（rhythmic speech cueing，简称RSC）有助于言语失用症、构音困难和语言流畅性障碍的病人的康复训练。该方法使用音乐节奏来控制言语的速度。例如，开始阶段，在说话之前先使用拍手或击鼓来配合适当速度的语言韵律，然后根据这个速度，语言开始加入。持续的拍手或击鼓的节奏为连续的言语提供语速的结构和控制。这一方法也适用于智力发展障碍的儿童的语言训练（Clair & Pasiali, 2004）。

嗓音音调治疗（vocal intonation therapy，简称 VIT）的目的是对病人的嗓音音调变化、音高、呼吸控制、音色和音量等因素的控制能力进行训练。VIT 与MIT有所不同。在MIT中，一开始使用音乐乐句的模式进行练习，最后逐渐转化为正常的语言模式。而在VIT的训练中，直接使用歌曲乐句的模式来刺激正常语言的音调变化、韵律和速度。然后歌曲的乐句逐渐融入语言的句子中。这一方法通常被用来治疗由于大脑损伤或嗓音障碍造成言语音调单调的病人（Clair & Pasiali, 2004）。

治疗性歌唱（therapeutic singing，简称 TS）用于神经或言语/语言发展障碍造成的语言功能不足的病人的康复治疗，是用歌唱来刺激和发展语言，提高清晰度，增强呼吸功能。例如，在外伤的早期恢复阶段使用歌唱来增强肌肉功能，激发发声，促进呼吸功能和身体的姿态（Thaut, 1999b）。这种方法可以应用于很多临床治疗中，例如在帕金森症的治疗中增强嗓音的功能。

口部运动和呼吸练习（oral motor and respiraory exercises，简称OMREX）使用吹奏乐器和口部练习，目的在于改善发声，增加清晰度，增强肺活量，以及改善言语的机制和功能。例如，吹奏乐器所产生的口部运动练习可以增强口部肌肉和呼吸功能（Clair & Pasiali, 2004）。

音乐言语和语言成长训练（developmental speech and language training through music，简称DSLM）通过歌唱、念白、演奏乐器，以及组合音乐、语言和运动的方式来发展早期的言语和语言等功能（Thaut, 1999b）。该方法在针对孤独症或其他发展障碍儿童的语言训练中显示出很好的效果。

音乐象征性交流训练（symbolic communication training through music，简称SYCOM）使用有组织的音乐表演或即兴音乐表演，包括器乐表演、声乐表演来达到学习交流行为的目的。音乐的演奏演唱经验为病人提供了学习人际交流能力的机会。音乐交流能力与日常生活中的语言和非语言的社会交流技能是很接近的，例如聆听、提问和回答，表述和等待别人的意见和观点等等（Clair & Pasiali, 2004）。

认知训练

认知训练对于儿童发展障碍、孤独症、注意力集中障碍、多动症、脑损伤或社会情感缺乏的治疗都是非常重要的。认知训练包括四种不同的分类：听觉的注意力和感受训练、记忆力训练、决策功能训练、社会心理行为训练。

听觉的注意力和感受训练（auditory attention and perception training） 包括音乐感知定位训练、音乐忽略训练、听觉感受训练和音乐注意力控制训练。这些方法的治疗机理涉及模式化信息处理过程，接受感觉的触发，对节奏的注意力，以及听觉信息加工过程（Thaut, 1999b）。

音乐感知定位训练（music sensory orientation training，简称MSOT）用于治疗严重和重度智力发展障碍儿童和昏睡病人。在MSOT的治疗中，开始先用录制或现场演奏的音乐作为刺激信号来唤醒病人，然后唤醒病人的现实定位感，如对周围的人、地点和时间的意识，最后进入对觉醒和注意力的保持训练（Thaut, 1999b）。

音乐忽略训练（musical neglect training，简称MNT）主要用于创伤引起的一侧感觉缺乏，和对受影响的一侧的呈现刺激时感觉信息加工不足。MNT要求病人演奏被放置在视觉盲区或被忽视的一侧的节奏打击乐器。也可以在进行这种练习的同时再对大脑半球呈现音乐刺激，以加强对被忽略一侧的视觉或注意力的刺激（Thaut, 1999b）。

听觉感受训练（auditory perception training，简称APT）要求病人对声音进行分辨。如辨别声音的各种因素，包括时间、速度、长度、音高、音色、节奏型，以及语言的声音。例如，用各种节奏乐器和音高乐器作为刺激来让病人分辨。病人通过聆听或演奏来指出哪个乐器演奏得更快一点、高一点或低一点，哪个乐器的声音保持得最长久，哪个乐器最低沉，以及哪个节奏型与说话的节奏型最为相像等等。另外，APT还要求病人把听觉、触觉、视觉和运动的感觉统合起来，例如在阅读乐谱或其他符号时演奏乐器，跟随音乐舞蹈或运动，以及在敲鼓之后感受鼓的振动等等（Thaut, 1999b）。

音乐注意力控制训练（musical attention control training，简称MACT）包括通过参与演奏乐曲或即兴演奏，或聆听音乐的音乐活动来吸引下列四种注意力之一：选择性的注意力、持续性的注意力、分别的注意力和转换的注意力。神经学音乐治疗师根据病人的需要来设计和训练不同的注意力集中能力。选择性的注意力的训练是帮助病人把注意力集中在一个感觉来源，而忽视环境中的其他感觉信息因素。持续性的注意力训练是为保持注意力的焦点，并逐渐地增加注意力保持的时间长度而设计的。分别的注意力训练是训练病人在同一时间内把注意力集中在两个不同的感觉信息来源。而转换性注意力转移训练是训练病人把注意力从一个感觉信息来源转移到另一个感觉信息来源（Thaut, 2001）。

记忆力训练（memory training） 治疗机理涉及到格式塔原则的模式化信息加工过程，情感校正，情绪和记忆的联想网络理论。典型的方法包括音乐记忆力训练，以及联想情绪和记忆训练。

音乐记忆力训练（musical mnemonics training，简称MMT）通过使用音乐刺激大脑的编码和解码功能来进行记忆力的训练。包括三种：（1）回声记忆力（echoing mnemonics），强调感觉刺激信息呈现之后即时的回忆。（2）程序记忆（procedural mnemonics），强调记忆的规则和过去习得的记忆技巧。（3）表述性记忆（declarative mnemonics），强调与象征性符号的解码有关的语义和插入式的记忆技巧（Thaut, 2001）。

在以上三种不同的记忆力训练中，歌曲、节奏或念白被用来为非音乐信息提供呈现的框架结构。在这个音乐的框架结构中，非音乐信息被音乐的组织进行"组块"，从而促进记忆能力。例如一首诗词被谱上旋律后就会变得非常容易记忆。

联想情绪和记忆力训练（associative mood and memory training，简称AMMT）通过促进情绪和情感状态来达到以下目的：（1）建立可能引发回忆的情绪，（2）引发与记忆有关的情绪，从而直接进入记忆，（3）创造出积极的情绪和情感，从而有助于学习和记忆（Thaut, 2001）。AMMT认为当最初与过去的某些学习的材料相关的情绪被重新唤起的时候，这些过去的学习的材料就很可能被想起来。此外，在学习过程开始之前建立起积极的情绪，这些新的学习材料就更容易被记忆（Clair & Pasiali, 2004）。

决策功能训练（executive function training，简称EFT）　基于格式塔理论和社会学习理论的模式化信息加工过程。其典型的方法技术是**音乐决策功能训练**（musical executive function training，简称 MEFT）。音乐决策功能训练使用个体或团体的音乐即兴演奏和音乐创作方式提供决策功能技巧的练习，包括构成、问题解决、做决定、推理等。音乐表演在感觉的框架结构里提供了使用以上这些技巧的平台，并组织时间反应，促进创造性的表达，提供适当的情绪表达，和支持社会人际反应（Thaut, 1999b）。

心理社会行为训练（psychosocial behavior training）　基于情绪调节、经典条件反射、操作条件反射和社会学习的治疗机理，并结合情绪和记忆的联想网络理论的一种临床应用方法（Thaut, 1999b）。典型的方法是音乐心理治疗与咨询（music psychotherapy and counseling，简称 MPC）。

音乐心理治疗与咨询（MPC）包括（1）降低和改变情绪，（2）提供认知的再定位，（3）情感行为反应的训练，（4）社会技能训练，（5）为行为矫正提供音乐激励训练。使用的音乐活动有集体参与，引导性聆听，主动参与即兴音乐演奏或乐曲的演奏。音乐活动可以使病人正确地表达情绪情感，增强社会互动，恢复对他人、时间、地点的现实定位，以及增强内部冲动的控制和情绪管理，从而促进和提高心理社会功能（Thaut, 1999b）。

生物医学音乐治疗

生物医学音乐治疗（biomedical music therapy）基于音乐行为的生物学模式，其目的是提供对各种音乐行为的生物医学分析。它的基本前提就是任何机体的某一特定行为反应都必然伴有特定的神经生理的活动过程。因此，任何由音乐刺激所引起的行为必然是由于同样的神经生理活动过程的音乐行为导致的结果。了解音乐的这些影响有助于治疗师在医学或其他领域中成功地使用音乐治疗（Taylor, 2004）。

生物医学音乐治疗的理论认为所有治疗的最基本关注点在于大脑的变化。科学研究证明，人类的所有行为都是由大脑产生的（Hodges, 1980）。也就是说，人的大量的行为能力是由至少十万亿个大脑中的神经联结产生的。因此，所有的人类行为研究都有必要熟悉大脑对于人的生理和认知的影响，并对此深入地研究，对于音乐治疗临床专业人士也是如此。基础的生物医学理论认为，由于音乐对人的大脑功能具有可观察到的影响，所以音乐的这些影响是可以被应用到临床治疗上来的。只有强调人类大脑的功能研究，音乐治疗在各个治疗领域的干预作用才能被系统和客观地确定（Taylor, 2004）。

根据格斯顿（1964）的解释，人类的高级行为的发展是从感觉器官接受外界刺激的过程开始，转化为感觉（例如对音乐的声音形式的感觉），然后在大脑中组织成为与大脑本身的信息加工过程的能力相和谐的形式，最后以个体的方式，而不是共性的方式来进行反应，并把它作为记忆储存起来，在以后的音乐审美刺激下这种个性的反应将会被重新唤起。格斯顿相信，环境刺激越丰富，大脑的发育就越好。但是大脑发育的全部潜力又依赖于感觉器官的发育。因此，他认为感觉器官的审美是促进人类大脑功能最具有潜力的治疗模式，因为所有以治疗为目的的音乐活动都是首先促进大脑的功能的。

对于音乐与大脑的关系的探索为揭示音乐的治疗作用提供了一个基本的、对所有的音乐治疗理论流派共同的理论基础，而所有的音乐治疗模式的着眼点最终也只能归结到人的大脑，因为事实上所有的音乐治疗师的工作的基本或最终目的都是改变人类的生理结构的某些特定的功能。这些改变首先开始于大脑，因为人对音乐的感知首先取决于大脑把声音的信号"翻译"成为音乐，然后音乐才能对人产生影响（Taylor, 2004）。例如，在包括精神分裂症、边缘型人格障碍、双向性情感精神病，以及任何其他的行为障碍在内的精神科的治疗过程中，所有最本质的问题都集中在病人的大脑。同样，在精神科的认知治疗及智力发展障碍治疗中，所有的治疗目标最终都归结到大脑的加工处理过程，以及对外部世界的正确应对反应。在综合医院里，一个最普遍的音乐治疗方法就是通过使用音乐来提高病人大脑中对疼痛刺激的感受的阈值，从而缓解疼痛。越来越多的音乐治疗师在老年病领域中工作，他们重要的工作内容之一就是帮助治疗阿尔兹海默症、动脉硬化和心血管疾病。这些疾病对病人的大脑、循环系统和肌肉系统都有严重的影响。音乐治疗的目标是促进和恢复病人的生理功能，而这些生理功能又是依赖于大脑边缘系统和皮层的功能和神经控制功能的。另外还有一种常见的疾病——脑瘫，顾名思义，是一种脑部的功能损害。治疗脑瘫的关键在于寻找一种途径来最大限度地增加进入病人大脑的环境信息刺激。对于包括失语症在内的交流障碍，音乐治疗利用人类大脑的可塑性来对大脑的功能进行再分配，即在保持完好的大脑区域重新建立语言和运动中枢，以补偿受损的语言中枢和运动中枢。

因为生物医学音乐治疗理论的关注点直接集中在大脑，因此，在此领域工作的音乐治疗师需要熟悉基本的神经生理学、大脑病理学，甚至音乐神经学、音乐心理学、神经化学和生理心理学等相关学科。

基本原理

生物医学音乐治疗不是一个单独的方法，而是一种对临床音乐治疗干预的理解和解释。其核心的理论概念包括三个基本的前提假设：（1）音乐之所以能够对人类产生影响，完全是因为人类通过神经生理的结构对音乐形式的声音进行接受和产生反应；（2）包括接受或表达在内的各种音乐活动的参与激活了身体中很大范围的、特定的和可确定的生理和神经心理过程；（3）音乐引起的神经生理反应是可观察、可测量和可预测的。因此，在医学治疗过程中，对音乐活动的选择具有确定的积极影响（Taylor, 2004）。

这三个前提假设与音乐治疗本身一样，是建立在神经生理过程的基础上的。音乐形式的声音刺激信号被耳朵接收到之后，通过听觉管道进入中枢神经系统，经过丘脑，最后进入大脑皮层。正是由于有了诸如耳朵这样的感觉器官将声音的声波转化为电信号并传入大脑，大脑的许多功能才得以发展。而大脑则对信息和体验进行译解并将神经冲动转化为感觉，最终确定和组合刺激信号，选择和引导主体的反应，储存整个过程的信息，并在需要的时候唤起对信息的记忆。通过这一系列的操作，大脑发展出了推理、语言和非语言交流，量化和质化的计算、抽象思维，以及控制运动行为的能力（Taylor, 2004）。

生物医学音乐治疗的第一个基本原理就是音乐通过影响大脑，从而对人类行为产生影响。这些影响最终在人的身体组织上是可观察、可确定、可测量和可预测的，因此这就成为了音乐运用于治疗过程中必要的基础依据。这一基本原理解释了音乐对疼痛、情绪、交流运动和紧张的影响。另外，听觉中枢接受的音乐刺激还会对整个大脑产生一个继发的影响：音乐刺激会通过中脑影响大脑对疼痛的感受，从而对通过外周神经系统接受到的，试图进入中枢神经系统的痛觉信号产生抑制。另一个音乐疼痛抑制理论认为音乐激活了网状神经系统，从而导致大脑的注意焦点集中在音乐信息而不是痛觉感受上（Cook, 1981）。

生物医学音乐治疗的第二个基本原理认为听觉神经的最后一个中继站是丘脑，这就使得音乐可以对下丘脑产生影响，而下丘脑邻近的边缘系统则控制着情绪行为。音乐刺激产生的积极的情绪反应可以抑制可能不利于治疗和康复过程的消极情绪。

生物医学音乐治疗的第三个基本原理强调大脑在所有与身体运动有关的行为中的重要性，因此，大脑在病人的运动功能的康复中也具有极其重要的作用。同样，表达性的音乐活动为参与者提供了保持和恢复生理功能所必需的运动行为的结构，并且提供了人际交流所必需的技巧。对于音乐活动的选择必须建立在对于人类身体的正常神经肌肉功能的完整的理解的基础之上。这一原则的一个重要部分就是有关人类大脑的语言中枢的知识，和行为病理知识（Taylor, 2004）。

从现代音乐治疗的发展历史上看，使用音乐来缓解和消除紧张和焦虑是人们对音乐治疗作用的最早认识。而对于紧张焦虑的压力管理的重要性也早就被医学心理学的研究所证明。长期的紧张焦虑可能导致很多生理问题，例如溃疡、皮肤疾病、头痛、动脉硬化、性功能紊乱、心脏病、呼吸系统疾病，以及淋巴系统水平的改变，从而增加患癌症的风险等等。另外，焦虑紧张与体液滞留、肥胖、心身疾病有关，并且会增加抑郁和自杀的发生率（Hanser, 1985）。使用音乐来进行放松是一个常用的方法，这体现了生物医学音乐治疗的第四个原理：音乐对于生理紧张反应有直接影响。这一影响是基于边缘系统，以及由内分泌腺体所分泌的荷尔蒙的。研究发现，杏仁核会向脑干部分发送厌恶刺激信号，而脑干则控制着自主神经系统和控制与紧张有关的荷尔蒙的分泌功能的下丘脑。当脑干接受到来自杏仁核的厌恶刺激信号后，就会产生心率加快，血压上升等焦虑的躯体反应，从而造成了对焦虑的感知。根据卡尔森（Carlson, 1992）的研究，如果这种刺激长时间持续，就可能发生胃溃疡。如果紧张刺激延续，那么由杏仁核控制的自主神经反应最终会造成生理伤害，如循环系统、心血管系统和肠胃系统的疾病。

杏仁核还具有组织对愤怒情绪的行为反应和攻击行为的功能，另外杏仁核还会将恐惧反应转化为防御反应。这里重要的一点是无论愤怒还是恐惧都是与外界对象有关的情绪，个体的愤怒或恐惧都与某人或某事有关。在愤怒或恐惧情绪长期持续的情况下，人的生理反应也会持续存在，最终导致高血压（Carlson, 1992）。音乐活动可以有效地消除或缓解紧张焦虑和恐惧情绪，因此在医学临床上音乐放松的治疗方法具有重要的治疗价值。

临床应用

在医学领域的治疗中，最常见的一个症状就是疼痛。疼痛通常是皮肤或其他组织的损伤造成的，是绝大部分疾病的共同症状，也是给病人带来最大困扰的症状之一。有一些疾病在早期不伴随疼痛感，于是往往被人们忽视，错过了治疗的最佳时机，例如很多癌症就有这样的特点。由此可见疼痛其实是人体生存的一个重要适应性功能，它是一个重要的警报系统，提醒我们身体的某部分出现了问题，或者回避一些对身体带来伤害的情境。但是当包括疾病在内的伤害一旦发生，疼痛就成为最令人困扰和痛苦的症状。

生物音乐治疗在临床应用中的一个重要和普遍的方面就是利用音乐减轻疼痛。音乐为什么能够降低人对疼痛的感知，提高人的痛阈值，以及减少在外科手术过程中和产科手术中的麻醉药或止痛药的剂量？在我们的皮肤、关节之间的隔膜组织，以及肌肉组织中散布着大量的游离神经末梢，这些游离神经末梢就是疼痛的接收器。损伤可以导致毛细血管和细胞组织断裂，于是刺激了"肥大细胞"（mast cells）释放出一种被称为"血管舒缓激肽"的生物分子。这种物质使游离神经末梢通过神经纤维管道向中枢神经释放出疼痛电脉冲。脊髓将疼痛电脉冲输送到丘脑，而丘脑又把疼痛电脉冲传输到大脑中央沟后部的皮层。这一部位主管着除了口、耳、眼之外的身体感觉（Carlson, 1992; Mader, 1995）。

研究者普遍认为，一种被称为"肽"（peptide）的神经传递物质在控制痛觉方面有积极作用。另外，绝大部分的神经元突触都会释放出一种叫"5-羟色胺"（serotonin）的神经递质，通过对后突触的抑制同时也参与对疼痛的控制。从20世纪70年代初期，研究者就发现各种环境刺激可以改变疼痛的感受，而大量的医学和牙科的报告都证实了音乐是最可靠的环境刺激之一。音乐刺激激活了产生痛觉丧失的神经回路，大脑释放出内源性阿片类物质（endogenous opiates），而这种物质又进一步刺激位于丘脑的脉管周围的灰质的神经元中的阿片类受体，而脉管周围的灰质与位于脊椎背角中的神经元相联接，从而起到了抑制神经元活动，制止疼痛信号传入中枢神经系统的作用。大量文献证实了音乐可以促进内啡肽的分泌（Taylor, 2004）。另外，大量研究报告也证实了音乐可以成功地缓解疼痛，例如在外科手术、产科、肿瘤科、烧伤科，以及其他疼痛控制的临床治疗都可以看到大量使用音乐作为控制疼痛的刺激的例子。

　　生物医学音乐治疗的另一个临床应用是利用音乐缓解焦虑和促进免疫系统功能。我们知道紧张焦虑可以降低和抑制人的免疫系统功能，但是理解这一现象需要对紧张焦虑的生理机制有所了解。紧张焦虑是人对持续的威胁性环境的一种反应，当人感知到具有威胁性的环境刺激后，体内的肾上腺会分泌出肾上腺素（影响葡萄糖代谢），去甲肾上腺素（增加心律和提高血压），以及皮质醇类的紧张激素（类固醇）。很多研究显示，音乐可以显著减少医学治疗和牙科手术病人血液中的肾上腺素和去甲肾上腺素，以及类固醇含量（Spintge & Droh, 1987）。类固醇是一种葡萄糖皮质激素（glucocoriticoid），其功能是通过影响葡萄糖代谢的变化来保持血糖水平，有助于分解蛋白质，并转化为葡萄糖，并促进血液流通。持续的紧张会导致持续的糖皮质激素分泌，导致高血压的长期影响，增加心脏病、糖尿病、脑中风、不育症，以及破坏大脑皮层下组织的海马部分的神经结构的危险性。它会影响血液中白细胞的杀菌能力，从而抑制免疫系统功能（Taylor, 2004）。另外，当人们突然面对令人厌恶的刺激情景的时候，脑垂体会立即分泌出大量的促肾上腺皮质激素（adrenocorticotropic hormone，简称ACTH），而促肾上腺皮质激素又会导致肾上腺的皮质醇分泌增加。

　　生物医学音乐治疗的临床应用包括使用音乐来降低从杏仁核向下丘脑传送的信号，从而控制脑垂体的促肾上腺皮质激素（ACTH）分泌。ACTH分泌的减少使皮质醇和其他葡萄糖皮质激素的分泌减少，从而使人体的免疫系统功能得到释放，有效地工作。通过使用音乐来达到生理和心理放松的方法在血液透析、外科手术和儿科的很多治疗中都可以发挥重要作用。无论是在综合医院还是在精神科医院，情绪稳定的控制能力都是病人的一个需要解决的重要问题，他们需要对杏仁核中已经建立的条件反射进行改变，建立起新的条件反射，从而获得对情绪的控制能力（Taylor, 2004）。

　　此外，音乐治疗的另一个目标是增强大脑中的5-羟色胺水平。5-羟色胺水平如果低于正常值就会造成抑郁和厌食症。从事生物医学音乐治疗的治疗师必须了解包括杏仁核、眼窝前额皮质、海马在内的大脑边缘系统的各个部分，以及相邻的扣带回的功能。生物医学音乐治疗认为，治疗师要想改变由这些生理组织结构所控制的人的行为，仅仅知道如何在治疗中强化目标行为是不够的，还必须能够确定音乐刺激对大脑的神经心理和生物化学影响。

生物医学音乐治疗在临床上的另一个重要应用就是对失语症的治疗。一些研究者对病人的大脑进行扫描，发现大脑在接受音乐的时候最为活跃。由于受到损伤语言功能部位在大脑的左半球，而接受音乐的时候左右两半球都处于活跃状态，从而可以通过使用音乐来帮助大脑在其他未受损伤的部位重新建立受损的语言中枢功能。经过治疗师精心设计的音乐体验，失语症病人能够重新获得已经丧失的语言表达和接受能力。

目前在医学上虽然还不能治愈阿兹海默症和动脉硬化，但是这些病人在音乐活动中显示出很多语言、记忆和人际能力，这些能力在非音乐活动的治疗中是看不到的。因为这些病人的问题的核心是大脑的功能障碍，因此治疗的目标应该是最大限度地强化残余的功能，而有一些功能是非音乐干预的手段无法引发的。生物医学音乐治疗师应该充分地了解这一点（Taylor, 2004）。

长期以来，医学的研究成果为我们了解人的生理与音乐，以及音乐治疗之间的关系提供了大量科学证据，也为生物医学音乐治疗提供了坚实的理论基础。虽然大量的研究都证实了音乐具有积极的临床效果，但是过去音乐治疗界却没有将这些宝贵的发现整合到音乐治疗的理论当中去。

保健音乐治疗

保健（wellness）指最大限度地达到和保持个人的健康状态。保健与人的生活方式的方方面面都有关系。对于保健的定义不尽相同，例如埃伯索尔和赫斯（Ebersole & Hess, 1981）认为保健是包括情绪、社会、文化和周围的物理环境刺激在内的内部和外部的平衡而形成的内稳态（homeostasis）。这种整体的平衡状态是下列领域的相互影响形成的：（1）对自我的责任感；（2）对营养的意识；（3）生理的健康；（4）对压力的管理；（5）对环境的敏感度。

保健可以被视为一种保持健康和防止疾病的态度，以及对个人的福祉的判断。根据这个观点，一个身患慢性疾病的人仍然可以带着症状而达到保健目的。积极的保健观念可以对生理健康起到积极的影响，因此健康的行为可以影响个体对健康的需求，进而对疾病产生积极的影响（Benson & McDevitt, 1989）。

保健的观念对所有年龄段的人群都很重要。对老年人而言，保健的目的在于提高生活品质，防止或减少与疾病有关的慢性紧张的影响，减少疾病的发生和住院的几率。对中年人而言，保健的目的在于将紧张、高强度的生活方式转变为健康的生活方式，以防止或缓解与紧张有关的生存状态。对儿童及青少年而言，保健的目的在于教育他们有关营养，体育锻炼，放松和压力管理的知识，以防止健康问题的发生。不言而喻，一个人越早开始健康的生活方式，获益也就越大。

保健的模式包括针对各种生活方式的内容以达到促进整体健康的目的。而音乐治疗则是一种促进各个不同年龄段人群的整体健康的有效方式。

保健的理念

桑德斯（Saunders, 1988）认为保健是各种健康因素的平衡，它不仅仅是防治疾病的概念，而是包括了增进和保持最佳健康的状态。埃德林和戈兰提（Edlin & Golanty, 1992）认为在保健领域中，疾病被定义为个体的整体的不平衡。这种观点与中医认为疾病是体内阴阳失衡造成的理论一致。沃特斯和霍克（Waters & Hocker, 1991）提出，健康不仅仅是没有生病，而保健的含义远大于此。他们认为保健的含义是一条连续的轴线，一端是疾病，另一端是健康，而"没有生病"仅仅是轴线中间的某一点，它仅仅是达到健康的一个步骤而已。最好的保健是一个达到个体的充分的健康潜力的过程。这种观念与中医的健康观念也非常接近。我们知道，在西医的诊断中没有器质性病变的生理状态在中医的诊断仍然可能是某种不健康的状态，例如肾虚、肺火等等。

保健强调健康的生活方式对防止疾病和保持健康的重要性。健康的生活方式包括对自我健康的责任感。为了保持自己的健康，一个有责任感的人应当增强对自我寻求和培养自我健康及自我康复的生活方式的观念（Ghetti, Hama, & Woolrich, 2004）。科学研究表明，某些特定的习惯和生活方式，如紧张、挫折、忧虑等都会导致疾病。而每个人都有能力消除自己生活中的有害习惯，建立起有利健康的好习惯。保健是能够强化身体、情绪、思想和精神之间的和谐关系的持续的生活方式（Edlin& Golanty, 1992）。

保健的项目通常包括如下几个步骤：（1）评估目前的生活方式；（2）提出长期目标和短期目标；（2）设计达到这些目标的策略；（3）改变生活方式；（4）评估改变生活方式的效果，并对之后的工作做出调整。由于保健项目强调保持健康的终生过程，这些步骤要反复持续并不断做出调整，直到达到最理想的整体健康（Ghetti, Hama, & Woolrich, 2004）。

有效的保健项目应该包括身体、情绪、思想和精神诸因素在内，但是一个具体的项目则应该按照参与者不同的年龄、需要、能力和生活环境做出调整，有不同的侧重。

老年人的保健

老年人的保健包括所有保健项目的内容，通常包括：对自我健康的责任感、营养、锻炼、压力管理、人际支持、自我实现和精神的成长。智力的刺激对老年人来说也很重要。另外老年人的保健还包括个人安全意识，如在生活中的自我保护，防止跌倒，失火等等。对于这个年龄段的人群来说，甚至包括接种疫苗和坐汽车时系安全带等等生活细节。人际支持包括提供人际交流和社会化的机会。定期到医疗机构做检查，以监控健康状态，并及早诊断和防止精神方面的疾病（Ghetti, Hama, & Woolrich, 2004）。

我们通常有一个错误的观念，认为老年人的生活习惯已经延续了几十年了，很难改变。但是研究发现，老年人为了延年益寿非常愿意改变自己已经习惯了多年的生活方式（Campbell & Kreidler,1994; Viverais-Dresler et al., 1995）。事实上，老年人退休后生活规律和内容都发生了重大的改变，生活中出现大量的空余时间。这些空余时间如果不能很好地利用起来，会造成老年人精神上的严重孤独感和空虚感，并严重地影响他们的自我价值感，对生活意义产生迷茫或消极观念。另外，在身体强壮时养成的一些不良生活习惯所造成的后果和危害常常在老年阶段才开始充分地显示出来。例如长期的紧张压力造成心脏病、高血压；长期的抽烟喝酒造成肺部和肠胃的损害，以及有害的工作环境对生理和心理造成的损害，如各种职业病等等。以上各种因素都使大部分老年人强烈地希望改变自己的生活方式。他们还非常需要学习新的休闲娱乐技能，以充实自己的生活，并通过各种活动建立起新的社会联系。

音乐治疗可以在如下方面满足老年人的保健需要：压力管理、身体健康、人际支持、自我实现，以及精神的成长。通过学习自我操作的音乐治疗保健方法，老年人同时还增强了他们对自我健康的责任感。音乐治疗还是一个综合了个人成长和智力刺激功能的过程，各种创造性和娱乐性的治疗活动满足了他们对智力刺激的需要，同时促进了整体健康。

长期的紧张会抑制人的免疫系统功能，缓解紧张对于人的整体健康是非常重要的。压力管理中的放松训练伴随着适当的音乐可以有效地促进放松的效果。使用的音乐应该是平静的，并能配合放松的程度，同时还要符合参加者对音乐的欣赏习惯。放松训练的技术可能包括深呼吸练习、肌肉渐进放松训练、缓慢地伸展运动或音乐想象技术（Ghetti, Hama, & Woolrich, 2004）。

克莱尔（Clair, 1998）的研究支持音乐治疗可以缓解紧张焦虑对老年人造成的消极影响。她建立了一个老年人的音乐活动保健训练项目。这个项目包括各种呼吸训练，肌肉放松训练，促进老年人的积极思想和自信心的认知策略，使用音乐对老年人的行为进行激活或镇静，以及使用音乐调节老年人的情绪等等。她认为，心理上的改变是受到生理改变的支持的，具体地讲，在接受集体的键盘学习课程和其他保健训练时，老年人的皮质醇和其他应激激素应该是降低的。对于老年人的保健音乐治疗研究目前才刚刚开始，进一步研究将会证明音乐治疗在这一领域的优势。

企业的保健

在美国，政府越来越重视职场健康问题，并在1990年颁布了国家促进职工健康工作目标，要求拥有50名以上雇员的企业至少85%拥有职工保健项目。随着中国的经济和社会发展，愈来愈多的企业开始重视员工的职场健康问题。很多大型企业开始有了自己的保健医生或心理顾问。

每个企业根据自己的特点和需要，所建立的保健项目各有不同。常见的企业保健项目有：身体健康、营养、压力管理、咨询、体重控制、高血压的治疗、生活方式的咨询、团体讨论、体检、现场身体检查和治疗、安全和健康意识教育、健康风险的评估、过度紧张控制、业余活动，以及戒烟戒酒的训练项目。

在以上这些保健项目中，压力管理可能是最受员工欢迎的一个项目。研究已经证实，长期紧张的压力会导致心脏病、糖尿病、癌症和抑郁症。调查发现在美国的大型企业中，每天大约有一百万人由于压力过大而请假或旷工（Jacobson et al., 1996）。紧张压力不仅损害员工的健康，还导致职场上的其他问题，如生产能力下降，对企业的忠诚度下降，对工作不满，决策能力下降，辞职率上升，错误率上升，以及浪费和损失上升等等（Ghetti, Hama, & Woolrich, 2004）。

体育锻炼也是企业中的最常见的保健措施之一。缺少体育锻炼可能造成的问题很多，例如各种慢性疾病和工伤事故。通用电气公司报告说他们为员工提供的体育锻炼项目降低了病假率和医疗费用支出（Anspaugh et al., 1995）。体育锻炼给企业带来的好处还包括减少紧张压力，提高精力，降低胆固醇水平和血压水平，增加生产力，减少辞职率等（Shephard, 1996）。

培养健康的生活方式是保持好的健康状态的关键。很多企业都定期为职工提供健康检查和健康教育，以促进职工的健康生活方式。健康教育的内容包括心脏病、高胆固醇、高血压、肥胖、抽烟、酗酒、紧张压力、癌症、营养，以及艾滋病等。

企业的健康保健项目的历史并不长，在其中使用音乐治疗的报告还未见到。但是音乐治疗在企业的健康保健项目中具有巨大的潜力。音乐治疗已经被成功地应用于各种人群的紧张和焦虑缓解、疼痛控制等方面。音乐治疗对于企业保健中的压力管理、锻炼项目、业余活动等等具有强大的促进作用，对企业的保健项目可以起到积极的吸引作用，并能让这些项目充满娱乐性，从而能够持久（Ghetti, Hama, & Woolrich, 2004）。

员工之间和谐的人际关系和职场上的配合关系对企业来说是一个至关重要的问题，也是雇主和企业管理层非常关心的一个问题。团体的音乐治疗活动，特别是以即兴演奏为基本特点的音乐团体治疗技术可以在训练员工的人际能力和相互交流能力，以及相互的配合能力方面发挥独特的作用。参加培训的人员可以从即兴音乐活动中学习到大量的人际交流和人际配合的知识和能力，可以在团体对即兴音乐的讨论中得到丰富的人际和社会的直接反馈，从而增加对自我的了解，同时也学习如何理解和接受与自己人生观或价值观不同的人。值得提出的是，在众多的团体治疗理论模式中，"T小组"的模式本身就是从企业的人际关系培训项目中发展起来的，音乐的"T小组"团体治疗模式对于企业在这一层面的要求十分有用。

学校的保健项目

1984年，美国国家职业学校健康教育组织提出了学校健康教育的10个领域：社区健康、消费健康、环境健康、营养健康、个人健康、家庭生活健康、成长健康、疾病的预防和控制、安全和意外事故的预防，以及物质滥用（Petray & Cortese, 1988）。另外，其他一些领域也被认为是学校保健项目中的重要内容，如身体锻炼、生活方式的选择、个人的责任感、情绪健康、压力管理等等。此外还有危险行为的预防、享受生活、遗传学、健康的交流、家庭、社区和同伴的影响，以及对精神生活的意识等（Ghetti, Hama, & Woolrich, 2004）。

虽然音乐治疗还没有被系统地纳入学校保健项目之内，但是音乐治疗在这一领域的潜力是显而易见的。根据资料，为年幼的儿童编制有关健康的歌曲来传达健康知识，便于儿童记忆是很常见的做法。例如将一首儿童喜爱的歌曲《If you're happy and you know it》的歌词改编成教育儿童在打喷嚏的时候要使用纸巾，以及在咳嗽的时候要捂住自己的嘴等等。还有其他一些歌曲教孩子如何正确刷牙，以及哪些食品对身体有好处等等（Bromberg et al., 1995）。

一些学校保健项目包括音乐压力管理指导。贾尔斯、博根和考克斯（Giles, Bogan & Cox, 1991）的研究使用音乐来转变儿童的消极情绪及其对学习的影响。这项研究观察到明显的紧张情绪可以导致儿童的障碍行为上升。他们使用音乐和其他艺术形式缓解焦虑，促进情绪健康，改善学习环境的气氛。另外音乐的肌肉渐进放松技术也是常用的方法之一。

音乐可以被用来促进体育锻炼的效果，例如鼓励儿童在体育锻炼的时候播放自己喜爱的音乐，可以增强参与体育锻炼的动机，并形成自己的每日锻炼内容。在学校里，音乐保健项目通常是在团体环境中进行的，在团体的合奏合唱活动中，个体责任感，健康的交流形式，同伴之间的相互影响，以及积极的人际互动等等议题都会涉及到。音乐治疗通常还会为儿童提供学习积极的业余活动的能力和技巧，从而防止儿童涉足不健康的、有害的活动或习惯，防止他们在成长的过程中形成不良的生活方式，例如终日沉湎于电视或网络。音乐爱好活动可以提供积极的情绪宣泄途径，以及从每日的繁重学习中得到缓解。另外，音乐活动还可以帮助儿童积极地参与到自己的社区活动和集体活动中去，防止形成社会性孤立和退缩的性格，促进他们的人际交往和社会参与意识（Ghetti, Hama, & Woolrich, 2004）。

参考文献

· ·

李心天，（1998），医学心理学。北京医科大学、中国协和医科大学联合出版社，1998。

徐斌，郭涓，（1998）。情绪与应激。见：医学心理学，李心天主编。北京医科大学、中国协和医科大学联合出版社，1998，158—160。

赵耕源，（1998）。心神紊乱与心身疾病。见：医学心理学，李心天主编。北京医科大学、中国协和医科大学联合出版社，1998，640—642。

Abramson, R. M. (1980). Dalcroze-based improvisation. *Music Educators Journal, 66*(5), 62-68.

Aigen, K., (1995). Cognitive and affective processes in music therapy with individuals with developmental delays: A preliminary model for contemporary Nordoff-Robbins practice. *Music Therapy, 13,* 12-45.

Aigen, K., (1996). Geing in music: Foundations of Nordoff-Robbins Music Therapy. *The Nordoff-Robbins Music therapy Monograph Series*(VOL.1) St. Louis, MO: MMB Music.

Aigen, K. (1999). The true nature of music-centeredmusci therapy theory. British Journal of Music Therapy, 13(2), 77-82.

Aigen, K., Miller, K., Kim, Y. Pasiall, V., Kwak, E. & Tague E. (2004). Nordoff-Robbins Music Therapy. In Darrow, A. (Ed.) *Introduction to approaches in Music Therapy.* Washington DC: AMTA.

Alberto, P. A. & Troutman, A.C. (1995). *Applied behavior analysis for teachers* (4th ed.) Englewood Cliffs, NJ: Merrill.

Aldridge, D., Gustorff, D., & Neugebauer, L. (1995). A preliminary study of creative music therapy in the treatment of children with developmental delay. *Art-in-Psychotherapy, 22*(3), 189-205.

Aldridge, D. (1996). *Music therapy research and practice in medicine: From out of the silence.* London: Jessica Kingsley.

Aletnmuller, E., Gruhn, W., Parlitz, D., & Kahrs, J. (1997). Music learning produces changes in brain activation patterns: A longitudinal DC-EEG study. *International Journal of Arts Medicine 5*(1), 28-33.

Alvin, J. (1976). *Music Therapy for the Handicapped Child.* New York: Oxford University Press.

Alvin, J. (1975). *Music therapy* . London: Hutehinson.

Alvin, J. (1978). *Music therapy for the autistic child.* New York: Oxford University Press.

Anspaugh, D. J., Hunter, S., & Mosley, J. (1995). The economic impact of corporate wellness programs: Past and future considerations. *AAOHN Journal, 43*(4), 203-210.

Association for Music and Imagery [AMI]. (2003). Core elements of the Bonny Method of Guided Imagery and Music. Available at: http://www. Nas. Com/ami/Core%20Elements. Html

Association for Music and Imagery [AMI]. (2000). *Welcome.* Retrieved from: http://www.nas.com/ami/

Association for Professional Music Therapists in Great Britain (APMT) (1982). A Career in Music Therapy. Fulbourn, Cambridge: Author.

Atlee, E. A. (1804). *An inaugural essay on the influence of music in the cure of diseases.* Philadelphia: B. Graves, Printer.

Baars, J. (1986). *The cognitive revolution in psychology.* New York: Guilford Press.

Babic, Z. (1993). Towards a linguistic framework of prenatal language stimulation. In T. Blum (Ed.), *Prenatal perception, learning and bonding*(361-386). Hong Kong: Leanardo.

Bailey, L. (1983). The effects of live music versus tape-recorded music on hospitalized cancer patients. *Music therapy: Journal of the American Association for Music Therapy, 3*(1), 17-28.

Bailey, L. (1984). The use of songs in music therapy with cancer patients and their families. *Music therapy: Journal of the American Association for Music Therapy, 4*(1), 5-17.

Baker, F. (2001). The effects of live, taped, and no music on people experiencing posttraumatic amnesia. *Journal of Music Therapy, 38,* 170-192.

Barber, B., McKenzie, S., & Helme, E. (1997). A study of brain electrical responses to music using quantitative electroencephalography(QEEG). *International Journal of Arts Medicine, 5*(2), 12-21.

Band, J. B. (1996). *The influence of selected music and structured vs. unstructured inductions on mental imagery.* Unpublished doctoral dissertation, University of South Carolina.

Bandura, A. (1969). *Principles of behavior modification.* San Francisco: Holt, Rinehart, and Winston.

Banks, S. (1982). Orff-Schulwerk teaches musical responsiveness. *Music Educators Journal, 68*(7),42-43.

Bang, C. (1986). A World of Sound and Music. Music therapy and Musical Speech Therapy with Hearing-impaired and Multiple-handicapped Children. In E. Ruud (Ed.), *Music and Health.* Oslo, Norway: Norsk Musikforlag.

Beardsley, G. L. (1882). The medical uses of music . *New England Medical Monthly* 2: 214-216.

Beaulieu, J. (1987). *Music and sound in the healing arts.* Barrytown, NY: Station Hill Press.

Benenzon, R. (1981). *Music Therapy Manual.* Springfield, IL: Charles C Thomas Publishers.

Benson, E. R., & McDevitt, J. Q. (1989). Home care and the older adult: Illness care versus wellness care. *Holistic Nursing Practice 3*(2), 30-38.

Benzold, C., Carlson, R. J., & Peck, J. C. (1986). *The future of work and health.* Dover, MA: Auburn House.

Bergin, A. E., & Garfield, S L. (1994). *Handbook of psychotherapy and behavior change.* New York: J. Wiley.

Birbaumer, N. (1983). The psychophysiology of anxiety. In R. Spintge, & R. Droh (Eds.), *Anxiety, pain and music in anesthesia* (23-30). Basel, Germany: Editiones Roches.

Bitcon, C. (1976). *Alike and different: The clinical and educational uses of Orff-schulwerk.* Santa Ana, CA: Rosha Press.

Bitcon, C.H. (2000). *Alike and different: The clinical and educational luses of Orff-Schulwerk* (2nd ed.) Gilsum, NH:Barcelona.

Blumer, G. A.(1892). Music in its relation to the mind. *American Journal of Insanity 5:*350-364.

Bonny, H., & Pahnke, W.N. (1972). The use of music in psychedelic (LSD) psychotherapy. *Journal of music therapy, 9,* 62-87.

Bonny, H.(1978a). Facilitating Guided Imagery and Music sessions (*GIM Monograph No. 1.*). Baltimore: ICM Books.

Bonny, H. (1986). Music and Healing. *Music therapy: Journal of the American Association for Music Therapy, 6A* (1), 3-12.

Bonny, H. (1978). *Facilitating GIM sessions.* (first Monograph). Salina, KS: Bonny Foundation for Music-centered Therapies.

Boshkoff, R. (1991). Lesson planning the Kodaly way. *Music Educators Journal, 79,*30-34.

Boxberger, R. (1962). Historical bases for the use of music in therapy. In *Music therapy* 1961, edited by E. H. Schneider, 125-166. Lawrence, KS: National Association for Music Therapy.

Boxberger, R. (1963). A historical study of the National Association for music therapy, Inc. In *Music therapy* 1962, edited by E. H. Schneider, 133-197. Lawrence, KS: National association for Music Therapy.

Boxill, E. (1985). *Music therapy for the develop mentally disabled.* Rockville, MD: Aspen Systems.

Bright, R. (1972). *Music in geriatric care,* New York: Musicgraphics.

Bright, R. (1981). *Practical planning in music therapy for the aged.* New York: Musicgraphics.

Bromberg, B., Chiu, C., Dollman,K., Hansen, L., Kim, C.Y., Lessen, B.Murty, S., Neidel, B. Speaker, J., & Wahlen, R. (1995). *Health wellness and Hospital Learning Center.* Buffalo, NY: Early Childhood research Center.

Brown, S. (1999). Some thoughts on music, therapy, and music therapy. *British Journal of Music Therapy. 13*(2), 63-71.

Brownell, D., Frego, J., Kwak, E., & Rayburn M. (2004). The Kodaly approach to music therapy. In Darrow, A., (Eds.) *Introduction to approaches in music therapy.* Washingtwon DC: American Music Therapy Association, Inc.

Browning, C. A. (2001). Music therapy in childbirth: Research in practice. *Music Therapy Perspectives, 19*(2), 74-81.

Bruscia & Maranto, (1985). *The Projective Musical Stories of Child Molesters, and Rapists.* Paper presented at the first conference of the National Coalition of Arts Therapy Associations, November 5, 1985, New York City.

Bruscia, K. (1986). Advanced Competencies in Music Therapy. *Music Therapy: Journal of the American Association for Music Therapy 6(1) ,57-67.*

Bruscia, K. (1987a). *Improvisational Models of Music Therapy.* Springfield, IL: Charles C Thomas Publishers.

Bruscia, K. (1988). Songs in psychotherapy. *Proceedings of the Fourteenth National Conference of the Australian Music Therapy Association,* Melbourne,Victoria.

Bruscia, K. (1989). *Defining Music Therapy.* Gilsum NH: Barcelona Publishers.

Bulaclac, M. C. (1996). A work site wellness program. *Nursing Management, 27*(12), 19-22.

Burdick, W. P. (1915). The use of music during anesthesia and analgesia. In *The American yearbook of anesthesia and analgesia,* edited by F. H. McMechan. New York: Surgery Publishing.

Burn D., & Woolrich, J. (2004). The Bonny method of guided imagery and music. In Darrow, A. et.al. (Eds.) *Introduction to approaches in music therapy.* Washington DC: American Music Therapy Association, Inc.

Burns, D. & Woolrich, J. (2004). The Bonny Method of Guided Imagery and Music. In A. A. Darrow, (Eds.) *Introductin to approaches in Music Therayp.* Amercian Music Therapy Association, Inc.

Burton, R. (1651). *The anatomy of melancholy.* Oxford, England: Henry Cripps, Printer.

Caine, J. (1991). The effects of music on the selected stress behaviors, weight, caloric and formula intake, and length of hospital stay of premature and low birth weight neonates in a newborn intensive care unit. *Journal of Music Therapy, 28,* 180-192.

Campbell, J., & Kreidler, M. (1994). Older adults, perceptions about wellness. *Journal of Holistic Nursing, 12,* 437-447.

Campbell, P. S. (1991). Rhythmic movement and public school education: Progressive views in the formative years. *Journal of Research in Music Education, 19,* 12-22.

Canosa, J. F., & Lewandowski, L. M. (1993). Linking individual and organizational wellness. *Health Progress, 74*(7), 44-47.

Carapetyan, A. (1948). Music and medicine in the Renaissance and in the 17th and 18th centuries. In *Music and medicine.* Edited by D. M. schullian and M. Shoen. New York: Wolff.

Carder, M. P. H. (1972). *George Frederick Root, pioneer music educator: His contributions to mass instruction in music.* Ph.D. diss., University of Maryland, College Park.

Carlson, N. R. (1992). *Foundations of physiological psychology.* Boston: Allyn & Bacon.

Carlson. T., J. L. Wollock, and P. S. Noel, eds, (1981). Benjamin Rush,s lectures on the mind. Philadelphia: Philadelphia Philosophical society. Columbia University to heal wounded by music. 1919. *Literary Digest 60*(1 March):59-62.

Carter, S. (1982), *Music Therapy for Handicapped Children: Mentally Retarded.* Washington, DC: National Association for Music Therapy.

Cassity, M. (1977). Nontraditional guitar techniques for the educable and trainable mentally retarded residents in music therapy activities, *Journal of music therapy, 14*(1), 39-42.

Chenoweth, D. (1991). *Planning health promotion at the worksite.* Dubuque, IA: Brown & Benchmark.

Choksy, L. (1999). *The* Kodaly *method I-III.* Englewood Cliffs, NJ: Prentice Hall.

Chetta, H. D. (1981). The effect of music and desensitization on preoperative anxiety in children. *Journal of music therapy, 18*(2), 74-87.

Christenberry, E. (1979). The use music therapy with burn patients. *Journal of music therapy, 16*(3), 138-148.

Clair, A. A. (1998). *Active music making and wellness applications.* Unpublished manuscript, University of Kansas.

Clair, A. A., & O,Konski, M.(2001). Preliminary study of Rhythmic Auditory stimulation(RAS) in persons who are in late dementia. In a. Clair, M. Thaut, & C. Thaut, (Co-Chairs), *Neurologic Music Therapy: Neuroscientific Model and Evidence-Based Clinical Practice.* Symposium conducted at the 3rd Annual American Music Therapy Association National Conference, Pasadena, CA.

Clair, A. A. & Pasiali, V. (2004). Neurologic music therapy. In A. A. Darrow, (Eds.) *Introductin to approaches in Music Therayp.* Amercian Music Therapy Association, Inc.

Clark, M. (1987). The institute for music and imagery training program for guided imagery and music. In C. Maranto and K. Bruscia(Eds.) *Perspectives on music therapy education and training.* Temple University, Esther Boyer College of Music, 191-194.

Clark, M., McCorkle, R., & Williams S. (1981). Music therapy-assisted labor and delivery. *Journal of Music Therapy, 18 ,* 88-100.

Clark-Schock, K., Turner, Y., & Bovee, T. (1988). A multidisciplinary psychiatric assessment: The introductory group. *The arts in psychotherapy, 15*(1), 79-82.

Claussen D. W., & Thaut, M. H. (1997). Music as a mnemonic device for children with learning disabilities. *Canadian Journal of Music Therapy, 5,* 55-6.

Clowell, C. M., Ahey, C., Gillmeister, G., & Woolrich, J. (2004). In A. A. Darrow, (Eds.) *Introductin to approaches in Music Therayp.* Amercian Music Therapy Association, Inc.

Codding, P. (1982). Mu*sic Therapy for Handicapped Children: Visually Impaired.* Washington, DC: National Association for Music Therapy.

Coleman, J. M., Partt, R.R., Stoddard, R. A., Gerstmann, D. R., & Has-Henning A. (1997). The effects of the male and female singing and speaking voices on selected physiological and behavioral measures of premature infants in the intensive care unit. *International Journal of Arts Medicine, 5*(2), 4-11.

Cook, J. D. (1981). The therapeutic use of music: A literature review, *Nursing Forum, 20,* 252-266.

Cooper, J. O.,Heron, T. E., & Heward, W. L. (1987). *Applied behavior analysis.* New York: Macmillan.

Cottraux, j., Note, I., Albuisson, E., Yao, S. N., Note, B., Mollard, E., Bonasse, F., Jalenques, I., Guerin, J., & Coudet, A. J. (2000). Cognitive behavior therapy versus supportive therapy in social phobia: A randomized controlled trial. *Psychotherapy & Psychosomatics, 69,* 137-146.

Crowley, M., Sr. (1992). Living longer and better than expected. *Health Progress, 73*(10),38-41.

Curtis, S. (1986). The effect of music on pain relief and relaxation of the terminally ill. *Journal of Music Therapy, 23,* 10-24.

Darrow, A. A. and G. N. Heller.(1985). Early advocates of music education for the hearing impaired: William Wolcott Turner and David Ely Bartlett. *Journal of Research in Music Education 33*: 269-273.

Darrow, A., Gfeller, K., Gorsuch, A., Thomas, K. (2000). Music therapy with children who are deaf and hard of hearing. In American Music Therapy Association (ed). *Effectiveness of music therapy procedures: Documentation of research and clinical practice.* Silver Spring, MD: American Music Therapy Association.

Daveson, B. A. (2001). Music therapy and childhood cancer: Goals, methods, patient choice and control during diagnosis , intensive treatment, transplant and palliative care. *Music Therapy Perspectives, 19*(2), 114-120.

Davis, W. B.(1985). An analysis of selected nineteenth-century music therapy literature. Ph.D. diss., University of Kansas, Lawrence, KS.

Davis, W. B. (1987). Music therapy in nineteenth-century America. *Journal of Music Therapy 24*: 76-87.

Davis,W. B., & Thaut, M. H. (1989). The influence of preferred relaxing music on measures of state anxiety, relaxation, and physiological responses. *Journal of Music Therapy, 26,* 168-187.

Davis, W. B. (1992). The effects of music and basic relaxation instruction on pain and anxiety in women undergoing in office gynecological procedures, *Journal of Music Therapy, 29,* 202-216.

Davis, W. B.(1993). Keeping the dream alive: Profiles of three early twentieth-century music therapists. *Journal of Music Therapy 30*:34-45.

Davis W. B. (1996). An instruction course in the use and practice of musical therapy: The first handbook of music therapy clinical practice. Journal of Music Therapy *33*:34-46.

Diamond, J.(1981). *The life energy in music.* (Volume 1). Valley Cottage, NY: Archaeus Press.

Diamond, J.(1983). *The life energy in music.* (Volume 3). Valley Cottage, NY: Archaeus Press.

Dorow, L. (1975). Conditioning music and approval as new reinforcers for imitative behavior with the severely retarded. *Journal of music therapy, 12*(1), 30-40.

Dunn, G. H. (1959). What high-level wellness means. *Canadian Journal o Public Health, 50,* 447-457.

Ebersole, P., & Hess, P. (1981). *Toward healthy aging: Human needs and nursing response.* St. Louis, MO: C. V. Mosby.

Edlin, G., & Golanty, E. (1992). *Health and wellness: A holistic approach.* Boston: Jones & Bartlett.

Edwards, E. (1981). *Making music with the hearing impaired.* South Waterford, ME: Merriam Eddy.

Eifert, G., Craill, L., Carey, E., & O,Connor, C. (1988). Affect modification through evaluative conditioning with music. *Behavioral Research Therapy, 26*(1), 1-10.

Elliott, B., et al (1982). Guide to the selection of musical instruments with respect to physical ability and disability. Philadelphia, PA: Kardon Institute.

Ellis, A. (1981). The use of rational humorous songs in psychotherapy. *American Academy of Psychotherapists, 16*(4), 29-36

Ellis, A. (1987). The use of rational humorous songs in psychotherapy. In W.F. Fry, Jr., & W. A. Salameh (Eds.), *Handbook of humor and psychotherapy* (265-285). Sarasota, FL: Professional Resource Exchange.

Ellis A. (2003). *A garland of rational songs.* Audiotape distributed by Albert Ellis Institute. www. Rebt.org

Erdman, A. F. (1934). The silent gramophone in local anesthesia and therapy. *Scientific American* 149:84.

Fagen, T. (1982). Music therapy in the treatment of anxiety and fear in terminal pediatric patients. Music therapy: *Journal of the American Association for Music Therapy, 2*(1), 13-24.

Feder, E., and B. Feder, (1981). *The expressive arts therapies.* Englewood Cliffs, NJ: Prentice Hall.

Fitch, V.L., & Slivinske, L. R. (1988). Maximizing effects of wellness programs for the elderly. *Health & Social Work, 13*(1), 61-67.

Free, K., Tuerk, J., & Tinkleman, J. (1986). Expression of transitional relatedness in art, music, and verbal psychotherapies. In art, music, and verbal psychotherapy. *The arts in psychotherapy, 13*(3), 197-241.

Frego, R. J. D. (1995). Music movement therapy for people with AIDS. *International Journal of Arts Medicine, 4*(2), 21-25.

Frego, R, J. D. (2004). The Dalcroze approach to music therapy. *In Introduction to approaches in music therapy.* Darrow, A. (Eds.), Washington DC: American Music Therpay Association, Inc.

Frego, R. J. D., Liston, R. E., Hama, M. & Gillmeister, G.(2004). The Dalcroze approach to music therapy. In A. A. Darrow, (Eds.) *Introductin to approaches in Music Therayp.* Amercian Music Therapy Association, Inc.

Garfield, L. (1987). *Sound medicine: Healing with music, voice and song.* Berkely, CA: Celestial Arts.

Gaston, E. T. (1962). Commentary on impress ional and expressional music therapists. *Bulletin of the National Association for Music Therapy.*

Gaston, E. T. (1964). The aesthetic experience and biological man. *Journal of Music Therapy, 1,* 1-7.

Gaston, E. T. (1968). *Music in therapy.* New York: Macmillan.

Gfeller, K. E. (1987). Music therapy theory and practice as reflected in research literature. *Journal of Music Therapy., 24*, 178-194.

Ghetti, C. M. (2002). Comparison of the effectiveness of three music therapy conditions ;to modulate behavior states in students with profound disabilities: a Pilot study. *Music Therapy Perspectives, 20*, 20-30.

Ghetti, C. M., Hama, M., & Woolrich, J. (2004). In A. A. Darrow, (Eds.) *Introduction to approaches in Music Therayp.* Amercian Music Therapy Association, Inc.

Gibbons, A. C., & McDougal, D. L. (1987). Music therapy in medical technology: Organ transplants. In R. Pratt (Ed.), *The fourth International Symposium on Music: Rehabilitation and human well-bing*(61-72). Basel, Germany: Editines Roches.

Giles, M. M., Cogan, D., & Cox, C. (1991). A music and art program to promote emotional helth in elementary school children. *Journal of Music Therapy, 28*, 135-148.

Gilliand, E. G. (1962). Progress in music therapy. *Rehabilitation Literature, 23*, 298-306.

Glasgow, R. E., & Terborg, J. R. (1988). Occupational ealth promotion programs to reduce cardiovascular risk. *Journal of Consulting and Clinical Psychology, 56,*(3), 365-373.

Goff, L. C., Pratt, R. R., Madrigal, J. L. (1997). Music listening and S-IgA levels in patients undergoing dental procedure. *International Journal of Arts Medicine, 5*(2), 22-26.

Goldberg, F. (1992). Imagers of emotion: The role of emotion in Guided Imagery and Music. *Journal of the Association for Music and Imagery, 1*, 5-17.

Goldberg , F., Hoss, T., & Chesna, T. (1988). Music and imagery as psychotherapy with a brain damaged patient: A case study. *Music therapy perspectives, 5*, 41-45.

Goldman, R. L., Adamson, T. E., Raymond, G. L., &Seshore, J. E. (1989). It is time to move from health mainte-nance to health promotion. *Journal of Hospital Marketing, 3*, 105-119.

Goldsmith, M. F. (1986). Worksite wellness programs: Latest wrinkle to smooth health care costs. *Journal of the American medical Association, 256*(9), 1089-1095.

Graham R. & Beers, A. (1980). *Teaching music to the exceptional child.* Englewood Cliffs, NJL Prentice Hall.

Gregory, D. (2002). Four decades of music therapy behavioral research designs: A content analysis of Journal of Music Therapy articles. *Journal of Music Therapy. 39*, 56-71.

Gutt, C. A. (1996). Health anwellness in the community. In J. M. Cookfair (Ed.), *Nursing care in the community* (2nd ed. pp.143-174). St. Louis, MO: Mosby.

Hanser, S. B.(1987). Stage 5: Determing music therapy strategies. *In Music therapist's handbook* (pp. 103-125). St. Louis, MO: Warren H. Green.

Hanser, S. B. (1985). Music therapy and stress reduction research. *Journal of Music Therapy, 22*(4), 193-206.

Halpaap, B., spintge, R., Droh, R., Kummert, W., & Kogel, W. (1985). Anxiolytic music in obstetrics. In R. Spintge & R. Droh (Eds.), *Music in medicine* (145-154). Basel, Germany: Editiones Roches.

Halpern, S. (1978). *Tuning the human instrument.* Belmont, CA: Spectrum Research Institute.

Halpern, S. (1985). *Sound health: The music and sounds that make us whole.* San Francisco: Harper& Row Publishers.

Hamel, P. (1979). *Through music to the self.* Boulder, CO: Shambhala Publications.

Haneishi, E. (2002). Effects of a music therapy voice protocol on speech intelligibility, vocal acoustic measures, and mood of individuals with Parkinson,s disease. *Journal of Music Therapy, 38*,273-299.

Hanser, S., Larson, S., & O,Connell, A. (1983). The effect of music on relaxation of expectant mothers during labor. *Journal of Music Therapy,20*, 50-58.

Hanser, S. (1984). Music group psychotherapy: An evaluation model. *Music therapy perspective,1*(4), 14-16.

Hanser, S. (1985). Music therapy and stress reduction research. *Journal of music therapy, 22*(4),193-206.

Hanser, S. (1990). A music therapy strategy for depressed older adults in the community. *Journal of Applied Gerontology, 9*, 283-298.

Hanser, S. (1995). Applied behavior analysis. In B. L. Wheeler(Ed)., *Music therapy research: Quantitative and qualitative perspectives*(149-164). Phoenixville, PA: Barcelona.

Harvey, A. W. (1987). Utilizing usic as a tool for healing. In R. Pratt (Ed.), *The fourth International symposium on Music: Rehabilitation and human well-being*(73-87). Basel, Germany: Editiones Roches.

Heimlich, E. (1984). Metaphoric use of song lyrics as preverbal communication. *Child psychiatry and human development. 14*(2), 67-75.

Hendricks, C. B. (2001). A study of the use of music therapy techniques in a group for the treatment of adolescent depression. *Dissertation Abstracts Interanational*, 62(2-A), 472.

Heller, G. N. (1987). Ideas, initiatives, and implementations: Music therapy in America, 1789-1848. *Journal of Music Therapy 24*:35-46.

Herman, F. & Smith, J. (1988). *Accentuate the positive: Expressive arts for children with disabilities.* Toronto: Jimani Publications.

Hibben, J. K. (1984). Movement as musical expression in a music therapy setting. *Music Therapy, 4*, 91-97.

Hibben, J. K. (1991). Identifying dimensions of music therapy activities appropriate for children at different stages of group development, *Arts in Psychotherapy, 18*, 301-310.

Hodges, D. A. (1980). Neurophysiology and human hearing. In R. Pratt (Ed.), Handbook of music psychology(p. 195), Dubuque, IA: Kendall/Hunt.

Hoffer, C. (1993). *International curriculum developments: An introduction to music education.* Belmont, CA: Wadsworth.

Holliday, A. M. (1987). *Music therapy and physical therapy to habilitate physical disabilities of young children.* Unpublished master,s thesis, Florida State University.

Howlloway, M. S. (1980). A comparison of passive and active music reinforcement to increase preacademic and motor skills in severely retarded children and adolescents. *Journal of Music Therapy, 17*, 58-69.

Hurt, C. P., Rice, R. R., McIntosh, G. C., & Thaut, M. H. (1998). Rhythmic auditory stimulation in gait training for patients with traumatic brain injury. *Journal of Music Therapy, 35*, 228-241.

Ilsen, I. M. (1926). How music is used in hospitals. *Musician 31*:15,30.

Isenberg-Grzeda, C.I., Goldberg, F.S., Dvorkin, J. M, (2004). Psychodynamic approach to music therapy, Alice-Ann Darrow Edi. *Introduction to Approaches in Music Therapy,* American Music Therapy Association, Inc.

Ishizuka, O. (1998). *Between words and music: Creative music therapy as verbal and non-verbal communication with people with dementia.* Unpublished master's thesis, City University, London, U.K. [Online Abstract]。 Retrieved from: http://www. Nordoff-Robbins. Org.uk/html/research. Html

Ivancevich, J. M., Matteson, M. T., Freedman, S. M., & Phillips, J. S. (1990). Worksite stress management interventions. *American Psychologist, 45*(2), 252-261.

Jacobson, B. H., aldana, S. G., Goetzel, R. Z., Vardell, K. D., Adams, T. B., & Pietras, R. J. (1996). The relationship between perceived stress and self-reported illness-related absenteeism. *American Journal of Health Promotion, 11*(1), 54-61.

James, M. R. (1984). Sensory integration: a theory for therapy and research. *Journal of Music Therapy, 21*, 79-88.

Jarvis, J. (1988). Guided imagery and music (GIM) as a primary psychotherapeutic approach. *Music therapy perspectives, 5*, 69-72.

Johnson, M.D. (1993). Dalcroze skills for all teachers. *Music Educators Journal, 79*(8),42-45.

Johnson, R. E. (1981). E. Thayer Gaston: Leader in scientific thought on music in therapy and education. *Journal of Research in Music Education 29*: 279-285.

Jorgenson, H. (1971). Effects of contingent preferred music in reducing two stereotyped behaviors of a profoundly retarded child. *Journal of Music Therapy, 8*, 139-145.

Kennelly, J. (2001). Music therapy in the bone marrow transplant unit: Providing emotional support during adolescence. *Music Therapy Perspectives, 19*(2), 104-108.

Kenny, C. (1982). *The Mythic Artery: The Magic of Music Therapy* . Atascadero, CA: Ridgeview Publishing Co.

Kenyon, G. P., & Thaut, M. H. (2000). A measure of kinematic limb instability modulation by rhythmic auditory stimulation. *Journal of Biomechanics, 33,* 1319-1323.

Krout, R.(1983). *Teaching basic guitar skills to special learners.* St. Louis: MMB.

Koss, L., & Ketcham, M. (1980). *Building wellness lifestyles: Counselor,s manual.* Morristown, NJ: Human resources Institute.

Kwak, E. E. (2000). *Effect on rhythmic auditory stimulation on gait performance in children with spastic cerebral palsy.* Unpublished master thesis. University of Kansas, Lawrence.

Lathom, W. (1974). Application of Kodaly concepts in music therapy. *Journal of Music therapy, 11,*13-20.

Lathom,W. (1980). *The role of music therapy in the education of handicapped children and youth.* Washington, DC: National association for Music Therapy.

Lee, C. (1996). *Music at the edge: The music at the edge: The music therapy experiences of a musician with AIDS.* New York: Routledge.

Lee, M. H. M., & Kella, J. J. (1989). Computerized thermography and other technological aids in the diagnosis of musicians, neuromuscular disorders. In M. H. M. Lee(Ed.), *Rehabilitation, music and human well-being* (37-56). St. Louis, MO: MMB Music.

Lehre-Carle, I. (1971). Orff-Schulwerk: A vitalizing tool in music therapy programs. *Musart,* 23, 10.

Lewis, P. (1987). The expressive arts therapies in the choreography of object relatioins. *The arts in psychotherapy, 14*(4), 321-332.

Levenson, R. L., Jr., & Acosta, J. K. (2001). Observations from Ground Zero at the World Trad Center in New York. City, Part I. *International Journal of Emergency Mental Health, 3,* 241-244.

Levin, H., Levin, G. & safer, N. (1975). *Learning through music.* Boston: Teaching Resources Corporation.

Levinson, S., & Bruscia, K.(1983). *Optacon music reading: a curriculum for teaching blind students.* Philadelphia, PA: Tembrook Press.

Levy, S. R. (1986). Work site health promotion. *Family and Community Health, 9*(3), 51-62.

Lingerman, H. (1983). *The healing energies of music.* Wheation, IL: Theosophical Publishing House.

Lord, W. (1971). Communication of activity therapy rationale. *Journal of music therapy, 8,* 68-71.

Mader, S.S. (1995). *Human biology.* Dubuque, IA: Wm. C. Brown.

Madsen, C. K.,& Madsen, C. H. (1968). Music as a behavior modification technique with a juvenile delinquent. *Journal of Music Therapy, 3,* 72-76.

Madsen, & Forsythe, (1973). Effect of contingent music listening on increases in mathematical response. *Journal of Research in Music Education, 21,* 176-181.

Madsen, C. K., & Alley, J. M. (1979). The effect of reinforcement on attentiveness: A comparison of behaviorally trained music therapists and other professionals with implications for competency-based academic preparation. *Journal of Music Therapy, 16,* 70-82.

Madsen, C. (1981). *Music therapy: a behavioral guide for the mentally retarded.* Washington, DC: National Association for Music Therapy.

Madsen, C. K. & Madsen, C. H. (1983). *Teaching/discipline: A positive approach for educational development* (3th ed.). Raleigh, NC: Contemporary.

Madsen, C. K. & Madsen, C. H.(1998). *Teaching discipline: A positive approach for educational development* (4th ed.). Raleigh, NC: Contemporary.

Manchester, R. A. (1988). Medical aspects of music development. *Psychomusicology, 7,* 147-152.

Mandel, S. E. (1988). Music therapy: a Personal peri-surgical experience. *Music Therapy Perspectives, 5,* 109-110.

Maranto, C. (1988). AIDS: information and issues for music therapists. *Music therapy perspectives,* 5(1), 78-81.

Maslow, A. H. (1968). *Toward a psychology of being.* New York: Van Nostrand Reinhold.

Mathews, R. M., Clair, A. A., & Kosloski, K. (2001). Keeping the beat: Use of rhythmic music during exercise activities for the elderly with dementia. *American Journal of Alzheimer,s Disease and Other Dementias, 16*, 377-380.

McCarthy, K. M. (1992). Stress management in the health care field: a pilot program for staff in a nursing home unit for patients with Alzheimer,s disease. *Music therapy perspectives, 10*, 110-113.

McCarty, B.C., McElfresh, C.T., Rice, S. V., & Wilson, S. J.(1978). *Behavior therapy: Techniques and empirical findings* (3ʳᵈ ed.) San Diego, CA: Harcourt Brace Jovanovich.

McClellan, R. (1988). *The healing forces of music: History, theory and practice.* Warwick, New York: Amity House.

McDonnell, L. (1984). Music therapy with trauma patients and their families on a pediatric service. *Music therapy: Journal of the American Association for Music Therapy, 4*(1) 55-63.

McGlinn, A. (1930). Music in the operating room. *American Journal of Obstetrics and Gynecology 20*:678-683.

McIntosh, G. C., Brwon, S. H., Rice, R. R., & Thaut, M. H. (1997). Rhythmic auditory-motor facilitation of gait patterns in patients withy Parkinson,s disease. *Journal o Neurology, Neurosurgery and Psychiatry, 62*, 22-26.

McKinney,C. (1990). The effect of music on imagery. *Journal of Music Therapy, 27*, 34-46.

McKinney, C., & Tims, F. (1995). Differential effects of selected classical music on the imagery of high versus low imagers: Two studies. *Journal of Music Therapy, 32*, 22-45.

McNiff, S. (1981). *The arts and psychotherapy.* Springfield, IL: Charles C. Thomas.

McNiff, S. (1988). The shaman within. *The arts in psychotherapy,* 15(4),285-291.

Miller, R. A., Thaut, M. H., McIntorsh, G. C. & Rice, R. R. (1996). Components of EMG symmetry and variability in Parkinsonian and healthy elderly gait. *Electroencephalography and Clinical Neurophysiology, 101*, 1-7.

Mead, V. H. (1994). *Dalcroze eurhythmics in today's music classroom.* New York: Schott Music.

Merriam, A. P. (1964). *The Anthropology of Music.* Evanston, IL: Northwestern University Press.

Miller, D. M., Dorow, L., & Greer, R. D., (1974). The contingent use of music and art for improving arithmetic scores. *Journal of Music Therapy, 11*, 57-64.

Miller, M. P. (1991). Factors promotiong wellness in the aged person: An ethnographic study . *Advances in Nursing Science, 13*(4), 38-51.

Mills, E., & Murphy, T. (Eds.) (1973). *The Suzuki concept: An introduction to a successful method for early music education.* Berkeley: Diabolo Press.

Miluk-Kolasa, B. (1993). *Effects of listening to music on selected physiological variables and anxiety level in pre-surgical patients.* Unpublished doctoral dissertation, Medical University of Warsaw.

Monti, R. (1985). Music therapy in a therapeutic nursery. Music therapy: *Journal of the American Association for Music Therapy, 5*(1), 22-27.

Moore, R., & Mathenius, L. (1987). The effects of modeling, reinforcement, and tempo on imitative rhythmic response of moderately retarded adolescents. *Journal of music therapy, 24*, 160-169.

Moreno, J. J. musical psychodrama: a new direction in music therapy. *Journal of music therapy, 17*(1), 34-49.

Moreno, J. J. (1988). The music therapyist: Creative arts theapist and contemporary shaman. *The arts in psychotherapy, 15*(4), 271-280.

Morin, F. (1996). *The Orff-Schulwerk movement: A case study in music education reform.* (ERIC Document Reproduction Service No. ED 420 608.

Mueller, K. H. (1964). The aesthetic experience and psychological man. *Journal of Music Therapy, 1*(1), 8-10.

Munro, S. (1984). *Music therapy in palliative/hospice care.* St. Louis: MMB Music.

Munro, S., & Mount, B. (1978). Music Therapy in Palliative Care . *Canadian Medical Association Journal, 119*, 1029-1034.

Murphy, M. (1983). Music therapy: a self-help group; experience for substance abuse patients. *Music therapy: Journal of the American Association for Music therapy, 3*(1), 52-62.

Naitove, C. (1980). Creative arts therapists: Jack of all trades or master of one? *The arts in psychotherapy, 7*(4), 253-259.

Naitove, C. (1984). In pursuit of objectivity: The development of a multi-modal evaluation instrument. The arts in psychotherayp, 11(4), 249-259.

Nathan, P.E. (Ed.) , &Gorman, J. M. (2002). *A guide to treatments that work* (2nd ed.) New York: Oxford University Press.

National Association for music Therapy (NAMT)(1980). *A Career in Music Therapy.*(Pamphlet).Washington, DC: Author.

Nocera, S. (1979), *Reaching the special learner through music,* Norristown, NJ: Silver-Burdett.

Nolan, P. (1983). Insight therapy: Guided imagery and music in a forensic psychiatric setting. Music therapy: *Journal of the American association for Music Therapy., 3*(1), 29-42.

Nordoff, P. & Robbins, C. (1971). *Therapy in music for handicapped children.* London: Gollancz.

Nordoff, P. & Robbins, C. (1977). *Creative music therapy.* New York: Jon Day.

Nordoff, P. & Robbins, C. (1982). *Music therapy in special education* (Second edition).

Nordoff, P. & Robbins, C. (1992). *Music therapy for handicapped children.* Bury St. Edmunds, Great Britain: St. Edmunds Bury Press.

Nordoff-Robbins Center for Music Therapy, (2001). *Introduction.* Retrieved from: http://www.nyu.edu/education/music/nrobbins/

Odell, H. (1988). A music therapy approach in mental health. *Psychology of Music, 16*(1), 52-61.

Orff, C. (1963). Schulwerk: Its origin and aims. *Music Educators Journal*, 49(5), 69-74.

Orff, C. (1974). *The orff music therapy: Active furthering of the development of the child*. London: Schott.揪

Orff, G. (1980). *The Orff Music Therapy.* (English translation by Margaret Murrayt). New York: Schott Music Corporation.

Organization of American Kodaly Educatiors [OAKE].(1965). *The kod á ly concept of music education* [Brochuer] New York: Boosey & Hawkes.

Ostrander, S., & Schroeder, L. (1979). *Superheating.* New York: Dell.

Oyama, T., Hatano, K., Sato, Y., Kudo, T., Spintge, R., & Droh, R. (1983). Endocrine effect of anxiolytic music in dental patients. In R. Spintge, & R. Droh (Eds.) , *Anxiety, pain and music in anesthesia* (147-152).

Panksepp, A. J. & Bekkedal, M. Y. V.(1977). The affective cerebral consequence of music: happy vs. sad effects on the EEG and clinical implications. . *International Journal of Arts Medicine, 5*(1), 18-27.

Pavilicevic, M. (1999). Thoughts, words, and deeds. Harmonies and counterpoints in music therapy theory. *British Journal of Music Therapy, 13*(2),59-62.

Peach, S. (1984). Some applications for the clinical use of Guided Imagery and Music, *Journal of Music Therapy, 21*, 27-34.

Pender, N. J., Walder S. N., Sechrist, K. R., & Frank-Stromborg, M. (1990). Predicting health promoting lifestyle in the workplace. *Nursing Research, 39*(6), 326-332.

Peters, J. S. (1987). *Music Therapy: An Introduction.* Springfield, IL: Charles C Thomas.

Peterson, A. L., Nicolas, M. G., McGraw, K., Englert, D., & Blackman, L. R. (2002). Psychological intervention with mortuary workers after the September 11 attack: The Dover Bahavioral Health Consultant Model. *Military Medicine, 167,*83-86.

Petray, C. K., & Cortese, P. A. (1988). Physical fitness: a vital component of the school health education curriculum. *Health Education, 19*(5), 4-7.

Pilon, M. A., McIntosh, K. W., & Thaut, M. H. (1998). Auditory versus visual speech timing cues as external rate control to enhance verbal intelligibility in mixed spastic-ataxic dysarthric speakers: A pilot study. *Brain Injury, 12*, 793-803.

Pratt, R. R. (1989). A brief history of music and medicine. In M. H. M. Lee(Ed.), *Rehabilitation, music and human well-being* (1-12). St. Louis, MO: MMB Music.

Pratt, R. R. (1999). Listening to music during surgery: A program of intermountain health. *International Journal of Arts Medicine, 6*(1), 21-30.

Pratt, R. R. , & Jones, R. W. (1985). Music and medicine: A Partnership in history. In R. Spintge & R. Droh (Eds.), *Music in medicine* (307-308). Basel, Germany: Editiones Roches.

Priestley, M. (1975). *Music therapy in action.* London: Constable Press.

Priestley, M. (1980). *The Herdecke Analytical Music Therapy Lectures.* English translation from German. Stuttgart, West Germany: Klett-Cotta.

Priestley, M., & Eschen, J. Th. (2002). Analytical music therapy- Origin and development. In Eschen, J. Th. (Ed), (pp.11-16). *Analytical music therapy.* London: Jessica Kingsley.

Public Health Service. (1990). *Healthy People 2000: National health promotion and disease prevention objectives.* Washington, DC: U.A. Government Printing Office.

Pullian, j., Somervill, P., Prebluda, J., & Warja-Danielsson, M. (1988). Three heads are better than one: The expressive arts group assessment. *The arts in psychotherapy, 15*(1), 71-78.

Purvis, J. & Samet, S. (1976). *Music in developmental therapy.* Baltimore: University Park Press.

Quittner, A., & Glueckauf, R. (1983). The facilitative effects of music on visual imagery: A multiple measures approach. *Journal of Mental Imagery, 7,* 105-119.

Radocy R., & Boyle, J. (1979). *Psychological foundations of musical behavior.* Springfield, IL: Charles C Thomas.

Ragheb, M. G. (1993). Leisure and perceived wellness: a field investigation. *Leisure sciences, 15,* 13-24.

Rider, M. S., Floyd, J. W., & & Kirkpatrick, J. (1985). The effect of music, imagery, and relaxation on adrenal corticosteroids and the re-entrainment of circadian rhythms. *Journal of Music Therapy, 22,* 46-58.

Rinker, R. L.(1991). Guided Imagery and Music (GIM): Healing the wounded healer. In K. E. Bruscia (Ed.) *Case studies in music therapy* (pp. 309-320). Phoenixville, Pa: Barcelona.

Risner, P. B., & fowler, B. A. (1995). Health promotion services and evaluation in the workplace: Pragmiatic issues. *AAOHN Journal, 43*(1), 12-16.

Ritholz, M. S., & Turry, A. (1994). The journey by train: Creative music therapy with a 17year-old boy. *Music Therapy, 12*(2), 58-87.

Robb, S. L. Nichols, R. J.,Rutan, R. L., Bishop, B. L., & Parker, J. C. (1995). The effects of music assisted relaxation on preoperative anxiety. *Journal of Music Terapy. 17,* 2-15.

Robb, S. L. (2000). The effect of therapeutic music interventions on the behavior of hospitalized children in isolation: Developing a contextual support model of music therapy. *Journal of Music Therapy, 37,* 118-146.

Robbins,C. & Robbins, C. (1980). *Music for the hearing impaired and other special groups.* St. Louis: MMB Music.

Robel, K. (1997). *Moving the spirit: The motivational power of music in neurological rehabilitation: Creative music therapy with stroke patients.* Unpublished master thesis, City University, London, U. K.[Online abstract]. Retrieved from: http://www.nordoff-robbins. Org.uk/html/research. html]

Rorke, M. A. (1996). Music and the wounded of World War II. *Journal of Music Therapy* 33:189-207.

Rowan, A. B. (2002). Air Force Critical Incident Stress Management Outreach with Pentagon staff after the terrorist attac. *Military Medicine, 197,* 33-35.

Rudaitis, C. (1995). Jump ahead and take the risk. *Teaching Music, 2*(5),34-35.

Rudenberg, M. (1982). *Music Therapy for Handicapped Children: Orthopedically Handicapped.* Washington, DC: National Association for Music Therapy.

Rudenberg, M. T., & Christenberry, A. R. (1993). Promoting psychological adjustment in pediatric burn patients through music therapy and child life therapy. In Pratt, R. (Ed.), *Music therapy and music education for the handicapped* (164-165). St. Louis, MO: MMB Music.

Rudhyar, D. (1982). *The magic of tone and the art of music.* Boulder, CO: shambhala Publications.

Sachs, C. (1965). The wellsprings of music. New York: McGraw-Hill.

Saperston, B. (1980). Music listening versus juice as a reinforcement for learning in profoundly mentally retarded individuals. *Journal of music therapy, 17*(4), 174-184.

Saperston, B. M., Chan, R., Morphew, C., & Carsrud, K. B. (1980). Music listening versus juice as a reinforcement for learning in profoundly mentally retarded individuals. *Journal of Music Therapy, 17,* 174-183.

Scarantino, B. A. (1987). *Music power.* New York: Dodd, Mead.

Scartelli, J. P. (1984). The effect fo EMG biofeedback and sedative music, EMG biofeedback only, and sedative music only on frontals muscle relaxation ability. *Journal of Music Therapy, 21,*67-78.

Scheufele, P. M. (2000). Effects of progressive relaxation and classical music on measurements of attention, relaxation, and stress responses. *Journal of Behavioral Medicine, 23,* 2007-228.

Schwankowsky, L. & Guthrie, P. (1982). *Music therapy for handicapped children: Other health impaired.* Washington, DC: National Association for Music Therapy.

Sears, W. W. (1968). Processes in music therapy. In Gaston, E. T. (Ed) *Music in therapy* (30-44). New York: Macmillan.

Sears, M. L., & Sears, W. W. (1964). Abstracts of research in music therapy. *Journal of Music Therapy, 1,* 33-60.

Sekeles, C. (1988). Convergent points between music and medicine as reflected in a number of examples in medieval Islamic and Judaic History. *Journal of the Intentional Association of Music for the Handicapped, 3,* 14-24.

Selm, M. E. (1991). Chronic pain: Three issues in treatment and implications for music therapy. *Music therapy perspectives, 9,* 91-97.

Shamrock, M. (1986). Orff-Schulwerk: An integrated foundation. *Music Educators Journal, 72*(6),51-55.

Shephard, R. J. (1996). finanical aspects of employee fitness programs. In J.Kerr, Cox (Eds.), Workplace health: Employee fitness and exercise (pp.29-54). London: Taylor & TFrancis.

Shields, A. & Robbins, A. (1980). Music in expressive therapy. In A. Robbins, *Expressive therapy: a creative arts approach to depth-oriented treatment.* New York: Human Sciences Press.

Sigerist, H. E.(1970). *Civilization and disease.* 3d ed. Chicago: University of Chicago Press.

Snell, C. A. (1980). The philosophical bassis of Orff-schulwerk (Doctoral dissertation, University of Southern California, 1980). *Dissertation Abstracts International, 41*(04A).

Sommer, D. T. (1961). Music therapy without music. *Bulletin of the National Association for Music Therpay, 10* (2),3.

Sparks, R. W., & Holland, A. L. (1976). Method: Melodic intonation therapy for aphasia. *Journal of Speech and Hearing Disorders, 41,* 287-297.

Spintge, R., & Droh, R. (1987). Effects of anxiolytic music on plasma levels of stress hormones in different medical specialties. In R. Pratt (Ed.), *The Fourth International Symposium on Music: Rehabilitation and human well-being*(88-101). Lanham, MD: University Press of America.

Standley, J. (1986). Music research in medical/dental treatment: Meta-analysis and clinical applications. *Journal of music therapy, 23*(2), 56-122.

Standley, J. (1996). A meta-analysis on the effects of music as reinforcement for education/therapy objectives. *Journal of Research in Music Education, 44,*105-133.

Standley, J. (1996). Music research in medical/dental treatment: An update of a prior meta-analysis. In C. E. Furman(Ed.)., *Effectiveness of music therapy procedures: Documentation of research and clinical practice* (pp.1-60). London: Taylor & Francis.

Standley, J.(1998). The effect of music and multimodal stimulation on physiologic and developmental responses of premature infants in neonatal intensive care. *Pediatric Nursing, 21,* 532-539.

Standley, J.(1999). Music therapy in the NICU: Pacifier-activated lullabies (PAL) for reinforcement of nonnutritive sucking. *International Journal of Arts Medicine, 6*(2), 17-21.

Standley, J. (2003). The effect of music   einforced non-nutritive sucking on feeding rate of premature infants. *Journal of Pediatric Nursing, 18,* 169-173.

Standley, J., Johnson, C., Robb, S., Brownell, M., & Kim, Shin-Hee, (2004). Behavioral approach to music therapy. In Darrow, A. A. *Introduction to approaches in music therapy* . Washinton DC: American Music Therapy Association, Inc.

Staum, M. J. (1983). Music and rhythmic stimuli in the rehabilitation of gait disorders. *Journal of Music Therapy, 20,* 69-87.

Steele, A. (1977). The Application of Behavioral Research Techniques to Community Music Therapy. *Journal of Music Therapy,14*(3),102-115.

Steele, A. L. (1971). The application of behavioral resarch techniques to community music therapy. *Journal of Music Therpay, 14*,102-115.

Stephens, G. (1983). The use of improvisation for developing relatedness in the adult client. *Music therapy: Journal of the American association for music Therapy, 3*(1), 29-42.

Stephens, G (1984). Group supervision in music therapy. *Music therapy: Journal of the American Association for Music Therapy, 4*(1), 29-38.

Stephens, G (1987). The experiential music therapy group as a method ;of training and supervision. In C. Marnato and K. Bruscia (Eds.) *Perspectives on music therapy education and training.* Philadelphia: Temple University, Esther Boyer College of Music, 169-176.

Stipp, D. (1985). What happens when music meets the brain? *Wall Street Journal,* p. 1.

Stolorow, R., Brandshaft, B., & Atwood, G.. (1987). *Psychoanalytic treatment: An intersubjective approach.* Hillsdale, NJ: The Analytic Press.

Streeter E. (1999). Finding a balance between psychological thinking and musical awareness in music therapy theory: A psychoanalytic perspective. *British Journal of Music Therpay, 13*(1), 5-20.

Strong, D. (1983). The Kodaly method applied to special education. Kodaly *Envoy, 9*(3),3-8.

Strunk, D. (1965). *Source reading in music history* .New York: Norton.

Summer, L. (1988). *Guided Imagery and Music in the Institutional Setting.* St. Louis: MMB Music.

Summer, L. (1993). Melding musical and psychological process: The therapeutic musical space. *Journal of the Association for Music and Imagery, 4,* 37-48.

Swaiko, N. (1974). The role and value of a eurhythmics program in a curriculum for deaf children. *American Annals of the Deaf,* 119(3), 155-160.

Talkington, L.W., & Hall, S. M.(1970). A musical application of Premack's hypothesis to low verbal retardates. *Journal of Music Therapy,* 7, 95-99.

Tanioka, F., Takazawa, T., Kamata, S., Kudo, M., Matsuki, A., & Oyama, T. (1985). Hormonal effect of anxiolytic music in patients during surgical operations under epidural anesthesia. In R. Spintge & R Droh (Eds.), *Music in medicine* (285-290). Basel, Germany: Editiones Roches.

Taylor, D. B. (1973). Subject responses to precategorized simulative and sedative music. *Journal of Music Therapy, 10,* 86-94.

Taylor, D. B. (1981). Music in general hospital treatment from 1900to 1950. *Journal of Music Therapy 18*:62-73.

Taylor, D. B. (2004). Bionedical Music Therapy. In A. A. Darrow, (Eds.) *Introductin to approaches in Music Therayp.* Amercian Music Therapy Association, Inc.

Tecchio, F., Salustri, C., Thaut, M. H. Pasqualetti, P., & Rossini, P. M. (2000). Conscious d preconscious adaptation to rhythmic auditory stimuli: A magnetoencephalographic study of human brain responses. *Experimental Brain Research, 135,* 222-230.

Thaut, M. H. (1989). Music therapy, affect modification, and therapeutic change: Towards an integrative model. *Music therapy Perspectives,* 7, 55-62.

Thaut, M. H. (1989). The influence of music therapy interventions on self-rated changes in relaxation, affect, and thought in psychiatric prisoner-patients. *Journal of Music Therapy, 26,* 155-166.

Thaut, M. H. (1999a). Music therapy in neurological rehabilitation. In W. B. Davis, K. E. , Gfeller, &M. H. That (Eds.), *An introduction to music therapy: theory and practice* (2nd ed.; 221-247). Dubuque, IA: McGraw-Hill.

Thaut, M. H. (1999b). *Training manual of Neurologic Music Therapy.* Colorado State University: Center for Biomedical Research in Music.

Thaut, M. H. (2000). *A scientific model of music in therapy and medicine.* San Antonio, TX: IMR Press.

Thaut, M. H. (2001). *Neurologic Music Therapy.* Conference presentation for continuing education credits, Midwestern Regional Chapter of the American Music Therapy Association Annual Conference, Kansas City, MO.

Thaut, M. H., & Davis, W. B. (1993). The influence of subject-selected versus experimenter-chosen music on affect, anxiety, and relaxation. *Journal of Music Therapy, 30,* 210—223.

Thaut, M. H., & Del' Etoile, S. K. (1993). The effects of music on mood state-dependent recall. *Journal of Music Therapy, 30.* 70-80.

Thaut, M. H., McIntosh, K. W., McIntosh, G. C., Hoemberg, V. (2001). Auditory rhythmicity enhances movement and speech motor control in patients with Parkinson's disease. *Functional Neurology: new Trends in Adaptive and Behavioral Disorders, 16,* 163-172.

Thaut, M. H., McIntosh, G. C., Prassas, S. G., & Rice, R. R. (1992). Effect of rhythmic auditory cueing on temporal stride parameters and EMG patterns in normal gait. *Journal of Neurologic Rehabilitation, 6,* 185-190.

Thaut, M. H., McIntosh, G. C., & Rice, R. R. (1997). Rhythmic facilitation of gait training in hemiparetic strode rehabilitation. *Journal of the Neurological Sciences, 151,* 201-212.

Thaut, M. H., Miltner, R., lange, H. W., Hurt, C. P., & Hoemberg, V. (1999). Velocity modulation and rhythmic synchronization of gait in Huntington's disease. *Movement Disorders. 14*(5), 808-819.

Thaut, M., Brown, S., Benjamin, J., & Cooke, J. (1994). Rhythmic facilitation of movement sequnencing: Effects on spatio-temporal control and sensory modality dependence [abstract]. Fifth International Music Medicine Symposium. *International Society for Music in Medicine*, San Antonio, TX.

Thaut, M. H., Rathbun, J. A., & Miller, R. A. (1997). Music versus metronome timekeeper in a rhythmic motor task. *International Journal of Arts Medicine, 5*(1),4-12.

Thaut, M. H., Schleiffers, S., & Davis, W. (1991). Analysis of EMG activity in biceps and triceps muscle in an upper extremity gross motor task under the influence of auditory rhythm. *Journal of Music Therapy, 28,* 64-88.

Thaut, M. H., Tian, B., & Azimi-Sadjadi, M.R. (1998). Rhythmic finger tapping to cosine-wave modulated metronome sequences: Evidence of subliminal entrainment. *Human Movement Science, 17,* 839-863.

Thiem, B., Green, D., Prassas, S., & Thaut, M. H. (1994). Left arm muscle activation and movement patterns in cellists employing a playing technique using rhythmic cuing. *Medical Problems of Performing Artists, 9,* 89-96.

Thormas, J. (1980). Orff-based improvisation. *Music Educators Journal, 66* (5),58-61.

Turk, C. L., Fresco, D. M., & Heimberg, R. G. (1999). Cognitive behavior therapy. In M. Hersen & A. S. Bellack (Eds), Handbook of comparative interventions ofr adult disorders (2nd ed., pp. 287-316).

Turry, A. (1998). Transference and counter transference in Nordoff- Robbins Music Therapy. In K. Bruscia (Ed.), *The dynamics of music psychotherapy* (pp. 161-212).Gilsum, NH: Barcelona.

Tyson, F., (1965). Therapeutic elements in out-patient music therapy. *The Psychoanalytic Quarterly,* 315-327.

Tyson, F. (1981). *Psychiatric music therapy: Origins and development.* New York: Creative Arts Rehabilitation Center.

Vaughan, F. (1979). Awakening intuition. New York: Doubleday.

Viverais-Dresler, G. A., Bakker, D. A., & vance, R. J. (1995). Elderly clients's perceptions: Individual health counseling and group sessions. *Canadian Journal of Public Health, 86,* 234-237.

Waldon, E. G. (2001). The effects of group music therapy on mood states and cohesiveness in adult oncology patients. *Journal of Music Therapy, 38,* 212-238.

Walker, J. B. (1972). The use of music as an aid in developing functional speech in the institutionalized mentally retarded. *Journal of Music Therapy, 9*, 1-12.

Walker, V. (1993). Integrating Guided Imagery and Music with verbal psychotherapy: A case study. *Journal of the Association for Music and Imagery, 2*, 15-22.

Warner, B. (1991). Orff-Schulwerk: Applications for the classroom. Englewood Cliffs, NJ: Prentice-Hall.

Waston, A. & Drury, N. (1987). *Healing music: the harmonic path to inner wholeness.* Carden City Park, NY: Avery Publishing Group Inc.

Weber, S., Nuessler, V., & Wilmanns, W. (1997). A pilot study on the influence of receptive music listening cancer patients during chemotherapy. *International Journal of Arts Medicine, 5*(2), 27-35.

Wheeler, B.(1981). The relationship between music therapy and theories of psychotherapy. *Music Therapy, 1*, 9-16.

Wheeler, B.(1983). A psychotherapeutic classification of music therapy practices. *Music therapy perspectives, 1* (1), 9-16.

Whipple, J. (2000). The effect of parent training in music and multimodal stimulation on parent-neonate interactions in the neonatal intensive care unit. *Journal of Music Therapy, 37*, 250-268.

Wilson, F. R. (1985). Music education for the handicapped: A keynote address to the fourth international symposium. *MEH Bulletin, 1*, 9-13.

Wilson, F. R. (1988). Music and medicine: an old liaison, a new agenda. *Psychomusicology, 7*, 139-146.

Wilson F. R. (1989). The biology of music. In M. Lee (Ed.), *Rehabilitation, music and human well-being (31-36).* St. Louis, MO: MMB Music.

Wilson, T., (2000). Behavior therapy. In R. J. Corsini & d. Wedding (Eds.), *Current psychotherapies*(6th ed., 205-240). Itasca, IL: F. Peacock.

Winnicott, W. (1971). *Playing and reality.* New York: Penguin Books.

Winslow, G. (1986). Music therapy in the treatment of anxiety in hospitalized high-risk mothers. M*usic therapy perspectives, 3*, 29-33.

Witt, A. & Steele, A. (1984). Music therapy for infant and parent: a case example. *Music therapy perspectives, 1* (4), 17-19.

Wolberg, L. R. (1967). *The technique of psychotherapy.* (Part One). New York: Grune & Stratton.

Wolfe, D. E. (1980). The effect of interrupted and continuous music on bodily movement and task performance of third grade students. *Journal of music therapy, 19*(2), 74-86.

Wolfe, D. E., & Horn, C. (1993). Use of melodies as structural prompts for learning and retention of sequential verbal information by preschool clients. *Journal of Music Therapy. 30*, 100-118.

Wolf, E. (1988). *Treating the self.* New York: The Guilford Press.

Woodward, S. C. (1992). *The transmission of music into the human uterus and the response to music of the human fetus and neonate.* Unpublished doctoral dissertation, University of Cape Town, South Africa.

Yarbrough, C., Charboneau, M., & Wapnick, J. (1977). Music as reinforcement for correct math and attending in ability assigned math classes. *Journal of Music Therapy, 14*, 77-88.